Klinische Anästhesiologie und Intensivtherapie

Band 43

Herausgeber:
F. W. Ahnefeld H. Bergmann W. Dick M. Halmágyi
T. Pasch E. Rügheimer
Schriftleiter: J. Kilian

F. W. Ahnefeld   H. Bergmann   J. Kilian
B. Kubanek   W. Weißauer (Hrsg.)

Fremdblutsparende Methoden

Unter Mitarbeit von

F. W. Ahnefeld, C. Baur, H. Bergmann, B. Blauhut, B. von Bormann,
U. B. Brückner, J. Busse, W. Dick, U. Diekamp, H. P. Friedl, M. Friedrich,
P. Geiger, D. Glück, A. Gossmann, M. Halmágyi, K. Hempel, J. Kilian,
W. P. Klövekorn, V. Kretschmer, B. Kubanek, L. Lehr, A. Lorentz,
P. Lundsgaard-Hansen, H.-H. Mehrkens, S. Necek, H. W. Opderbecke,
P. M. Osswald, D. Paravicini, T. Pasch, H. Pohland, H. Rasche, K. Reiff,
A. Reith, E. Rügheimer, V. Sachs, J. E. Schmitz, C. Schuhmacher,
J. R. Siewert, A. Tholen, O. Trentz, N. Vogt, M. Weindler, W. Weißauer,
K. H. Wollinsky, K. Zinganell

Mit 54 Abbildungen und 44 Tabellen

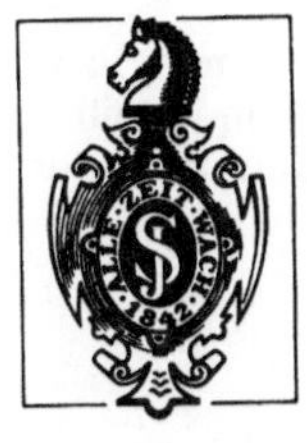

Springer-Verlag Berlin Heidelberg New York
London Paris Tokyo Hong Kong Barcelona
Budapest

ISBN-13:978-3-540-55907-8

Die Deutsche Bibliothek – CIP-Einheitsaufnahme

Fremdblutsparende Methoden : mit 44 Tabellen / F. W.
Ahnefeld ... (Hrsg.). Unter Mitarb. von F. W. Ahnefeld ... –
Berlin ; Heidelberg ; New York ; London ; Paris ; Tokyo ;
Hong Kong ; Barcelona ; Budapest : Springer, 1993
  (Klinische Anästhesiologie und Intensivtherapie ; Bd. 43)
  ISBN-13:978-3-540-55907-8   e-ISBN-13:978-3-642-77762-2
  DOI: 10.1007/978-3-642-77762-2

NE: Ahnefeld, Friedrich W. [Hrsg.]; GT

Satz: Mitterweger Fotosatz, 6831 Plankstadt

2119/3145-5 4 3 2 1 0 – Gedruckt auf säurefreiem Papier

Vorwort

Die Entwicklung eines leistungsfähigen Bluttransfusionswesens gehört zu den bedeutenden Fortschritten der modernen Medizin. Sie hat es ermöglicht, die Indikationsbreite operativer Eingriffe beträchtlich zu erweitern und das Behandlungsrisiko wesentlich zu reduzieren. Andererseits hat aber auch die Bluttransfusion selbst wieder spezifische Risiken. Ein Teil der Transfusionsrisiken ist bei strikter Beachtung der anerkannten Sorgfaltsstandards beherrschbar. Die in Jahrzehnten entwickelten und fortgeschriebenen „Richtlinien zur Blutgruppenbestimmung und Bluttransfusion" sind eine Sammlung solcher Standards.

Die nach dem jeweiligen Leistungsstand der Medizin nicht oder noch nicht beherrschbaren Risiken der Bluttransfusion traten durch die Gefahr der HIV-Infektion in den Vordergrund der Diskussion. Eine Vielzahl von Methoden und Strategien wurde seitdem entwickelt mit dem Ziel, perioperative Bluttransfusionen auf das Maß des medizinisch Notwendigen zu reduzieren sowie den Einsatz von Fremdblut durch die Blutkomponententherapie und die autologe Transfusion zu minimieren.

Allgemein anerkannte Standards für blutsparende Methoden können im Bereich der perioperativen Bluttransfusion schon deshalb nur schrittweise entwickelt werden, weil hier Operateure, Anästhesisten und Transfusionsmediziner eng kooperieren. Meinungsverschiedenheiten gibt es damit nicht nur innerhalb der einzelnen Fachgebiete, sondern auch zwischen den Experten der beteiligten Fächer. Unsicherheiten über den richtigen Weg können die Tagesarbeit erheblich belasten. Ziel des interdisziplinären Workshops, an dem neben den Experten aus dem Blutwesen, der operativen Fächer und der Anästhesie Vertreter des Berufsverbandes Deutscher Anästhesisten und der Deutschen Chirurgen teilnahmen, war es, in Referaten die grundsätzliche Problematik, die Methoden und ihre Anwendung darzustellen und in einer Bestandsaufnahme abzuklären, welche Methoden und Strategien heute als allgemein anerkannt gelten können und in welchen Bereichen die Diskussion noch offen ist. Gerade auch diese Feststellung ist von eminenter Bedeutung, denn die Medizin ist eine Erfahrungswissenschaft. Die Festlegung von Standards in Publikationen und forensischen Gutachten vor Abschluß einer ausgewogenen Diskussion um den besten und sichersten Weg engt die Methodenfreiheit ein. Sie limitiert die Anwendung konkurrierender Konzepte und behindert den Fortschritt der Medizin. Das den Referaten angeschlossene Konsensuspapier ist das Ergebnis, das den heutigen Stand vermitteln soll; es stellt den gemeinsamen Nenner dar, auf den sich die Teilnehmer einigen konnten. Wir haben auch dargestellt, in welchen Bereichen weitere Untersuchungen erforderlich sind, um eine Fortschreibung zu ermöglichen. Von erheblicher forensischer Bedeutung dürfte es sein, die in dem Konsensuspapier wiederkehrende Aufforderung zu erfüllen: in örtlicher Abstimmung, basierend auf den Empfehlungen definitive und für alle Beteiligten verbindliche Regeln festzulegen. Im Anhang sind die im Konsens erarbeiteten Empfehlungen angefügt.

Ulm, im Sommer 1992   Für die Herausgeber:
                                                     F. W. Ahnefeld · W. Weißauer

Inhaltsverzeichnis

Verzeichnis der Referenten und Diskussionsteilnehmer

Ahnefeld, F. W., Prof. Dr. Dr. h. c.
Universitätsklinik für Anästhesiologie,
Klinikum der Universität Ulm,
Steinhövelstraße 9, D-7900 Ulm (Donau)

Bergmann, H., Prof. Dr.
Ludwig Boltzmann-Institut für
experimentelle Anaesthesiologie und
intensivmedizinische Forschung Wien-Linz,
– Bereich Linz –,
Krankenhausstraße 9,
A-4020 Linz (Donau)

Blauhut, B., Univ.-Doz. Dr.
Abteilung für Anästhesiologie und
operative Intensivmedizin,
Allgemeines öffentliches Krankenhaus
Linz,
Krankenhausstraße 9,
A-4020 Linz (Donau)

von Bormann, B., Prof. Dr.
Leiter der Abteilung Anaesthesiologie und
Operative Intensivmedizin,
St. Johannes-Hospital Duisburg-Hamborn,
An der Abtei 7–11,
D-4100 Duisburg 11

Brückner, U. B., Prof. Dr.
Chirurgische Universitätsklinik und
Poliklinik, Sektion Chirurgische Forschung,
Klinikum der Universität Ulm,
Steinhövelstraße 9, D-7900 Ulm (Donau)

Busse, J., Prof. Dr.
Chefarzt am Institut für Anästhesiologie,
Städtisches Krankenhaus Solingen,
Gotenstraße 1, D-5650 Solingen

Dick, W., Prof. Dr.
Direktor der Klinik für Anästhesiologie,
Klinikum der
Johannes Gutenberg-Universität Mainz,
Langenbeckstraße 1,
D-6500 Mainz

Glück, D., Priv.-Doz. Dr.
Medizinische Klinik und Poliklinik,
Abteilung Transfusionsmedizin,
Klinikum der Universität Ulm,
Helmholtzstraße 10, D-7900 Ulm (Donau)

Gossmann, A., Dr.
Chirurgische Klinik und Poliklinik der
Technischen Universität München,
Klinikum rechts der Isar,
Ismaninger Straße 22,
D-8000 München 80

Halmágyi, M., Prof. Dr.
Klinik für Anästhesiologie,
Klinikum der
Johannes Gutenberg-Universität Mainz,
Langenbeckstraße 1,
D-6500 Mainz

Hempel, K., Dr.
Präsident des Berufsverbandes der
Deutschen Chirurgen e.V.,
Wendemuthstraße 5,
D-2000 Hamburg 70

Kilian, J., Prof. Dr.
Universitätsklinik für Anästhesiologie,
Klinikum der Universität Ulm,
Prittwitzstraße 43, D-7900 Ulm (Donau)

Klövekorn, W. P., Priv.-Doz. Dr.
Klinik für Herz- und Gefäßchirurgie,
Deutsches Herzzentrum München,
Lothstraße 11, D-8000 München 2

Kretschmer, V., Prof. Dr.
Abteilung Transfusionsmedizin
und Gerinnungsphysiologie,
Philipps-Universität Marburg,
Conradistraße, D-3550 Marburg

Kubanek, B., Prof. Dr.
Direktor der Blutspendezentrale Ulm
des DRK-Blutspendedienstes
Baden-Württemberg GmbH,
Helmholtzstraße 10, D-7900 Ulm (Donau)

Lehr, L., Prof. Dr. Dr.
Chirurgische Klinik und Poliklinik der
Technischen Universität München,
Klinikum rechts der Isar,
Ismaninger Straße 22,
D-8000 München 80

Lundsgaard-Hansen, P., Prof. Dr.
Abteilung für experimentelle Chirurgie,
Universität Bern,
Inselspital, CH-3010 Bern

Mehrkens, H.-H., Prof. Dr.
Chefarzt der Abteilung Anästhesiologie,
Rehabilitationskrankenhaus Ulm,
Oberer Eselsberg 45,
D-7900 Ulm (Donau)

Opderbecke, H. W., Prof. Dr.
Generalsekretär der Deutschen Gesellschaft
für Anästhesiologie
und Intensivmedizin,
Obere Schmiedgasse 11,
D-8500 Nürnberg 1

Osswald, P. M., Prof. Dr.
Institut für Anästhesiologie und
operative Intensivmedizin,
Klinikum
der Stadt Mannheim,
Fakultät für Klinische Medizin der
Universität Heidelberg,
Theodor-Kutzer-Ufer,
D-6800 Mannheim 1

Paravicini, D., Priv.-Doz. Dr.
Chefarzt der Anaesthesiologischen Klinik,
Städtisches Krankenhaus,
Reckenberger Straße 19–21,
D-4830 Gütersloh

Pasch, T., Prof. Dr.
Direktor des Instituts für Anästhesiologie,
Universitätsspital Zürich,
Rämistraße 100, CH-8091 Zürich

Rasche, H., Prof. Dr.
Klinikum für Innere Medizin,
Direktor der Medizinischen Klinik I,
Zentralkrankenhaus St.-Jürgen-Straße,
St.-Jürgen-Straße,
D-2800 Bremen 1

Reiff, K., Dr.
Klinik für Anästhesiologie,
Klinikum der
Johannes Gutenberg-Universität,
Langenbeckstraße 1,
D-6500 Mainz

Reith, A., Dr.
Universitätsklinik für Anästhesiologie,
Klinikum der Universität Ulm,
Steinhövelstraße 9, D-7900 Ulm (Donau)

Rügheimer, E., Prof. Dr.
Direktor des Instituts für Anästhesiologie
der Universität Erlangen–Nürnberg,
Krankenhausstraße 12, D-8520 Erlangen

Sachs, V., Prof. Dr.
Abteilung Transfusionsmedizin –
Immunhämatologie des Klinikums,
Christian-Albrechts-Universität Kiel,
Klaus-Groth-Platz 2, D-2300 Kiel

Schmitz, J. E., Prof. Dr.
Chefarzt der Klinik für Anästhesiologie
und Intensivmedizin, Klinikum der
Landeshauptstadt Wiesbaden,
Ludwig-Erhard-Straße 100,
D-6200 Wiesbaden

Tholen, A., Dr.
Universitätsklinik für Anästhesiologie,
Klinikum der Universität Ulm,
Steinhövelstraße 9, D-7900 Ulm (Donau)

Trentz, O., Prof. Dr.
Direktor der Klinik für Unfallchirurgie,
Universitätsspital Zürich,
Rämistraße 100, CH-8091 Zürich

Vogt, N., Dr.
Oberarzt der Universitätsklinik für
Anästhesiologie,
Klinikum der Universität Ulm,
Steinhövelstraße 9, D-7900 Ulm (Donau)

Weißauer, W., Prof. Dr. med. h. c.
Justitiar des Berufsverbandes Deutscher
Anästhesisten,
Obere Schmiedgasse 11,
D-8500 Nürnberg 1

Zinganell, K., Dr.
Präsident des Berufsverbandes Deutscher
Anästhesisten,
Mönchebergstraße 41,
D-3500 Kassel

Verzeichnis der Herausgeber

Ahnefeld, F. W., Prof. Dr. Dr. h. c.
Universitätsklinik für Anästhesiologie,
Klinikum der Universität Ulm,
Steinhövelstraße 9, D-7900 Ulm (Donau)

Bergmann, H. Prof. Dr.
Ludwig Boltzmann-Institut für
experimentelle Anaesthesiologie und
intensivmedizinische Forschung Wien–Linz,
– Bereich Linz –,
Krankenhausstraße 9,
A-4020 Linz

Dick, W., Prof. Dr.
Direktor der Klinik für Anästhesiologie,
Klinikum der
Johannes Gutenberg-Universität Mainz,
Langenbeckstraße 1,
D-6500 Mainz

Halmágyi, M., Prof. Dr.
Klinik für Anästhesiologie, Klinikum der
Johannes Gutenberg-Universität Mainz,
Langenbeckstraße 1,
D-6500 Mainz

Pasch, T., Prof. Dr.
Direktor des Instituts für Anästhesiologie,
Universitätsspital Zürich,
Rämistraße 100, CH-8091 Zürich

Rügheimer, E., Prof. Dr.
Direktor des Instituts für Anästhesiologie
der Universität Erlangen–Nürnberg,
Krankenhausstraße 12,
D-8520 Erlangen

Schriftleiter:

Kilian, J., Prof. Dr.
Universitätsklinik für Anästhesiologie,
Klinikum der Universität Ulm,
Prittwitzstraße 43, D-7900 Ulm (Donau)

Fremdblutsparende Methoden –
rechtliche Situation

W. Weißauer

Im Vorfeld dieses Workshops wurde ich von einem der Teilnehmer mit der Frage konfrontiert: Wie kommen die Juristen dazu, uns Ärzten vorzuschreiben, daß wir von den Möglichkeiten der Eigenblutspende und der autologen Transfusion Gebrauch machen müssen? Die Emotion, die hinter dieser Frage steckte, war unverkennbar.

Lassen Sie mich deshalb skizzieren, inwieweit das Recht und damit auch die Juristen auf medizinische Entscheidungsprozesse Einfluß nehmen.

Zunächst die Rolle des *Gesetzgebers:* zwar unterliegt die Medizin, wie alle anderen Lebensgebiete, einem unaufhaltsamen und rasch fortschreitenden Prozeß der Verrechtlichung. Im wesentlichen unberührt geblieben ist dabei jedoch der Kernbereich der ärztlichen Berufsfreiheit. In die Wahl und Durchführung der ärztlichen Behandlung greift bisher der Gesetzgeber kaum ein, auch nicht durch spezielle Regelungen im Bereich der Arzthaftung. Der Gesetzgeber fordert vom Arzt nicht mehr und nichts anderes als die Wahrung der berufsspezifischen Sorgfalt. Weder das Bürgerliche Gesetzbuch noch das Strafgesetzbuch enthalten spezielle Vorschriften über die Arzthaftung.

Die *Rechtsprechung* stellt zwar strenge Anforderungen an die Sorgfalt des Arztes, sie legt aber keineswegs selbst fest, welche Methoden und Techniken er anzuwenden hat. Kommt es zu einem folgenschweren Zwischenfall, so prüft sie, ob der Arzt die im Zeitpunkt der Behandlung geltenden Leistungs- und Sorgfaltsstandards der Medizin und seines Fachgebietes gewahrt hat. Zur Feststellung, welche Standards damals galten, ob sie eingehalten wurden und ob ein Verstoß gegen die Standards ursächlich für den Körperschaden oder Tod des Patienten war, ist sie auf ärztliche Sachverständige angewiesen.

Dieser Ausgangspunkt ist sachgerecht; er könnte aus der Sicht der Medizin nicht besser gewählt sein. Gleichwohl trug er entscheidend dazu bei, daß in den letzten drei Jahrzehnten die Fortschritte der Medizin das Risiko des Patienten drastisch reduzierten, das forensische Risiko des Arztes jedoch ebenso drastisch anstieg. Diese scheinbar paradoxe Entwicklung ist in sich logisch und folgerichtig. Der Fortschritt der Medizin bedeutet eine Verschärfung der Leistungs- und Sorgfaltsstandards, an denen sich entscheidet, ob die Behandlung ordnungsgemäß oder fehlerhaft war.

Aus diesem Konflikt zwischen Recht und Medizin gibt es keinen Ausweg. Die Medizin kann weder auf den Fortschritt verzichten noch auf die Weiterentwicklung der Leistungsstandards, mit denen dieser Fortschritt in die Praxis umgesetzt wird.

Je mehr die Medizin sich differenziert und spezialisiert, desto notwendiger werden Standards, v. a. auch für fachübergreifende Gebiete wie das Bluttransfusionswesen. Sie sind Verhaltenshinweise und Wegmarken für die Praxis, die der Qualitätssicherung dienen. Je schneller die Medizin sich weiterentwickelt, desto deutlicher wird aber auch die Führungsrolle hochrangiger Spezialisten bei der Entwicklung solcher Standards. Ein erstes Fazit: Die Ärzte und nicht die Juristen setzen die Leistungsmaßstäbe, an denen die Ärzte forensisch gemessen werden.

Konkret formuliert: Mit einer Aussage zum kritischen Hämatokrit kann dieser Workshop auf die rechtliche Wertung eines Transfusionsschadens Einfluß nehmen oder – um gleich zu der vorbereiteten Fragensammlung Stellung zu nehmen: es gibt keinen „juristischen" Hämatokrit. Der haftungsrechtlich relevante Grenzwert bestimmt sich bei der forensischen Prüfung, ob ein schuldhafter Behandlungsfehler zu bejahen ist, nach den Parametern, die zum Zeitpunkt der Behandlung medizinisch anerkannt waren.

Die Sorge des Arztes vor forensischen Konsequenzen bei einem Behandlungsmißerfolg darf nicht als kontraindizierender Faktor in die medizinische Nutzen-Risiko-Abwägung einbezogen werden, aber auch nicht als indizierender, wenn es z.B. um den Umfang der notwendigen Voruntersuchungen geht[1]. Wer anders verfährt, flüchtet sich in die defensive Medizin.

Anders als für den Bereich der Behandlungssorgfalt entwickelt die Rechtsprechung durchaus auch eigenständige Anforderungen an die Organisation der ärztlichen Behandlung und oft den Vorstellungen der Ärzte diametral entgegengesetzte, wenn es um die Eingriffseinwilligung und die Eingriffsaufklärung geht.

Um den recht umfangreichen Anteil des Juristen an der für diesen Workshop erstellten Fragensammlung zu strukturieren, teile ich mein Referat in die Abschnitte Sorgfaltspflichten, Organisation und Aufklärung.

Sorgfaltspflichten

Die homologe Bluttransfusion ist unverzichtbar, muß wegen ihrer immanenten Risiken jedoch auf das Notwendige begrenzt werden. Der Jurist denkt dabei primär an die schicksalhaften Risiken. Erklärt ihm der Sachverständige, daß das Risiko, das sich im konkreten Fall realisierte (z.B. Übertragung einer Non-A-non-B-Hepatitis) nicht beherrschbar war, so ist forensisch weiter zu prüfen, ob die Bluttransfusion indiziert war (kritischer Hämatokrit!), und wenn auch dies zu bejahen ist, ob der Patient über dieses schicksalhafte Risiko aufzuklären war.

Auf S. 189–206 der Zusammenfassung (Anhang) versuche ich, die blutsparenden und die fremdblutersetzenden Methoden in einer am regelhaften Ablauf orientierten Stufenfolge darzustellen.

---

[1] Weißauer, W. (1986) Können juristische Gesichtspunkte chirurgische Indikationen beeinflussen? (Kongreßbericht) Langenbecks Arch. Chir. 369: 65.

Die Berücksichtigung von Blutverlusten, die eine Bluttransfusion erforderlich machen können, wird für die Indikationsstellung zur Operation v.a. bei Wahl- und Wunscheingriffen sowie bei risikoerhöhenden Begleitkrankheiten (z.B. Anämie, Hämophilie), aber auch in den Fällen von praktischer Bedeutung sein, in denen der Patient – wie die Zeugen Jehovas – eine Bluttransfusion strikt ablehnt.

Das Postulat, blutsparend zu operieren, gehört zu den Grundregeln der Chirurgie, wird aber im konkreten Fall gegen die u.U. konkurrierenden Postulate „schnell" und „aseptisch" im Sinne eines goldenen Schnitts abzuwägen sein. Wie die Möglichkeiten der kontrollierten Hypotension demonstrieren, kann zum blutsparenden Operieren auch der Anästhesist einen Beitrag leisten.

Die kritische Indikationsstellung zur homologen Bluttransfusion und die Festlegung der dafür relevanten Parameter ist wohl einer der Schwerpunkte unseres Workshops. Es wird darum gehen, die Hinweise in den „Ergänzenden Empfehlungen"[2] zu überprüfen und vielleicht neu zu formulieren.

Der andere Schwerpunkt liegt bei den fremdblutersetzenden Methoden. Ich vertrete die Meinung, daß der Arzt fremdblutersetzende Methoden und insbesondere die autologe Bluttransfusion dann anwenden müsse, wenn sie einzeln oder in ihrer Kombination im konkreten Fall ebenso wirksam sind wie die homologe Bluttransfusion und ihre Risiken geringer sind. Dabei stütze ich mich auf die Feststellung in den „Ergänzenden Empfehlungen": „Die Eigenblutspende ermöglicht die sicherste und risikoärmste Form der Blutübertragung".

Ist diese medizinisch-fachliche Feststellung richtig, sind aus ihr rechtliche Schlußfolgerungen zu ziehen. Die Rechtsprechung räumt dem Arzt zwar ein erstaunliches Maß an Methodenfreiheit ein; ich zitiere dazu aus dem „Homöopathieurteil" des Bundesgerichtshofes[3]:

Der Arzt ist nicht verpflichtet, das als das wirksamste geltende Mittel auch dann anzuwenden, wenn seine auf sachliche Gründe gestützte persönliche Überzeugung mit der überwiegenden Meinung nicht übereinstimmt.

Bei der Methodenfreiheit gibt es jedoch auch Grenzen. Stehen mehrere gleich wirksame Methoden mit unterschiedlichen Risiken zur Wahl, so muß sich der Arzt im allgemeinen für die Methode mit den geringeren Risiken entscheiden[4].

Handelt es sich um neue Methoden, so muß es für ihre Einführung in die Praxis Übergangsfristen geben, in denen der Arzt sie noch nicht anwenden und den Patienten auch nicht darüber aufklären muß, daß sie in anderen Krankenhäusern schon verfügbar sind.

---

[2] Ergänzende Empfehlungen zu den Richtlinien zur Blutgruppenbestimmung und Bluttransfusion der Bundesärztekammer über Eigenblutspende und Eigenbluttransfusion. Anästh. Intensivmed. 1988, 91ff.

[3] Lindenmaier u. Möhring (LM) Nr. 6 zu § 230 StGB.

[4] Vgl. OLG Düsseldorf. In: Ankermann u. Kullmann (Hrsg.) Arzthaftpflicht-Rechtsprechung (AHRS) 2745/24, S. 49; BGH, VersR 1988, 82.

Dazu der Leitsatz des Bundesgerichtshofs aus einem Urteil vom 22.09 1987[5], in dem es um die Anwendung monopolaren Hochfrequenzstroms zur Sterilisation anstelle der deutlich risikoärmeren Elektrokoagulation mit bipolarem Hochfrequenzstrom ging:

> Solange dem Patienten im Krankenhaus eine Behandlung geboten wird, die dem jeweils zu fordernden medizinischen Standard genügt, ist er nicht darüber aufzuklären, daß dieselbe Behandlung anderenorts mit besseren personellen und apparativen Mitteln und deshalb mit einem etwas geringeren Komplikationsrisiko möglich ist. Anderes gilt, sobald neue Verfahren sich weitgehend durchgesetzt haben und dem Patienten entscheidende Vorteile bieten.

Diese letztere Voraussetzung erscheint mir hinsichtlich der fremdblutersetzenden Methoden innerhalb ihres generell wie individuell limitierten Anwendungsbereichs gegeben zu sein. Hämodilution und Eigenblutspende lassen sich ohne große Investitionen mit einem Betriebsaufwand organisieren, der etwa dem der Beschaffung homologer Blutkonserven entspricht. Die autologe Bluttransfusion ist in einer Reihe von Krankenhäusern längst tägliche Praxis und wird auf Veranstaltungen seit geraumer Zeit von Experten in all ihren Aspekten dargestellt.

Sorgfaltsanforderungen

Es gibt wohl kaum einen Bereich der Medizin, in dem ebenso umfassend und mit gleicher Akribie die Leistungs- und Sorgfaltsstandards schriftlich festgelegt wurden wie in den Richtlinien der Bundesärztekammer und des Bundesgesundheitsamtes zur Blutgruppenbestimmung und Bluttransfusion[6]. Diese Richtlinien haben zwar nicht die Qualität einer Rechtsnorm, sie haben aber die Vermutung für sich, daß sie die Sorgfaltsanforderungen repräsentieren, die nach allgemeiner ärztlicher Auffassung auf diesem Gebiet zu beachten sind. Die Sachverständigen werden sich im Schadensersatzprozeß und in Strafverfahren an diesen Richtlinien orientieren; der Arzt, der von ihnen abweicht, geht damit ein forensisches Risiko ein.

Die Anforderungen, die in Nr. 9 der Richtlinien an die Herstellung der Eigenblutspende und an die autologe Bluttransfusion gestellt werden, stimmen zum erheblichen Teil mit den Bestimmungen für die Fremdblutspende und die homologe Bluttransfusion überein. Die interdisziplinären „Ergänzenden Empfehlungen" zur Eigenblutspende und zur Eigenbluttransfusion enthalten eine Reihe zusätzlicher Sorgfaltsstandards. Sie widersprechen den Richtlinien in einem für die Praxis bedeutsamen Punkt: Nach 9.2 der „Ergänzenden Richtlinien" kann sich die Laboruntersuchung des Eigenbluts auf die Bestimmung des Hämoglobinwerts oder des Hämatokrits beschränken, während die *Richtlinien* (9.2.2 macht keine Ausnahme für die Anforderungen nach 3.2.3) vor Freigabe der Konserven weitere Untersuchungen (u.a. auf Lues und HIV-Antikörper)

---

[5] BGH, MedR 1988, 91.

[6] Richtlinien zur Blutgruppenbestimmung und Bluttransfusion, aufgestellt vom Wissenschaftlichen Beirat der Bundesärztekammer und vom Bundesgesundheitsamt, Neufassung 1987, Köln 1988.

vorschreiben. Dieser Dissens sollte beseitigt werden. Es gibt dazu den gefährlichen Grundsatz der Rechtsprechung: Ist umstritten, welches Maß an Sorgfalt in einer konkreten Situation zu wahren ist, so hat der Arzt im allgemeinen die vorsichtigere Methode anzuwenden.

Auch die autologe Bluttransfusion bedarf der Indikation; diese wird jedoch, da die Risiken deutlich geringer sind, weniger streng zu stellen sein als bei der homologen. Die (additiven) Risiken einer Eigenblutspende hat der Patient in dieser Situation bereits hinter sich.

Organisation und Arbeitsteilung

Der Fortschritt der Medizin ist ohne Spezialisierung und Arbeitsteilung nicht vorstellbar. Andererseits wird die Organisation von Behandlungsmaßnahmen und die wechselseitige Aufgabenabgrenzung um so schwieriger und die typischen Risiken der Arbeitsteilung werden um so höher, je mehr ärztliche Spezialisten zusammenarbeiten. Es ist primär Aufgabe des Krankenhausträgers, für eine zweckentsprechende Organisation des Bluttransfusionswesens in seinem Hause zu sorgen. Die Richtlinien (s. S. 189) sehen vor, daß ein verantwortlicher Arzt zu bestellen ist, der eine entsprechende Qualifikation besitzt. Der organisatorische Ablauf, Zuständigkeiten und Aufgabenverteilung müssen auch für den Bereich der Eigenblutspende und der autologen Transfusion festgelegt werden. Die „Ergänzenden Empfehlungen" befassen sich mit dem gleichen Thema und fordern die standardmäßige Festlegung des organisatorischen Ablaufs und der Aufgabenverteilung.

Soweit es um die Zusammenarbeit zwischen Operateur und Anästhesist geht, sind die Aufgabenabgrenzung und die perioperative Zusammenarbeit in der grundlegenden Vereinbarung zwischen Chirurgen und Anästhesisten aus dem Jahre 1982 und in der speziellen Vereinbarung über die Zusammenarbeit bei der Bluttransfusion[7] geregelt. Diese Vereinbarungen, die von Orthopäden und Gynäkologen übernommen wurden, beruhen auf dem Grundsatz der strikten Arbeitsteilung und auf dem Vertrauensgrundsatz. Dies bedeutet: Jeder der an der Zusammenarbeit Beteiligten darf sich darauf verlassen, daß die Partner der Zusammenarbeit den ihnen aufgrund einer strikten Aufgabenverteilung obliegenden Part ordnungsgemäß erfüllen, es sei denn, daß im konkreten Fall Umstände erkennbar werden, die dieses Vertrauen zerstören.

Die interdisziplinären Vereinbarungen über die Arbeitsteilung haben eine Leitfunktion; sie gelten aber nur subsidiär, d.h. sie sind anzuwenden, wenn keine abweichenden lokalen Vereinbarungen getroffen sind.

---

[7] Vereinbarung zwischen dem Berufsverband Deutscher Anästhesisten und dem Berufsverband der Deutschen Chirurgen über die Zusammenarbeit bei der operativen Patientenversorgung. Anästh. Intensivmed 1982, 403ff.; dazu: Weißauer, W. (1982) Zusammenarbeit zwischen Chirurg und Anästhesist bei der operativen Patientenversorgung. Anästh. Intensivmed. 1982: 406ff.; Vereinbarung über die Zusammenarbeit bei der Bluttransfusion des Berufsverbandes Deutscher Anästhesisten und des Berufsverbandes der Deutschen Chirurgen. Anästh. Intensivmed. 1989: 375; dazu Weißauer, W. (1989) Anmerkungen zur Vereinbarung über die Bluttransfusion. Anästh. Intensivmed. 1989: 376ff.

Die Eigenblutspende und die autologe Transfusion werden in der Vereinbarung über die Bluttransfusion angesprochen, es bleibt zum Teil aber offen, ob und wieweit die für die homologe Bluttransfusion vorgesehene Aufgabenteilung auch für die autologe gilt. Ich darf im folgenden *Thesen zur Aufgabenabgrenzung* vortragen, die diese Vereinbarung interpretieren oder auch ergänzen.

Präoperative Phase

Die Richtlinien sehen in Punkt 9.3.1 vor, daß die Indikation zur Eigenblutspende möglichst frühzeitig unter Berücksichtigung des voraussichtlichen Bedarfs an Blut und der Lagerungszeit vom behandelnden Arzt zu stellen ist. Behandelnder Arzt im Sinne dieser Richtlinien ist ersichtlich der Operateur. Seine Aufgabe muß es auch sein, die Durchführung der Eigenblutspende zu veranlassen.

Ist die Eigenblutspende unterblieben, obwohl ihre Voraussetzungen im konkreten Fall gegeben sind, so wird der Anästhesist den Operateur darauf hinweisen müssen. Die Entscheidung, ob die Operation verschoben oder gleichwohl zum vorgesehenen Zeitpunkt durchgeführt wird, obliegt nach den grundlegenden interdisziplinären Vereinbarungen über die Zusammenarbeit in der operativen Medizin dem Operateur. Ist der Patient prinzipiell mit einer Verschiebung des Operationstermins einverstanden, so wird der Operateur etwaige Risiken und Nachteile, die sich aus der Verschiebung des Operationstermins ergeben, gegen die Vorteile der autologen Bluttransfusion abzuwägen haben. Der Anästhesist darf sich im Rahmen des Vertrauensgrundsatzes darauf verlassen, daß der Operateur diese Abwägungen mit der gebotenen Sorgfalt trifft.

Die Entscheidung, ob die Herstellung der Eigenblutkonserven überregionalen Blutspendediensten, einem zentralen Blutspendedienst im eigenen Haus oder den Fachabteilungen/Kliniken übertragen wird, betrifft die Organisation des Krankenhausbetriebs. Sie obliegt letztlich dem Krankenhausträger, der dabei auch die Frage der Wirtschaftlichkeit zu berücksichtigen hat.

Die Übertragung auf überregionale Blutspendedienste ist rechtlich und organisatorisch relativ unproblematisch; die Kosten für die Eigenblutkonserven lassen sich hier am einfachsten im Pflegesatz unterbringen. Rechtlich komplizierter ist die Herstellung im eigenen Haus, wenn keine zentrale transfusionsmedizinische Abteilung mit einer Herstellungserlaubnis nach dem Arzneimittelgesetz besteht.

Die Herstellung von Eigenblutkonserven durch den Arzt, der sie retransfundiert, bedarf nach § 13 des Arzneimittelgesetzes nicht der Erlaubnis. Dies gilt entgegen ursprünglich anderslautenden Stellungnahmen von Länderressorts auch für die Herstellung von Blutkomponenten, für das Lagern und Tiefgefrieren.[8] Die „Ergänzenden Empfehlungen" sind insoweit überholt.

---

[8] Weißauer, W (1988) Herstellungserlaubnis bei Eigenblutspenden? Anästh. Intensivmed. 29; 328.

Die Personenidentität wird nach meiner Auffassung durch den leitenden Abteilungsarzt gewahrt, wenn herstellender und retransfundierender Arzt der gleichen Fachabteilung angehören. Dieser Auffassung haben sich inzwischen mehrere Landesressorts angeschlossen.[9] Die Konsequenz ist allerdings, daß Herstellung und Retransfusion dann der gleichen Fachabteilung obliegen müssen. Für einen positiven Kompetenzkonflikt zwischen operativen Abteilungen und Anästhesisten besteht danach, soweit es um die intraoperative Bluttransfusion geht, wenig Raum.

Die Richtlinien schließen die Verwendung der Eigenblutkonserve für die homologe Bluttransfusion aus. Dies ist die richtige Entscheidung, solange an die Eigenblutspende nicht die gleichen strengen Voraussetzungen hinsichtlich der Spendetauglichkeit gestellt werden wie an die homologe. Andererseits aber ist es mißlich, wenn die intra- oder postoperativ nicht benötigten Eigenblutkonserven vernichtet werden müssen. Fremdblut ist knapp, und die Herstellung von Eigenblutkonserven erfordert einen erheblichen Aufwand. Die Wahrscheinlichkeitsgrenze, von der ab man die Herstellung von Eigenblutkonserven unter wirtschaftlichen Aspekten für vertretbar halten kann, ließe sich bei einer Änderung der Richtlinien niedriger ansetzen.

Die präoperative Hämodilution gehört zu den Aufgaben des Anästhesisten; sie bedarf schon wegen ihrer Auswirkungen auf die Blutungsneigung des Einvernehmens mit dem Operateur.

Intraoperative Phase

Die grundsätzliche Aussage unseres interdisziplinären Übereinkommens, daß der Anästhesist über die Indikation zur Bluttransfusion entscheidet und sie durchführt, wird auch für die autologe Bluttransfusion gelten können. Der Operateur verursacht zwar die Blutung; seine Aufgabe aber muß es sein, dafür zu sorgen, daß sie sich in möglichst engen Grenzen hält. Die unmittelbaren Auswirkungen des Blutverlustes liegen im Bereich der Vitalfunktionen, für deren Überwachung, Aufrechterhaltung und Wiederherstellung der Anästhesist zuständig ist. Die Bluttransfusion sollte deshalb intraoperativ in seiner Hand liegen.

Positive Kompetenzkonflikte zwischen Operateur und Anästhesist gibt es gelegentlich wegen der Gewinnung und Aufbereitung von Drainageblut zur autologen Transfusion. Da sowohl der Aufgabenbereich des Operateurs als auch der des Anästhesisten unmittelbar berührt sind, wird es in diesem Bereich ihres Einvernehmens bedürfen. Das gleiche wird für die Beurteilung gelten können, ob sich das Blut zur Retransfusion eignet, etwa weil mit der Möglichkeit hämatogener Streuung von latenten Infektionsherden („Ergänzende Empfehlungen" zu Punkt 9.2 der Richtlinien) gerechnet werden muß.

---

[9] Vgl. z.B. die Stellungnahme des Niedersächsischen Sozialministeriums vom 3.5.1989, S. 2 (Az. 407-41 401/7).

Postoperative Phase

Auch für die autologe Bluttransfusion wird der Grundsatz gelten, daß sie Aufgabe des Arztes ist, dem die Sorge für die Vitalfunktionen obliegt. Dies ist auf der Bettenstation und auf der fachgebundenen Intensiveinheit der Operateur, im Aufwachraum und auf der interdisziplinären operativen Intensiveinheit der Anästhesist.

Ärztliche Aufklärungspflicht

Auch die fremdblutersetzenden Methoden erfordern Eingriffe in die Körperintegrität. Sie bedürfen deshalb der Einwilligung des Patienten, die auch stillschweigend erteilt werden kann, etwa indem der Patient in eine Operation einwilligt, die, wie er weiß, notwendig oder wahrscheinlich intraoperativ eine Bluttransfusion erfordert.

Wirksam ist die Einwilligung des Patienten nur dann, wenn er imstande ist, sich zutreffende Vorstellungen über die Art und Bedeutung des Eingriffs, seine notwendigen nachteiligen Folgen und seine schicksalhaften Risiken sowie über die ernsthaft in Betracht kommenden Behandlungsalternativen zu machen. Dazu bedarf es regelmäßig der ärztlichen Aufklärung.

Es kann nicht zweifelhaft sein, daß über eine Bluttransfusion und ihre typischen Risiken im Regelfall voll aufzuklären ist, wenn sie im Rahmen einer konservativen Behandlung oder auch prä- oder postoperativ als selbständiger Eingriff durchgeführt wird. Ist sie vital indiziert und dringend, so reduzieren sich die Anforderungen der Rechtsprechung jedoch deutlich und, wenn nur noch ein sofortiger Eingriff den Patienten retten kann, bis auf nahezu Null.

Bei der intraoperativen Bluttransfusion ist manches anders. Schon bei der Aufklärung über den operativen Eingriff und die Anästhesie wird die Kompetenz der meisten Patienten bei weitem überschätzt. Untersuchungen im In- und Ausland ergaben, daß maximal 20 % der Patienten nach einem Aufklärungsgespräch über einen chirurgischen Eingriff[10] als aufgeklärt im Sinne der Rechtsprechung gelten können.

Da die intraoperative Bluttransfusion ein Nebeneingriff ist – oft unter einer ganzen Reihe anderer Nebeneingriffe –, kommt es für die Intensität der Aufklärung darauf an, wie notwendig und dringlich die Operation ist, wie das Gewicht der mit der Bluttransfusion verbundenen Risiken in der Relation zur Bedeutung der Operation und ihres Gesamtrisikos zu bewerten ist, v.a. aber auch auf den Grad der Wahrscheinlichkeit, mit dem eine Bluttransfusion notwendig werden wird. Von Bedeutung sind u.a. weiter die medizinischen Vorkenntnisse des Patienten und sein Aufklärungsbedürfnis.

Dies sind Anhaltspunkte mit einer großen Bandbreite von Auslegungsmöglichkeiten im konkreten Fall. Deshalb noch ein konkreter Rat: Ist bei elektiven Eingriffen mit größeren Blutverlusten zu rechnen, so sollte über die Notwen-

---

[10] Höfer, E., Streicher, H.-J. (1980) Patientenaufklärung – Untersuchung zur Interaktion an chirurgischen Patienten, Dtsch. Med. Wochenschr. 1980; 694ff.

digkeit oder Wahrscheinlichkeit einer Bluttransfusion, über ihre typischen Risiken sowie über die fremdblutersetzenden Methoden aufgeklärt werden, wenn diese im konkreten Fall als Alternative zur homologen Transfusion ernsthaft in Betracht kommen. Der Hinweis auf die Möglichkeiten der autologen Transfusion und insbesondere auf die Eigenblutspende empfiehlt sich in den dafür geeigneten Fällen auch dann, wenn sie am eigenen Haus nicht angeboten werden. Der Patient soll die Möglichkeit erhalten, sich für die Operation an einem anderen Krankenhaus zu entscheiden.

Bewältigen läßt sich das bisher von der Rechtsprechung noch nicht gelöste und vielleicht auch in seiner vollen Tragweite noch nicht einmal erkannte Problem der Aufklärung über Nebeneingriffe m.E. nur dann, wenn es gelingt, das Selbstbestimmungsrecht des Patienten zu mobilisieren. In den Merkblättern des Perimed-Verlages zur Stufenaufklärung, und zwar sowohl in den operativen als auch in den Merkblättern zur Aufklärung über die Anästhesie, weisen wir darauf hin, daß Nebeneingriffe erforderlich werden können und daß auch sie mit Risiken verbunden sind. Dabei führen wir als Beispiele u.a. die Bluttransfusion an. Damit sollen die Patienten die Möglichkeit erhalten, weiterführende Fragen zu stellen oder bewußt darauf zu verzichten.

Es ist Sache des Krankenhausträgers, die Aufklärung zweckentsprechend zu organisieren. Wirken – wie bei der Bluttransfusion – mehrere Ärzte zusammen, so darf sich keiner von ihnen ohne nähere Anhaltspunkte darauf verlassen, daß ein anderer die Aufklärung besorgt habe oder besorgen werde.[11]

Auch insoweit haben wir durch die Vereinbarung über die Bluttransfusion Standards gesetzt. Die Aufklärung über die Bluttransfusion ist danach primär Aufgabe des Operateurs, dies muß auch für die Eigenblutspende und für die autologe Transfusion gelten. Die nähere Aufklärung über die Eigenblutspende und ihre Risiken wird dagegen dem Arzt obliegen, der für die Abnahme des Blutes und die Herstellung der Eigenblutkonserven zuständig ist.

Die Eingriffsaufklärung umfaßt nur einen Teil der ärztlichen Informationspflichten. Es gibt daneben u.a. die Sicherungsaufklärung. Der Arzt, der die Eigenblutspende ambulant durchführt, wird den Patienten z.B. darüber aufklären müssen, daß seine Straßenverkehrstüchtigkeit nach der Eigenblutspende beeinträchtigt sein kann.

Zum Schluß darf ich noch den Leitsatz eines Urteils des OLG Hamm[12] vom 29.4.1985 zitieren, der in seiner Akribie der medizinischen Aussage alles zu widerlegen scheint, was ich zur Einleitung ausführte:

Bei akuten Blutungen sollten nicht mehr als etwa 1/3 des Gesamtblutvolumens durch Ersatzstoffe ausgeglichen werden, weil andernfalls die Sauerstofftransportkapazität je Volumeneinheit zu stark absinkt. Als Grenzwert für die Notwendigkeit einer Blutübertragung wird deshalb 10 g % Hb angegeben. Eine Infusion von 1300 ml Blutersatzstoff für ein 22 kg schweres Kind mit einem Blutvolumen von rund 1799 ml ist objektiv fehlerhaft.

---

[11] So OLG Celle, Urteil v. 2.5.1983. In: Ratajczak u. Stegers (1989) Medizin-Haftpflichtschäden, Heidelberg, Rn. 816.

[12] In: Ankermann u. Kullmann (Hrsg.) Arzthaftpflicht-Rechtsprechung AHRS 2320/26, S. 49.

Die Begründung des Urteils läßt jedoch keinen Zweifel, daß das Gericht hier nicht seine eigenen Weisheiten, sondern einen medizinischen Standard wiedergibt, über den es durch Gutachten anästhesiologischer Sachverständiger informiert wurde.

Risiken der homologen Bluttransfusion

B. Kubanek

Die homologe Bluttransfusion ist, wie die meisten effektiven Therapiemodalitäten, nicht ohne Risiko. Zur Nutzen-Risiko-Abwägung müssen ihre negativen Früh- und Spätfolgen so exakt wie möglich definiert werden. Kenntnisse ihrer Risiken sind darüber hinaus notwendig, um mit und für den Patienten die beste therapeutische Entscheidung zu treffen, und nicht zuletzt, um ihn über mögliche Risiken der homologen Transfusion sowie über bestehende alternative Konzepte der fremdblutsparenden Methoden so objektiv wie möglich aufzuklären.

Blutspenden stammen von individuellen Spendern. Daraus resultieren auch die Hauptrisiken der homologen Bluttransfusion, nämlich die Möglichkeit der durch Blut übertragenen Infektionen und die immunologischen Risiken wie die Alloimmunisierung und die Immunmodulation bedingt durch die immunologisch definierte Unterscheidung von „selbst" und „nicht selbst".

Infektionsrisiken der Fremdbluttransfusion

Jeder im Spenderblut zirkulierende Erreger ist grundsätzlich auf den Empfänger übertragbar. Ob die übertragenen Erreger auch zu einer manifesten Infektion führen, hängt von der Infektionsdosis und der individuellen Abwehrlage des transfundierten Patienten ab. In Tabelle 1 sind die wichtigsten übertragbaren Erreger und ihre Suchtests aufgezeigt. Bei den heutigen hohen Qualitätsnormen einer modernen Blutbank sind bakterielle Kontaminationen selten; wenn sie auftreten, bedingen sie häufig septische Komplikationen mit hoher Morbidität und Letalität. Sie sind die einzigen infektiösen Komplikationen, die bei der autologen Transfusion mindestens in gleicher Frequenz zu erwarten sind. Transfusionsbedingte Malaria, die durch anamnestischen Ausschluß von Blutspendern nach Aufenthalt in Malariagebieten vermieden wird, ist selten. Die Lues hat ihren frühen Stellenwert als blutübertragene Infektion praktisch verloren und ist als Risiko verschwindend klein. Darüber hinaus hat die Prävalenz der Luesinfektion bei den Blutspendern auch im Zusammenhang mit den Maßnahmen zum Ausschluß der HIV-Risikopersonen deutlich abgenommen. Damit stellt die Übertragung von Virusinfekten wie Hepatitis und HIV das gravierendste Risiko der Fremdbluttransfusion dar.

HIV-Infektionen, übertragen durch Blutpräparate, und die daraus resultierende Erkrankung an Aids waren Anlaß, die Virussicherheit von Blutpräparaten zu überdenken und geeignete Maßnahmen zum Schutz der Transfusionsempfänger zu treffen. Das erneut bewußt gewordene Risiko der Virusübertragung

Tabelle 1. Infektionserreger, die durch Transfusion übertragen werden können

Erreger	Suchtest
Hepatitis-B-Virus	HBs-Antigen ELISA
Hepatitis-non-A-non-B (= HCV)	ALT, Anti-HCV
Hepatitis A	Nicht getestet (Übertragung extrem selten)
HIV-1	HIV-AK ELISA
HIV-2	HIV-AK ELISA
CMV	CMV-AK ELISA
EBV	Nicht getestet (hohe Durchseuchung)
Treponema pallidum	Hämagglutinationstest
Malaria	Anamnestischer Ausschluß
Bakterien	Regelmäßige Testung von Stichproben

hat das Konzept der fremdblutsparenden Methoden „wiederbelebt" und die Forschung und Entwicklung zur Virusinaktivierung von Blutpräparaten angeregt.

Relevante Aussagen über das gegenwärtige Infektrisiko unserer transfundierten Patienten können nur aufgrund jüngst erhobener Prävalenzen von Spendern in Mittel- und Nordeuropa gemacht werden. Um das HIV-Risiko der transfundierten Blutpräparate realistisch einschätzen zu können, arbeiten die DRK-Blutspendedienste der Bundesrepublik und Berlin seit 1985 in einer multizentrischen Studie zusammen. Sie untersuchen die HIV-Prävalenz in jährlich 2,5 Mio. Spenden bei 1,6 Mio. Spendern und decken etwa 2/3 des Blutbedarfs in Westdeutschland [14].

Im folgenden werden die Daten der Hepatitis- und HIV-Prävalenz für Erst- und Mehrfachspender des DRK-Blutspendedienstes Baden-Württemberg dem großstädtischen Blutspendedienst Berlin gegenübergestellt, um ein möglichst realistisches Bild über das Risiko der Virusübertragung durch Fremdbluttransfusionen darzustellen. Die Daten der Virusmarker für HBV (Hepatitis-B-Virus) und HCV (Hepatitis-C-Virus) des DRK-Blutspendedienstes Baden-Württemberg werden stellvertretend für die übrigen DRK-Blutspendedienste dargestellt, da sie uns im Detail besser zugänglich sind und sich in der Spenderstruktur und den Prävalenzen an Infektonsmarkern nur unwesentlich von den übrigen DRK-Blutspendediensten unterscheiden.

In der Tabelle 2 sind die Prävalenzen der Infektmarker von HIV, HBV und HCV für Erst- und Mehrfachspender den Daten des großstädtischen Blutspendedienstes Berlin gegenübergestellt [14, 16]. Der 10- bis 100fache Unterschied der Prävalenzen vom Erstspender zum Mehrfachspender zeigt die starke Selektion, die in einem langjährigen Mehrfachspenderkollektiv erfolgt. 90 % aller Blutspenden werden von Mehrfachspendern gewonnen. Dadurch wird die Gesamtrate der Infektionsmarker der Rate in den Mehrfachspendern angenä-

Tabelle 2. Prävalenz von Virusmarkern bei Blutspendern 1990

	DRK-Blutspendedienst Baden-Württemberg		DRK-Blutspendedienst Berlin	
Virus	Erstspender [%]	Mehrfachspender [%]	Erstpender [%]	Mehrfachspender [%]
HBV	0,3	0,002	0,42	0,043
HCV (Non-A-non-B)	0,5–1?	0,5–1?		
HIV-1	0,008	0,0009	0,017	0,007
HIV-2	0	0	0	0
Lues	0,1	0,005		
CMV	ca. 50	ca. 50		

hert. Wichtig für das Risiko von Virusinfekten durch Blutpräparate ist, daß Thrombozytenkonzentrate und frisch gefrorenes Plasma fast ausschließlich aus den hochselektierten Mehrfachspenden gewonnen werden.

Zur Abschätzung des Restrisikos sind neben den gezeigten Daten der Prävalenz Angaben über die sog. diagnostische Lücke der einzelnen Virusinfekte notwendig, d.h. die Latenzzeit zwischen dem Beginn der Infektiosität und dem Auftreten eines spezifischen Markers, sowie der Sensitivität des Testes. Diese Parameter sind für die Hepatitis B und das HIV relativ gut definiert. Für das HCV sind diese wichtigen Fragen noch weitgehend ungeklärt [3].

Das Risiko einer transfusionsassoziierten CMV-Infektion ist nur ein Risiko für massiv immunsupprimierte Patienten wie Frühgeborene oder organtransplantierte Patienten. Es kann durch die Gabe von CMV-negativen oder leukozytenfreien Blutpräparaten minimiert werden.

HIV-Risiko von Blutpräparaten

Nachdem bekannt wurde, daß Aids durch Bluttransfusionen übertragen werden kann, führten Präventivmaßnahmen zum Ausschluß von Risikopersonen und schließlich 1985 die Testung auf HIV-1-Antikörper zu einer raschen Abnahme der Prävalenzen HIV-positiver Blutspender in Westdeutschland von anfänglich 10 pro 100 000 auf ein sehr niedriges stabiles Niveau von 1–2 pro 100 000 [14]. In dem Spenderkollektiv in Berlin fand ebenfalls eine gleichsinnige Abnahme statt, allerdings auf einem höheren Niveau, entsprechend der höheren Grundprävalenz von HIV-1-Infektionen in der Bevölkerung, aus der die Spender stammen. Auffällig ist bei einer genauen Analyse der Daten, daß in Berlin eine noch stärkere Spenderselektion als im übrigen Deutschland stattgefunden hat. Die HIV-1-Prävalenz, die anfänglich 20fach höher lag, ist 1990 nur mehr 5fach höher als in Westdeutschland. Die HIV-1-Antikörpertests haben heute eine sehr hohe Sensitivität, so daß sich falsch-negative HIV-1-Antikörperbefunde auf die diagnostische Lücke beschränken. Da die seronegativen Latenzzeiten nur

Schätzgrößen sind, bleibt eine gewisse Unsicherheit für die Risikoabschätzung. Das Restrisiko ist in einer Größenordnung von 1:300000 bis 1:3 Mio. für Deutschland anzusetzen, d.h. bei etwa 3 Mio. Bluttransfusionen jährlich ist mit 1–10 HIV-1-Infektionen durch Bluttransfusionen zu rechnen [14]. Diese Restrisikoeinschätzung wird auch gestützt durch prospektive Studien in den USA, wobei man die regional bedingte höhere Prävalenz dieser Studien berücksichtigen muß. Die Übertragung von HIV-1 durch Bluttransfusionen ist damit ein extrem seltenes Ereignis geworden. Es sollte als solches in eine realistische Risikoeinschätzung eingehen. Das Risiko, HIV-2 durch Blut zu übertragen, ist heute vernachlässigbar.

Hepatitisübertragung mit Blutpräparaten

Dagegen hat die Hepatitis ihren Stellenwert als häufigste transfusionsübertragene Infektion weiter beibehalten [2, 4]. Die Hepatitis A spielt aufgrund ihres Übertragungsmodus und dem anamnestischen Ausschluß von potentiell infizierten Personen für die Transfusion praktisch keine Rolle. Die Hepatitis B konnte über die Bestimmung von Hbs-Ag und einer steigenden Sensitivität des Tests mit einer unteren Nachweisgrenze von 1 ng/ml in den vergangenen 10 Jahren bis auf ein Minimum reduziert werden. Aus der Tabelle 3, in der prospektive Studien über die Posttransfusionshepatitis (PTH) in Mittel- und Nordeuropa aufgeführt sind, geht hervor, daß trotz des sehr empfindlichen Tests immer noch Hepatitis B, wenn auch sehr selten, durch transfundiertes Blut übertragen wird [18]. 80 % aller Fälle einer PTH werden durch das parenterale Non-A-non-B-Hepatitisvirus übertragen, das heute als Hepatitis-C-Virus bezeichnet wird [2]. Das HCV ist ein neu entdecktes RNA-Virus, ähnlich den Flaviviren. Durch die rekombinante Herstellung von spezifischen Polypeptiden aus der Struktur des Virus (C 100-3) in Hefezellen wird es möglich, in einem

Tabelle 3. Inzidenz der Posttransfusionshepatitis in prospektiven Studien in Mittel- und Nordeuropa. (Mod. nach [18])

Literatur	Studien-periode	Transfun-dierte Pa-tien-ten (n)	HBV (n) [%]	CMV (n) [%]	Non-A-non-B (n) [%]	Gesamtzahl (n) [%]
Grillner	1980–1981	74	–	1 (1,4)	14 (19)	15 (20)
Collins	1980–1982	248	–	–	6 (2,4)	6 (2,4)
Sugg	1980–1982	417	1 (0,2)	4 (1,0)[a]	15 (3,6)[a]	16 (3,8)
Widell	1984–1985	742	–	5 (0,7)	14 (1,9)	19 (2,6)
Reesink	1984–1986	393	2 (0,5)	–	9 (2,3)	11 (2,7)
Aymard	1985–1986	64	–	1 (1,6)	4 (6,3)	5 (7,8)
Glück et al. [14]	1979–1982	111	2 (1,8)	–	2 (1,8)	4 (3,6)
Gesamt		2049	5 (0,24)	11 (0,5)	64 (3,1)	76 (3,7)

[a] 4 CMV-IgM-positiv sind als Non-A-non-B-Hepatitis klassifiziert.

ELISA zirkulierende Antikörper gegen das HCV (Anti-HCV) nachzuweisen. Eine PTH durch HCV führt zwar seltener als eine Hepatitis B zu einer akuten klinischen Symptomatik, aber häufig (22–68 %) zu einer chronisch aktiven Hepatitis, die zur Zirrhose und entsprechenden Komplikationen führen kann [10]. Die aktuellste Studie in Mitteleuropa ist die von Reesink u. van der Poel [18], in der die Inzidenz der Non-A-non-B-PTH mit 2,3 % angegeben wird. In einer späteren Arbeit zeigte die gleiche Gruppe [23], daß 44 % dieser Non-A-non-B-Patienten Anti-HCV-Antikörper in 6 Monaten entwickelten. Es wird diskutiert, daß die Beobachtungszeit von 6 Monaten für eine Serokonversion aller beobachteter PTH-Patienten zu kurz sein könnte, da in einer Studie aus den USA alle Non-A-non-B-PTH-Patienten erst innerhalb von 12 Monaten zu Anti-HCV serokonvertierten [3]. Ähnliche Befunde zur Serokonversion durch den Nachweis von Anti-HCV wurden bei der PTH von Tremolada et al. 1991 beschrieben [20]. Eine Serokonversion wurde nach 3 Monaten bei 61 %, nach 6 Monaten bei 79 % und nach 12 Monaten bei mehr als 90 % der Patienten nachgewiesen. Das bedeutet, daß bei einer akuten PTH, verursacht durch HCV, nur bei weniger als 30 % der Seromarker Anti-HCV nachgewiesen werden kann, und andererseits, daß die „diagnostische Lücke" bei 40 % der PTH-Patienten länger als 3 Monate dauert.

Die Prävalenz dieses spezifischen Serummarkers Anti-HCV liegt 1990 bei unseren Spendern bei 0,6 % [16]. Inwieweit das seit Juli 1990 bei allen Spenden durchgeführte Anti-HCV-Screening die Inzidenz der HCV-assoziierten PTH reduziert, ist nicht sicher zu beantworten. Mit hoher Wahrscheinlichkeit werden mit dem Anti-HCV-Test in Kombination mit der ALT-Testung alle chronischen HCV-Träger ausgeschlossen. Ob, wie Cuthbert berichtet, damit die Inzidenz der HCV-PTH um 70–80 % reduziert wird, bleibt zu hoffen [9].

Die in der Tabelle 3 aufgezeigten, aus den Studien der frühen 80er Jahre berichteten Daten sind mit an Sicherheit grenzender Wahrscheinlichkeit für 1990 zu hoch eingeschätzt. Ein Indiz für die Überschätzung der PTH aus Studien der zurückliegenden Jahre ist der in den USA berichtete drastische Rückgang der gemeldeten PTH-Fälle seit 1981 [11]. Der Rückgang der Non-A-Non-B-Hepatitis um mehr als 50 % kann nicht allein durch eine Änderung des Meldeverhaltens erklärt werden, da er in mehreren großen Kollektiven gleichsinnig beobachtet wurde. Dieser Rückgang ist vielmehr Ausdruck einer stärkeren Selektion zur Begrenzung des HIV-Risikos, da durch das veränderte Spendenverhalten und die Spenderselektion immer weniger Risikopersonen Blut spenden. Eine epidemiologische Untersuchung aus den USA zeigt, daß die Hepatitis C nur zu 16 % transfusionsbedingt ist, während über 50 % sporadisch ohne erkennbare Ursache übertragen werden [4]. Die Zahlen müssen auch bei uns durch prospektive epidemiologische Studien erst belegt werden. Sie lassen aber den Schluß zu, daß ein Teil der in den Studien berichteten PTH-Fälle nicht durch die Transfusion verursacht werden. Ein Indiz für diese Überschätzung der PTH-Frequenz aus den berichteten Studien ist durch die Tatsache gegeben, daß in den meisten Studien keine untransfundierten Kontrollen untersucht wurden, obwohl nosokomiale Infektionen und das sporadische Auftreten von Hepatitis B und Hepatitis C nicht unerheblich sind. In der PTH-Studie von Aach et al. [1] und in unserer eigenen Studie [13] wurden nicht transfundierte, aber

Tabelle 4. Geschätztes Risiko per transfundierter Therapieeinheit für Mittel- und Nordeuropa

Hepatitis B	1:500–1:5 000[a]
Hepatitis-non-A-non-B	1:50 –1:500[a]
HIV-1	> 1:500 000
HIV-2	1:30 Mio.
CMV	? 1:10–1:100

[a] Nach Reesink et al. (1980–1986 [18]).

hospitalisierte Kontrollgruppen untersucht. 16 bzw. 14 % aller in den Studien beobachteten Hepatitiden wurden bei den nicht transfundierten Patienten beobachtet.

Aus den hier beschriebenen Daten und der zunehmenden Spenderselektion ist offensichtlich, daß das Risiko für die Übertragung von Virusinfekten, besonders der Hepatitis B und Hepatitis C, mit einer abnehmenden Tendenz durchaus noch real ist (Tabelle 4), daß das Risiko der Virusübertragung durch Blut, besonders das von HIV, aber häufig überschätzt wird.

Immunmodulation durch homologe Bluttransfusion

Die Pathophysiologie und die klinische Bedeutung der Alloimmunisierung gegen Blutzellantigene wird wesentlich besser verstanden als die Immunsuppression nach Transfusion. Im Empfänger nicht vorhandene Antigene auf Erythrozyten, Leukozyten und Thrombozyten werden von dem Immunsystem des Empfängers als fremd erkannt, und es können dagegen klinisch bedeutsame Alloantikörper gebildet werden. In der Tabelle 5 sind als Übersicht die immunologisch bedingten Transfusionsreaktionen, ihre geschätzten Frequenzen und ihre mögliche Prävention dargestellt. Mögliche Transfusionsreaktionen, meist aufgrund von AB0-Inkompatibilitäten, sind selten. Durch eine sehr sorgfältige und standardisierte Kreuzprobentechnik sind serologische Fehler mit 13 % als Ursachen tödlicher Transfusionsreaktionen selten [19]. Trotz umfangreicher Vorkehrungen und strenger Regeln sind mehr als 60 % der fatalen Transfusionsreaktionen immer noch durch organisatorische Fehler bedingt, wie Vertauschung von Blutproben, Konserven oder Patienten. Sie gelten damit gleichermaßen als Risiko für die autologe Transfusion. Klinisch signifikante Antikörper gegen Erythrozytenantigene treten in etwa 1 % einer mit Fremdtransfusionen behandelten Hospitalpopulation auf [23]. Chronisch transfundierte Patienten, wie z.B. bei Thalassämien, weisen bis zu 10 % Alloantikörper gegen Erythrozytenantigene auf [8]. Diese erschweren damit die weitere Transfusionsbehandlung und können in seltenen Fällen verzögert zu hämolytischen Transfusionsreaktionen führen, die, da sie spät auftreten, häufig verkannt werden [6].

Die febrile Transfusionsreaktion, bedingt durch Alloantikörper meist gegen HLA-tragende Leukozyten, ist in der Regel ungefährlich, jedoch für den Patienten unangenehm und insofern klinisch bedeutend, als sie die weitere

Tabelle 5. Immunologisch ausgelöste Transfusionsreaktionen

Art der Reaktion	Ursache	Klinische Manifestation	Häufigkeit	Präventive Maßnahmen
Hämolytische Transfusionsreaktion	Ery-AK	Hämolyse 1:10.000 ↓ Komplementaktivierung ╱ ╲ Schock DIG	Kreuzprobe 1:100 000	Verhinderung von Verwechslungen (60–80 %)
Febrile Reaktionen	HLA-AK	Fieber, Schüttelfrost	1:100	Leukozytenarme Blutpräparate
Allergische Reaktionen	AK gegen Plasmaproteine z.B. IgA-AK	Urtikaria ↓ Anaphylaktischer Schock	1:800–1:3 000	IgA-Mangel
Immunmodulation	Plasma? Leukozyten?	Raschere Tumorprogression	?	Leukozyten-/ plasmaarme Zellprodukte?

Substitutionstherapie schwierig und kostenaufwendig gestaltet. Eine HLA-Immunisierung kann durch leukozytenarme Blutpräparate weitgehend vermieden werden. Die HLA-Alloimmunisierung spielt in der operativen Medizin im Gegensatz zur onkologischen Transfusionstherapie kaum eine Rolle.

Im letzten Jahrzehnt wird zunehmend die Immunmodulation als Folge der Fremdtransfusion diskutiert. Da ihre klinische Bedeutung kontrovers gesehen wird und ihre Pathophysiologie weitgehend unverstanden ist, werde ich eine Bestandsaufnahme versuchen.

Die auslösende Beobachtung zur Immunmodulation durch die homologe Bluttransfusion stammt aus dem Jahr 1974 von Opelz u. Terasaki, nämlich daß eine der Nierentransplantation vorausgehende Fremdbluttransfusion die Überlebenszeit des Allotransplantats vermutlich durch eine Suppression der Immunabwehr wesentlich verbessert [17]. In vielen Nachfolgestudien wurde dieser Effekt bestätigt. Eine Vortransfusion mit Vollblut und leukozytenhaltigen Erythrozytenkonzentraten war dazu notwendig, während mit leukozytenfreien gefrorenen oder gefilterten Erythrozytenkonzentraten dieser „Transfusionseffekt" nicht reproduzierbar war. Van Rood schätzte, daß die Leukozyten von 50 ml Vollblut für diesen Effekt ausreichen. Dieser immunmodulierende Transfusionseffekt wurde in Studien an Patienten nach Nierentransplantation in den letzten Jahren immer weniger nachweisbar, je effektiver die Immunsuppression, z.B. durch das Cyclosporin, und je besser die Verträglichkeit von allogenen Organen durch die verfeinerte Histokompatibilitätstestung wurde [7]. Als Endpunkt all dieser Studien wird die Überlebenszeit des Allotransplantats betrachtet.

Diese klinischen Beobachtungen an transfundierten Empfängern von Allotransplantaten führten zu der Frage, ob perioperative Fremdtransfusionen zur Unterdrückung der Immunantwort auf Krebszellen führen und damit das

Karzinomwachstum fördern. Eine weitere Frage war, ob dieser Transfusionseffekt über eine Immunsuppression zu einer vermehrten Infektanfälligkeit führen könnte. Die Hypothese, daß eine Fremdtransfusion die Tumorsurveillance beeinträchtigt, stimulierte eine Reihe von tierexperimentellen Studien, die recht widersprüchliche Ergebnisse und damit keine Antwort brachten.

Inzwischen sind fast 30 klinische, fast ausschließlich retrospektive Studien über den Einfluß von Transfusionen auf das Tumorwachstum veröffentlicht [7, 21]. Am bemerkenswertesten sind die Ergebnisse der Studien an Patienten mit kolorektalen Karzinomen, die auszugsweise in Tabelle 6 aus einer „Metaanalyse" des Problems von van Aken schematisch dargestellt sind. Obwohl die Darstellung nicht vollzählig ist, zeigt sie den wesentlichen Befund, nämlich ein widersprüchliches Muster. Von 21 publizierten Studien lassen 12 den Schluß zu, daß die Fremdbluttransfusion ein unabhängiger und signifikanter prognostischer Faktor für ein vermehrtes Tumorwachstum und damit Tumorrezidiv sowie die tumorbezogene Mortalität ist. In neuen Studien konnte dieser Effekt nicht beobachtet werden. Blumberg, einer der ersten Autoren, die diesen negativen Transfusionseffekt beschrieben haben, schreibt dazu in einer kürzlich veröffentlichten Analyse, daß damit der Transfusionseffekt „virtually certain", also so gut wie sicher sei, schränkt dies aber dann wieder durch eine kritische Analyse der vielfältigen Variablen in retrospektiven Studien ein [7]. Fast alle veröffentlichten und zitierten Studien weisen eine Fülle methodischer Probleme auf. Bekannte prognostische Variablen wie Tumorstadium und Tumorlokalisation sind in den meisten Arbeiten nicht ausreichend definiert und dokumentiert, um die unterschiedlichen Prognosen in den transfundierten und nicht transfundierten Patienten zu erklären. Unterschiedliche Operationstechniken haben möglicherweise einen Einfluß auf Überleben und Tumorrezidiv. Die verschiedenen Qualitäten und Mengen des transfundierten Bluts sind häufig nicht spezifiziert,

Tabelle 6. Zusammenfassung aus retrospektiven Studien zum Einfluß der perioperativen Bluttransfusion auf die Prognose des kolorektalen Karzinoms (*K/R* Kolon/Rektum). (Nach van Aken [21])

Autoren	Anzahl (n)	Lokalisation	Stadium	Frührezidiv	Mortalität	
					krebsbedingt	gesamt
Burrows	122	K/R	B2/C1,2[a]	↑		
Foster et al.	146	K	A/B/C[a]		↑	↑
Blumberg et al.	197	K/R	A/B1,2/C2[a]	↑	↑	
Parrot et al.	517	K/R	A/B/C[a]	↑	↑	
Corman et al.	281	K/R	A/B/C[a]		↑	
Voogt et al.	113	K	A/B/C1[a]		↑	↑
Ota et al.	207	K	A/B/C[a]	0	0	
Weiden et al.	157	K/R	A/B1,2/C1,2[a]	0		
Nathanson et al.	366	K/R	A/B/C/D[a]	0	0	
Bickel et al.	188	K	2 + 7[b]		0	

[a] Nach Dukes-Klassifikation.
[b] Nach UCLA-Klassifikation.

z.B. ist die Rate der transfundierten Patienten mit 45–87 % breit gestreut. Die Schwankungsbreite des Parameters „5 Jahre rezidivfreies Überleben" reicht in den einzelnen Studien von 53–92 % und spricht damit für die Inhomogenität der Patientenauswahl wie der Therapie. In einer noch unveröffentlichten Studie von Schlag u. Herfarth der Heidelberger Chirurgischen Universitätsklinik, in der fast 1 000 Patienten ausgewertet wurden, die nach einem einheitlichen Konzept diagnostiziert, operiert und transfundiert wurden, ist die Transfusion als prädiktiver negativer prognostischer Faktor nicht erkennbar. Auch die einzige bis jetzt veröffentlichte prospektive Studie läßt diesen negativen Transfusionseffekt nicht erkennen [12].

Auch die Frage, welche Blutbestandteile einen möglichen immunsuppressiven Effekt bewirken, wird widersprüchlich diskutiert. Blumberg analysierte die nach Kaplan-Meyer berechnete Überlebenskurven von Krebspatienten, die entweder mit Erythrozytenkonzentraten oder mit Vollblut transfundiert wurden [5]. Aus dem signifikant besseren Überleben der Patienten, die nur Erythrozytenkonzentrate erhalten hatten, stellte er die Hypothese auf, daß Leukozyten und/oder Plasmabestandteile für den immunsuppressiven Effekt des Fremdbluts verantwortlich sind. In einer retrospektiven Studie von Hermanek et al. wird bei einem großen, sehr sorgfältig dokumentierten und analysierten Patientenkollektiv, das nach einem einheitlichen Operationskonzept behandelt wurde, beobachtet, daß der Bluttransfusion keine eigenständige Prognose zukommt, wenn eine sehr sorgfältige statistische Analyse am Patientengut durchgeführt wird [15]. Allerdings ergab sich überraschend aus der Multivarianzanalyse, daß die Gabe von FFP einen eigenständigen, negativ-prognostischen Faktor darstellt. Die Frage, welche Blutbestandteile Ursache der möglichen Immunsuppression durch Bluttransfusionen sind, kann z.Z. nicht beantwortet werden. Aufgrund der zahlreichen Untersuchungen am Allograftmodell ist am wahrscheinlichsten, daß die transfundierten Leukozyten für den immunsuppressiven Effekt bei Patienten mit Organtransplantation verantwortlich sind. Ob der negative Transfusionseffekt, beschrieben bei Patienten mit Kolokarzinomen, neben Leukozyten auch durch Plasmabestandteile wie lösliche HLA-Klasse-I-Moleküle hervorgerufen werden kann, muß durch zukünftige prospektive Studien belegt werden.

Aus all diesen Daten geht m.E. hervor, daß der negative Effekt der Fremdbluttransfusion besonders bei Patienten mit kolorektalen Tumoren beachtenswert ist, daß aber der kausale Zusammenhang z.Z. nicht beantwortbar ist, und es schwierig ist, den klinischen Stellenwert der Fremdbluttransfusion als negatives prognostisches Ereignis zu definieren. Da zu dieser Fragestellung derzeit mehrere große multizentrische prospektive Studien durchgeführt werden, wird diese Frage hoffentlich bald beantwortet werden. Selbst Blumberg, ein Hauptexponent dieser Hypothese, empfiehlt in seiner letzten Analyse in diesem Zusammenhang: „However, we do not think the current data are sufficient to argue for changes in how oncology patients are currently transfused". Noch unklarer ist die Vorstellung über die Pathomechanismen, die nach Fremdtransfusion zur verminderten Reaktivität des Immunsystems führen, trotz einer Fülle von tierexperimentellen und klinischen Daten. Favorisiert wird die Induktion von Suppressorzellen und/oder das Herunterregulieren des

Immunsystems durch antiidiotypische Antikörper. Unklar ist die Kinetik dieser Immunsuppression über die Zeit.

Literatur

1. Aach RD, Smzuness W, Mosley JW, Hollinger FB, Kahn RA, Stevens CE, Edwards VM, Werch J (1981) Serum alanine aminotransferase of donors in relation to the risk of non-A, non-B hepatitis in recipients. The transfusion-transmitted viruses study. N Engl J Med 304: 989–994
2. Alter HJ (1989) Discovery of the non-A, non-B hepatitis virus: The end of the beginning or the beginning of the end. Transfusion Med Rev III: 77–81
3. Alter MJ (1989) Non-A, non-B hepatitis: Sorting through a diagnosis of exclusion. Ann Intern Med 110: 583–585
4. Alter MJ, Coleman PJ, Alexander J, Kramer E, Miller JK, Mandel E, Hadler SC, Margolis HS (1989) Importance of heterosexual activity in the transmission of hepatitis B and non-A, non-B hepatitis. JAMA 262: 1201–1205
5. Blumberg N, Heal JM (1989) Transfusion and recipient immune function. Arch Pathol Lab Med 113: 246–253
6. Blumberg N, Ross K, Avila E, Peck K (1984) Should chronic transfusions be matched for antigens other than AB0 and $Rh_o(D)$? Vox Sang 47: 205–208
7. Blumberg N, Triulzi DJ, Heal JM (1990) Transfusion-induced immunomodulation and its clinical consequences. Transfusion Med Rev [Suppl 1] IV: 24–35
8. Brantley SG, Ramsey G (1988) Red cell alloimmunization in multitransfused HLA-typed patients. Transfusion 28: 463–466
9. Cuthbert JA (1989) Report from Grand Rounds. University of Texas, SW Med Center
10. Dienstag J (1983) Non-A, non-B hepatitis. I. Recognition, epidemiology, and clinical features. Gastroenterology 85: 439–462
11. Dodd RY (1989) Screening for hepatitis infectivity among blood donors. A model for blood safety? Arch Pathol Lab Med 113: 227–231
12. Frankish PD, McNee RK, Alley PG et al. (1985) Relation between cancer of the colon and blood transfusion (letter). Br Med J 291: 554
13. Glück D, Gaus W, Wieland C, Kubanek B (1988) Transfusions-Hepatitis. Häufigkeit und Risikovergleich zwischen Bluttransfusion und Operation. Dtsch Med Wochenschr 113: 1463–1468
14. Glück D, Vornwald A, Gossrau E, Kubanek B (1990) HIV prevalence in blood donors in urban and in rural areas of the Federal Republic Germany. Blut 60: 304–307
15. Hermanek P jr, Guggenmoos-Holzmann I, Schricker KT, Resch T, Freudenberger K, Neidhardt P, Gall FP (1989) Der Einfluß der Transfusion von Blut und Haemoderivaten auf die Prognose des colorektalen Carcinoms. Langenbecks Arch Chir 374: 118–124
16. Koerner K, Stampe D, Glück D, Kubanek B (in Vorbereitung) Antibodies to hepatitis C and surrogate markers in blood donors. Vox Sang
17. Opelz G, Terasaki PI (1974) Poor kidney-transplant survival in recipients with frozen blood transfusions or no transfusions. Lancet II: 696–698
18. Reesink HW, Van der Poel CL (1989) Blood transfusion and hepatitis: still a threat? Blut 58: 1–6
19. Sazama K (1990) Reports of 355 transfusion-associated deaths: 1976 through 1985. Transfusion 30: 583–590
20. Tremolada F, Casarin C, Tagger A, Ribero ML, Realdi G, Albert A, Ruol A (1991) Antibody to hepatitis C virus in post-transfusion hepatitis. Ann Intern Med 114: 277–281
21. Van Aken WG (1989) Does perioperative blood transfusion promote tumor growth? Transfusion Med Rev III: 243–252
22. Van der Poel CL, Reesink HW, Lelie PN, Leentvaar-Kuypers A, Choo Q-L, Kuo G, Houghton M (1989) Anti-hepatitis C antibodies and non-A, non-B post-transfusion hepatitis in The Netherlands. Lancet II: 297–298
23. Walker RH, Lin D-T, Hartrick MB (1989) Alloimmunization following blood transfusion. Arch Pathol Lab Med 113: 254–261

Risiken der autologen Bluttransfusion

D. Glück

Die Transfusionstherapie hat heute einen hohen Standard, der sich aus der Qualität der Präparate und der Qualität der Therapie zusammensetzt. Die autologe Transfusion ist eine Technik in der Transfusionstherapie, die die spezifischen Risiken der homologen Transfusion ausschließen soll. Jede der autologen Methoden bedeutet jedoch Mehraufwand, d.h. zusätzliche Verfahren, die ihrerseits spezifische Risiken haben. Bei der Diskussion über Sinn und Indikation der autologen Transfusion muß daher, wie bei jeder anderen therapeutischen Maßnahme, eine Risikoabwägung erfolgen. Dabei ist zu berücksichtigen, daß die autologe Transfusion nicht eine grundsätzlich gleichwertige Therapie zur homologen darstellt. Das Verfahren an sich und die physiologisch limitierte, individuell gewinnbare bzw. umverteilbare Menge an Blut, die aus dem Allgemeinzustand des Patienten, seiner hämatopoetischen Kapazität und seinen minimal akzeptablen Blutwerten, z.B. dem Hämatokritwert, bestimmt wird, beschränken die Methoden auf Teilbereiche der operativen Medizin. Das bedeutet, daß der Effekt der Verfahren für den einzelnen Patienten mitberücksichtigt werden muß, um aus Aufwand-Nutzen- und Risikoabwägung eine vernünftige, rationale Therapieentscheidung treffen zu können.

Die Problem- und Risikobereiche der autologen Transfusion lassen sich relativ klar beschreiben und trennen als

- medizinische Probleme des Blutempfängers, der sein eigener Spender und dabei Patient ist,
- organisatorische Probleme in einem interdisziplinären Therapiekonzept mit einer Vielzahl von Schnittstellen, die gesichert werden müssen,
- die Qualität der autologen Präparate stellt einen weiteren, nicht zu unterschätzenden Risikobereich dar.

Ungleich schwieriger ist es dagegen, die Risiken im Detail als Risikozahlen zu benennen. Der individuelle Status jedes Patienten und das (notwendigerweise) daran angepaßte Verfahren bei der autologen Transfusion lassen nur sehr begrenzt allgemeingültige Risikozahlen erheben. Die Berichte über Zwischenfälle sind zwar seltene Einzelbeschreibungen, stammen bisher jedoch meist aus (begrenzten) Anwendungsserien einer Klinik. Aus der Zusammenfassung mehrerer solcher Berichte statistisch zuverlässigere Risikozahlen zu erheben, ist, bedingt durch die kliniksindividuellen Variationen bei Anwendung und Überwachung der Verfahren, bisher kaum möglich. Prospektive Studien sind daher notwendig, um die Risiken der autologen Transfusion detailliert an ausreichend großen Fallzahlen zuverlässig belegen zu können.

Medizinische Probleme

Die absoluten, aber auch die relativen Grenzen der autologen Transfusion liegen primär beim Patienten/Spender selbst. Der minimal akzeptable Hämatokritwert für die Sicherheit der O_2-Versorgung stellt den zentralen Risikofaktor für den einzelnen Patienten in allen autologen Verfahren dar. Wie zuverlässig die O_2-Versorgung des Herzens z.B. intraoperativ überwacht und wie sensibel sie gesteuert werden kann, sind dabei zunächst zu beantwortende Fragen, die die Größe eines erforderlichen Sicherheitsbereichs bestimmen müssen bzw. auf das Ausmaß an Risiken bei seiner Vernächlässigung schließen lassen.

Die extremen Bereiche für die Indikation, einerseits sinnvoll und mit geringem Risiko bei jungen, sonst gesunden Patienten vor elektiven operativen Eingriffen mit begrenztem Blutbedarf, andererseits die wegen ihres hohen Risikos klar auszuschließenden Patienten mit schwerer Anämie, schwerster koronarer Herzkrankheit oder frischem Infarkt, sind einfach und sicher diagnostizierbar und klar definierbar. Für den größten Teil der Patienten kann die Indikation aber nur so abgewogen werden, daß quasi anhand einer Checkliste der Status des Patienten bezüglich Risikofaktoren (z.B. Herz, Kreislauf, Anämie, Infektion) geprüft wird und diese in Relation gesetzt werden zu dem Effekt, der mit den zur Verfügung stehenden Maßnahmen für den Patienten erwartet werden kann. Tumorerkrankungen müssen nicht obligat von der Eigenblutspende ausschließen, in aller Regel sind jedoch die Eigenblutspenden aufgrund der bestehenden Anämie und des nicht mobilisierbaren Eisens bei Malignomen ineffektiv. Die Relevanz von Tumorzellen aus dem Operationsgebiet, die im Retransfusionsblut enthalten sind, ist bisher nicht ausreichend belegt. Allgemein werden jedoch solche Transfusionen entweder nicht zugelassen oder aber nur mit sehr großer Zurückhaltung und Vorsicht in besonderen Fällen toleriert.

Das Alter des Patienten allein kann kein direktes Maß sein, auch wenn mit dem Alter zunehmend z.B. vaskuläre Veränderungen erwartet und beachtet werden müssen [18, 21].

Das bei homologen Spendern geforderte Körpergewicht von > 50 kg muß bei der autologen Transfusion nicht obligat gefordert werden. Niedrigeres Gewicht sollte jedoch zu größerer Vorsicht und ggf. zu kleineren Mengen bei den einzelnen Blutentnahmen führen.

Insbesondere bei Frauen stellt die Eisenreserve einen limitierenden Faktor für die autologe Blutgewinnung dar [10]. Selbst eine optimale orale Eisensubstitution (3mal 300 mg/die) kann ein ausreichendes Reservoir nicht garantieren. Dies belegt auch eine Serie unserer Eigenblutpatienten vor Hüftgelenkersatz: Frauen benötigten bei ihrer Operation mit insgesamt fast 50 % häufiger homologes Blut als Männer mit 8 %, und homologe Konserven wurden bei Frauen um so häufiger gebraucht, je höher die Zahl der präoperativ geleisteten Eigenblutspenden war.

Aus dem Status des Patienten muß auch festgelegt werden, unter welchen Konditionen z.B. eine präoperative Eigenblutspende erfolgen kann. Je mehr Risikofaktoren ein Patient aufweist, um so besser muß die Überwachung während der Spende sein. Während Patienten, die dieselben Kriterien erfüllen wie homologe Spender, mit einer gleich hohen Reaktionsrate von 1–5 % auch unter gleichen Bedingungen spenden können [1, 19, 25], muß bei kranken Spendern, und besonders bei Koronarpatienten, eine Überwachung während der Eigenblutspende gewährleistet sein, die z.B. EKG- und Intensivmonitoring, Möglichkeit der notfallmedizinischen Versorgung und entsprechend geschultes Personal erfordert. Reaktionsraten von 10–30 % bei solchen Patientengruppen unterstreichen die Notwendigkeit patientengerechter Überwachung [1, 3, 19, 22].

Bei diesen Spendern sollte die Gabe von Kristalloiden und/oder Kolloiden zur Spende nach Bedarf mit eingeplant und eine ausreichend lange Überwachungszeit vorgesehen werden. Das Risiko einer späteren Reaktion auf die Blutspende, z.B. auf dem Heimweg, muß durch geeignete Maßnahmen (Begleitperson) und sinnvolle Verhaltensmaßregeln minimiert werden.

Daß fast 50 % der Eigenblutspender mindestens einmal von der Spende zurückgestellt werden mußten, Herzpatienten sogar in 63,8 % der Fälle [9,16], zeigt eindeutig, wie notwendig Kontrollen und eine individuelle Steuerung sind und bei welch großem Anteil von Patienten zunächst nicht vorhersehbar rasch Grenzen der Spendefähigkeit und damit Risiken beim Überschreiten der Grenzen erreicht werden.

Die Gefahr einer Blutung, einer Nervenläsion oder einer Infektion beim Patienten durch die Punktion für die Vollbluteigenspende ist in der Regel nicht höher zu bewerten als bei einer diagnostischen Blutentnahme. Dagegen beinhalten andere Formen der Eigenblutspende, insbesondere maschinelle Verfahren, deren spezifische Risiken aus vergrößertem Kreislauf, extrakorporaler Zirkulation und aus appliziertem Antikoagulans bzw. Stabilisator [15]. Vor allem für diese Verfahren können schlechte Venenverhältnisse ein individuell limitierender Faktor sein.

Organisatorische Probleme

Für jede interdisziplinäre Maßnahme ist es unverzichtbar, über ein klar definiertes, strikt einzuhaltendes, schriftlich festgelegtes Konzept den Ablauf und die Sicherung der Schnittstellen zu gewährleisten, auch wenn ein solches Konzept für individuelles Verfahren, z.B. OP-Planung oder Spenderrückstellungen, hinderlich sein kann. Bei der autologen Transfusion muß das Konzept 2 Konditionen gewährleisten:

– die präoperative Entnahme von Eigenblut darf den Patienten nicht in einen Zustand versetzen, der ein höheres Narkoserisiko beinhaltet,
– Verfügbarkeit und richtige Zuordnung der gespendeten Präparate zum Patienten müssen sichergestellt werden, und der transfundierende Arzt muß sich auf den festgelegten Qualitätsstandard der autologen Präparate verlassen können.

Je mehr Bereiche an einem Konzept beteiligt sind und je weiter diese räumlich und organisatorisch voneinander entfernt sind, um so mehr Risiken sind für den Ablauf gegeben und um so tragfähiger muß ein gemeinsames Konzept von Chirurgie, Anästhesie und Transfusionsmedizin sein [13]. Andererseits dürfen aber auch auf kleinstem Raum, z.B. innerhalb einer Abteilung, diese Regeln nicht außer acht gelassen werden. Allein die Übergabe eines Patienten vom OP an den Aufwachraum stellt einen Wechsel der Verantwortlichen dar, der die gleichen Sicherungsmaßnahmen für Kontinuität und Richtigkeit der Transfusionstherapie erfordert. In erster Linie spielt dabei die Identitätssicherung bei der Zuordnung der autologen Blutpräparate eine Rolle. Die große Zahl an Verwechslungen unter den Ursachen tödlicher Komplikationen bei homologen Transfusionen [23], außerdem das nicht allzu seltene Ereignis einer noch rechtzeitig, meist durch eine 2. Blutprobe im Labor, erkannten Verwechslung aus Mängeln der Identitätssicherung, lassen die Zuordnung bei der autologen Transfusion um so kritischer und riskanter erscheinen. Hier handelt es sich um Konserven, die genauso wie homologe AB0-Konserven verwechselt werden können, darüber hinaus aber Malignomzellen und/oder Infektionserreger enthalten können, die ein ungleich größeres Risiko für den falschen Empfänger darstellen als eine nach streng geregeltem Standard getestete homologe Konserve. Auch der Qualitätsstandard der Konserve, zu dem eine Serie von Konditionen bei Abnahme und Herstellung der Blutpräparate, Lagerung und Transport beitragen, muß für das gesamte Konzept gewährleistet sein, da viele Detailprobleme zu sonst kaum abschätzbaren Komplikationen führen können.

Aus dem für die autologe Transfusion erforderlichen Mehraufwand des Patienten (z.B. Arztbesuche, Reisen zur Spende), der Klinik, des Blutspendedienstes und des Hausarztes entstehen in jedem Fall, selbst bei der Rückgewinnung von Operationsblut [24], auch mehr Kosten. Der Sinn eines solchen Aufwands relativiert sich aber um so mehr, als das eigentlich gesetzte Ziel, Patienten vollständig autolog zu transfundieren, nicht erreicht werden kann, weil entweder der Patient die gewünschte Menge nicht spenden kann oder aber weil der intraoperative Bedarf weit höher ist als die gewinnbare Menge. Während begrenzte Blutmengen, z.B. 2–3 Eigenblutkonserven bei guten Ausgangsbedingungen des Spenders, mit hoher Wahrscheinlichkeit gewonnen werden können, ist diese Möglichkeit sowohl bei schlechterem Ausgangszustand des Spenders als auch bei größerem Bedarf an Konserven zunehmend unsicher. So variiert der Anteil der Patienten, die die gewünschte Menge Blut spenden können, von fast 90 % über 50 % und weniger bis zu sogar nur knapp 25 % [9, 16, 27]. Andererseits ist der Blutverlust selbst für einen bestimmten Operationstyp nicht mit absoluter Sicherheit vorher bestimmbar. So bleibt selbst bei Erfüllung des gewünschten Spendeprogramms ein Anteil von Patienten, die wegen unerwarteter Blutverluste zusätzlich homolog transfundiert werden müssen. Ihr Anteil wird je nach Patientengruppe und Konzept zwischen 10 und 40 % angegeben [10, 12, 20, 26]. Eine großzügigere Anforderung an Eigenblutkonserven kann zwar statistisch den homologen Blutbedarf bei bestimmten Patientengruppen verringern, findet jedoch seine Grenze in der Spendefähigkeit und führt gleichzeitig zu einer höheren Verfallsrate an autolo-

gen Konserven, die programmabhängig mit 10–66% angegeben wird
[9, 10, 16, 17]. Da die Indikation für autologe Präparate wegen der Risiken bei
der Zuordnung genauso streng zu stellen ist wie bei homologen und jede nicht
transfundierte autologe Konserve ein relatives Defizit beim Patienten darstellt,
sollte eine zu großzügige Spendenplanung nicht stattfinden.

Alle diese Faktoren stellen Grenzen bzw. relativierende Faktoren in der
autologen Transfusion dar, die auch beim einzelnen Patienten in der Indikationsstellung zu berücksichtigen sind. Der Effekt bei einem Patienten, der
vollständig autolog transfundiert werden konnte, kann daher nicht als Maßstab
für die autologe Transfusion insgesamt gelten. Die Transfusionsdaten einer
großen Klinik, z.B. dem Klinikum der Universität Ulm, lassen die Position in
der Transfusionstherapie insgesamt besser erkennen: 41% (66%) der chirurgischen Patienten mit Transfusionsbedarf erhalten maximal 2 (bzw. 4) Erythrozytenkonzentrate. Diese summiert machen jedoch nur 14% (bzw. 31%) des
gesamten Erythrozytenbedarfs in der Chirurgie aus. Da Notfalleingriffe und
Spendefähigkeit ein Eigenblutspendeprogramm bei nur weniger als 5% der
Patienten zulassen, stellen die von ihnen gespendeten Eigenblutkonserven
lediglich 1% des Erythrozytenbedarfs dar. Den begrenzten Umfang autologer
Transfusionen belegt auch der Erythrozytenkonservenverbrauch in Kliniken im
überregionalen Versorgungsbereich der DRK-Blutspendezentrale Ulm. Nach
einer Abnahme von 1986 auf 1987 um etwa 5% und um weitere 2% bis 1988
steigt seither der Verbrauch an.

Qualität der Blutpräparate

Herstellung, Qualität und Verkehr homologer Blutpräparate sind streng
geregelt und kontrolliert, und ihre Grundsätze müssen als Sicherheitsregeln
auch für alle autologen Blutpräparate vorausgesetzt werden. Dasselbe gilt für
die praktische Handhabung und Anwendung von Blutpräparaten vor und bei
der Transfusion [28]. Jede Abweichung von diesem Standard bedeutet Risiken
unterschiedlichen Ausmaßes für Patienten und Personal. Eine Routinetestung
von Blutgruppe und Infektmarkern ist u.E. auch für jedes autologe Präparat zu
fordern. Nicht nur die Sicherheit einer bewährten Logistik für den Ablauf
Abnahme-Herstellung-Zuordnung, sondern die Sicherheit vor Verwechslungen
infektiösen Materials und der Schutz des Personals sprechen eindeutig für diese
Routine.

Der Inhalt der autologen Präparate an Erythrozyten ist nicht standardisiert
bzw. standardisierbar. Spendeserien führen unweigerlich zu geringeren Erythro-
zytenmengen in später gespendeten Konserven, die gewählten Intervalle
spielen dabei zusätzlich eine Rolle. Der Inhalt von intraoperativ aus der Wunde
gesammelten und aufbereiteten Erythrozytenpräparaten ist noch weniger an
einem fixen Standard zu messen. Die Steuerung einer Transfusionstherapie mit
diesen Präparaten ist mit einem erheblichen Unsicherheitsfaktor belastet, der
selbst mit einem großen Aufwand an Meßtechnik nur begrenzt kompensiert
werden kann.

Eigenblutspenden, die nicht herstellergerecht in Komponentenpräparate aufgetrennt werden können, stellen allein aus dem enthaltenen Buffycoat, abhängig von der Länge der Lagerzeit, eine schlechtere Qualität des Präparats und eine Belastung des Empfängers dar.

Septische Transfusionsreaktionen, bedingt durch bakterielle Kontamination des Präparats, stellen nach wie vor eine Komplikation mit hoher Letalität dar. Herstellung und Handhabung von Blutpräparaten fordern von Blutbanken einen hohen Sterilitätsstandard. Kliniken sollten sich an diesem so weit wie möglich orientieren. Verfahren im geschlossenen System sind dabei vorteilhaft. Die Sterilität von Blut, das aus Operationswunden und -drainagen gesammelt und aufbereitet wird, weicht von diesen Forderungen nicht unerheblich ab. Auch wenn in Berichten beschrieben wird, daß auf nachgewiesen kontaminierte Konserven keine Reaktionen auftraten oder nur ein Teil der Patienten mit Fieber reagierte [8], muß u.E. bakteriell kontaminiertes Material von der Transfusion ausgeschlossen werden, da die Menge primär kontaminierender Bakterien, die Länge der Vermehrungsphase bis zur Transfusion und schließlich die Vulnerabilität des Patienten ein sehr hohes Potential an Risiken darstellen [7, 13]. Aus dem gleichen Grund darf aufbereitetes Blut nur innerhalb eines kontrolliert kurzen Zeitintervalls retransfundiert werden.

Aus Wunden und Drainagen gewonnenes Blut, aber auch unsachgemäß gehandhabtes Spenderblut, unterliegt Schädigungsmechanismen, die zur Aktivierung von Gerinnungs- und Komplementsystem zu mechanischer Alteration von Zellen und Hämolyse führen können [7, 13]. So werden Koagulopathien nach Transfusion ungewaschenen Blutes, aber auch eine disseminierte intravasale Gerinnung (DIG) und ein „adult respiratory distress syndrome" (ARDS) nach Gabe gewaschener Erythrozyten bei einzelnen Patienten beschrieben [4, 5, 11]. Die Menge an transfundiertem freiem Hämoglobin sollte so niedrig wie möglich bleiben, auch wenn derzeit eine generell kritische Grenze für die Nierenfunktion diskutiert wird [2, 6]. Die bisher glücklicherweise seltenen Berichte über Komplikationen aus der Beimengung von Fett, Fruchtwasser, fetalen Zellen und anderem körperfremdem Material bei Blut aus dem Operationsgebiet dürfen nicht dazu verleiten, diese Risiken als ausgeschlossen oder vernachlässigbar zu betrachten [7, 13, 14]. Vielmehr sollten sie dazu führen, auch weiterhin durch kritische Indikationsstellung diese ganz zu vermeiden.

Zusammenfassung

Autologes Blut von einem Patienten zu gewinnen und es ihm in ausreichender Qualität und zuverlässig zur Transfusion wieder zuzuordnen, stellt eine zusätzliche Belastung des Patienten im Zusammenhang mit einem operativen Eingriff dar und bedeutet Mehraufwand an Technik und Organisation. Aus beiden Komplexen können Risiken für den Spender/Patienten entstehen, deren Größenordnung u.a. davon abhängt, wie streng die gesetzten Sicherheitskriterien eingehalten werden bzw. mit welchem zusätzlichen Aufwand die entstehenden Grenzbereiche abgesichert werden können. Die bislang vorliegenden

Zahlen zu Komplikationen bei der autologen Transfusion sind nicht ausreichend, um allgemein gültige Risikozahlen zu benennen, sondern sie zeigen lediglich kritische Bereiche an. Welche Konsequenzen für einen einzelnen Patienten daraus entstehen können, hängt zudem ab vom Zustand des Patienten und den Überwachungs- und Sicherheitsregeln, unter denen das Verfahren angewandt wird. Schließlich muß bei der Abwägung der Risiken von homologer und autologer Transfusion beachtet werden, daß ein Teil der Transfusionsrisiken, z.B. die Identitätssicherung oder Komplikationen aus Übertransfusion, für beide Formen in gleicher Weise gelten. Eine echte Risikoabwägung muß in jedem Fall die bei einem Patienten gewinnbare bzw. gewonnene Menge autologen Materials mit berücksichtigen.

Literatur

1. AuBuchon JP, Popovsky MA (1988) Autologous donor safety in non-hospital programs. Transfusion [Suppl] 28: 345
2. Brener BJ, Raines JK, Darling RC (1973) Intraoperative autotransfusion in abdominal aortic resections. Arch Surg 107: 78–84
3. Britton LW, Eastlund DT, Dziuban SW, Foster ED, McIlduff JB, Canavan TE, Older TM (1989) Predonated autologous blood use in elective cardiac surgery. Ann Thorac Surg 47: 529–532
4. Bull MH, Bull BS, Van Arsdell GS, Smith LL (1988) Clinical implications of procoagulant and leukoattractant formation during intraoperative blood salvage. Arch Surg 123: 1073–1078
5. Bull BS, Bull MH (1990) The salvaged blood syndrome: A sequel to mechanochemical activation of platelets and leukocytes? Blood Cells 16: 5–23
6. Davies MJ, Cronin KC, Moran P, Mears L, Booth RJ (1987) Autologous blood transfusion for major vascular surgery using the Sorenson receptal device. Anaesth Intens Care 15: 282–288
7. Dzik WH, Sherburne B (1990) Intraoperative blood salvage: Medical controversies. Transfus Med Rev IV: 208–235
8. Faul P, Partecke G (1989) Der autologe Blutersatz in der Urologie. Urologe 28: 88–93
9. Goodnough LT (1989) Directed blood procurement does not benefit patients who are enrolled in an autologous predeposit program. Am J Clin Pathol 92: 484–487
10. Goodnough LT, Wasman J, Corlucci K, Chernosky A (1989) Limitations to donating adequate autologous blood prior to elective orthopedic surgery. Arch Surg 124: 494–496
11. Griffith LD, Billman GF, Daily PO, Lane TA (1989) Apparent coagulopathy caused by infusion of shed mediastinal blood and its prevention by washing of the infusate. Ann Thorac Surg 47: 400–406
12. Hackenbruch W (1989) Die autologe Bluttransfusion bei chirurgischen Eingriffen. Z Unfallchir Versicherungsmed Berufskr 82: 155–162
13. Hauer JM, Thurer RL (1984) Controversies in autotransfusion. Vox Sang 46: 8–12
14. Henn-Beilharz A, Hoffmann R, Hempel V, Bräutigam KH (1990) Untersuchung zur Herkunft von emulgiertem Fett bei Autotransfusionen in der elektiven Hüftchirurgie. Anaesthesist 39: 88–95
15. Kretschmer V, Söhngen D, Göddecke W, Kadar JG, Pelzer H, Prinz H, Eckle R (1989) Biokompatibilität und Sicherheit von Zytapheresen. Infusionstherapie [Suppl 2] 16: 10–20
16. Kruskall MS, Glazer EE, Leonard SS, Willson SC, Pacine DG, Donovan LM, Ransil BJ (1986) Utilization and effectiveness of a hospital autologous preoperative blood donor program. Transfusion 26: 335–340

17. Kruskall MS, Popovsky MA, Pacini DG, Donovan LM, Ransil BJ (1988) Autologous versus homologous donors. Transfusion 28: 286–288
18. Mann M, Sacks HJ, Goldfinger D (1983) Safety of autologous blood donation prior to elective surgery for a variety of potential "high risk" patients. Transfusion 23: 29–232
19. McVay PA, Andrews A, Kaplan EB, Black DB, Stehling LC, Strauss RG, Toy PTCY (1990) Donation reactions among autologous donors. Transfusion 30: 249–252
20. Owings DV, Kruskall MS, Thurer RL, Donovan LM (1989) Autologous blood donations prior to elective cardiac surgery. JAMA 262: 1963–1968
21. Pindyck J, Avorn J, Kuriyan M, Reed M, Iqbal MJ, Levine SJ (1987) Blood donation by the elderly. JAMA 257: 1186–1188
22. Sassetti R, Spiess B, McLeod B, Narbone R (1988) Hemodynamic changes in high risk autologous donors. Transfusion [Suppl] 28: 345
23. Sazama K (1990) Reports of 355 transfusion-associated deaths: 1976 through 1985. Transfusion 30: 583–590
24. Solomon MD, Rutledge ML, Kane LE, Yawn DH (1988) Cost comparison of intraoperative autologous versus homologous transfusion. Transfusion 28: 379–382
25. Stehling L (1988) Predeposit autologous blood donation. Acta Anaesthesiol Scand [Suppl] 32/89: 58–62
26. Thomson JD, Callaghan JJ, Savory CG, Stanton RP, Pierce RN (1987) Prior deposition of autologous blood in elective orthopaedic surgery. J Bone Joint Surg (AM) 69: 320–324
27. Toy PTCY, Strauss RG, Stehling LC, Sears R, Price TH, Rossi EC et al. (1987) Predeposited autologous blood for elective surgery. N Engl J Med 316: 517–520
28. Wissenschaftlicher Beirat der Bundesärztekammer und des Bundesgesundheitsamtes (Hrsg) (1988) Richtlinien zur Blutgruppenbestimmung und Bluttransfusion. Deutscher Ärzteverlag Köln

Der kritische Hämatokrit – eine Analyse

W. Dick, C. Baur, K. Reiff

Einleitung

Im British Journal of Anaesthesia wurde von Parsloe et al. [56] eine 82jährige Frau mit koronarer Herzkrankheit unter der Therapie mit Atenolol und Isosorbitdinitrat beschrieben, die zunächst trotz einer Anämie von 8,9 g/l und

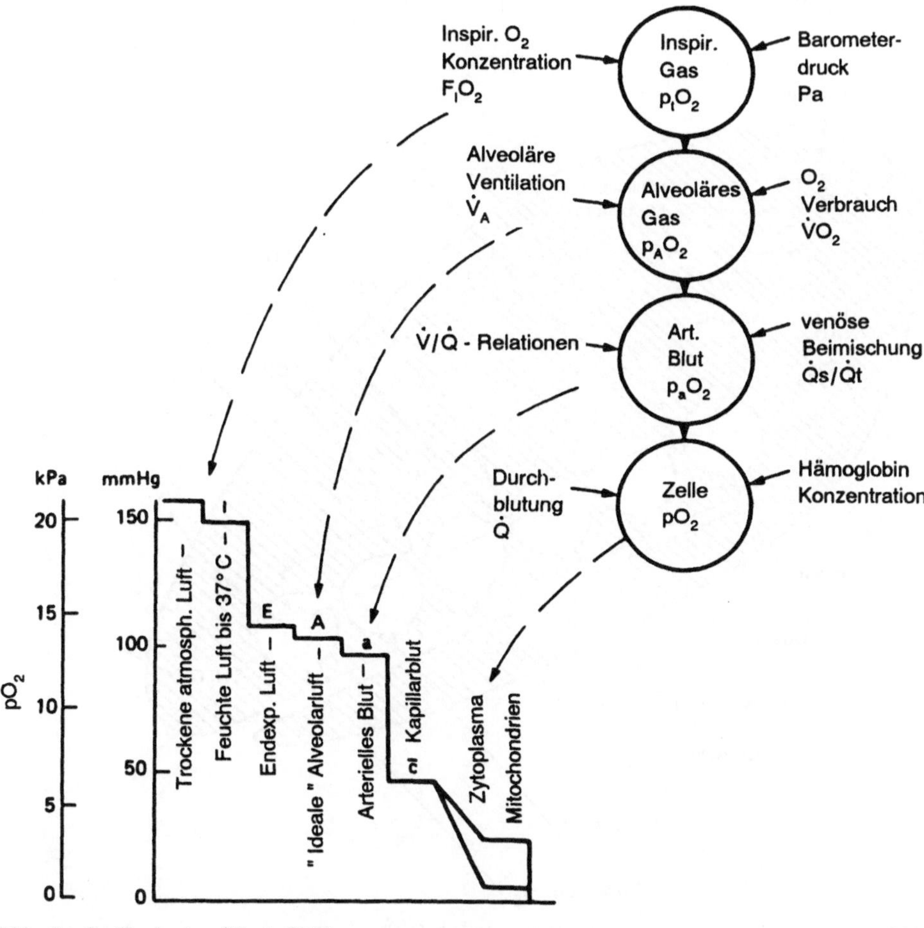

Abb. 1. O₂-Kaskade. (Nach [54])

einem Hämatokrit von 27 % im Ruhe-EKG keine Zeichen einer evidenten Myokardischämie aufwies. Im kontinuierlich registrierten EKG über 14 h fielen jedoch trotz weiterhin fehlender klinischer Symptome einer Myokardischämie deutliche Veränderungen der ST-Strecke auf, die erst nach Transfusion von 2 Einheiten Blut auf einen Hämatokrit von 36 % verschwanden.

Die O_2-Kaskade, wie sie von Nunn [54] und anderen beschrieben worden ist, enthält auf den diversen Ebenen kritische Faktoren (Abb. 1).

Molekular gelöster Sauerstoff ist für fast alle metabolischen Prozesse des menschlichen Organismus unerläßlich:

a) das Cytochromoxidasesystem mit einem O_2-Anteil von nahezu 90 % des Gesamt-O_2-Verbrauchs,
b) die Cytochrom-C-Oxidase, mitverantwortlich für die Produktion energiereicher Triphosphate,
c) Dioxygenasen, sie inkorporieren O_2 in Substrate (Cyklooxygenase, Lipoxigenase etc.),
d) das P-450-System, durch das Substrate und Kosubstrate oxidiert werden etc. (Abb. 2).

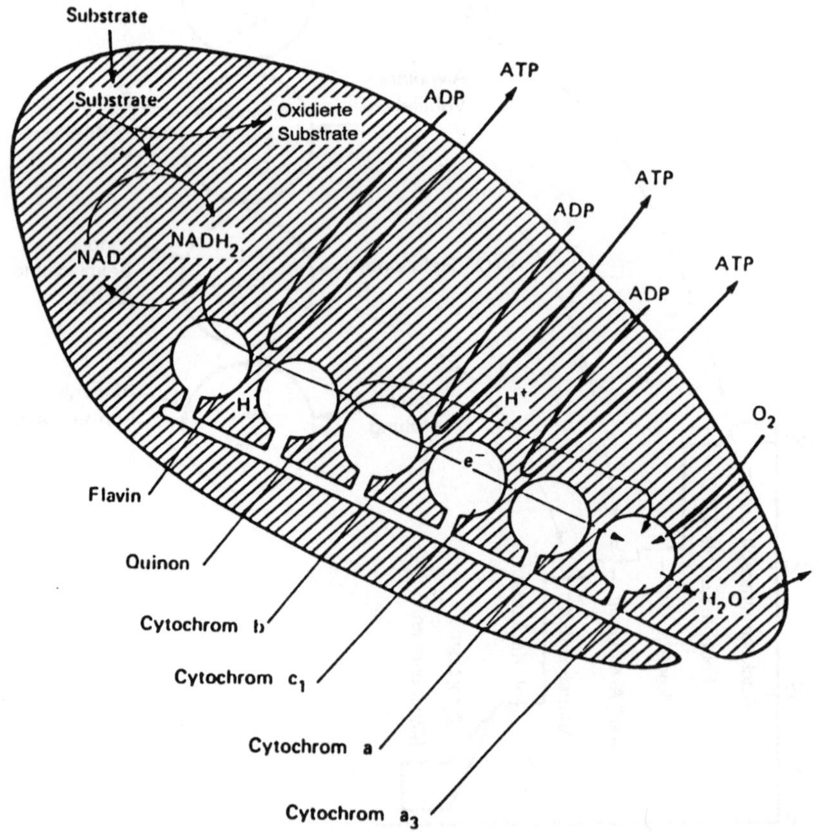

Abb. 2. Energiegewinnung aus der Zelle. (Nach [54])

Diese Vorgänge laufen in den Mitochondrien ab, in denen pO_2-Werte zwischen 3,8 und 22,5 mmHg[1] angetroffen werden. Sie sind jedoch von Zelle zu Zelle, ja von Zellfragment zu Zellfragment verschieden [54].

In beschränktem Umfang verfügt der Organismus über O_2-Speicher mit Gesamtvorräten von 1 550 (Luftatmung) bzw. 4 250 ml (O_2-Atmung). Diese Vorräte können jedoch nur begrenzt in Anspruch genommen werden. Hämoglobin gibt O_2 erst unterhalb eines pO_2 von 40 mmHg ab, der O_2 im Myoglobin ist so gut wie überhaupt nicht nutzbar (unter 20 mmHg).

Unter den Bedingungen der Mitochondrien findet die oxidative Phosphorylierung meist noch bis zu einem unteren pO_2-Wert von 2 mmHg statt, ist jedoch für verschiedene Organe verschieden.

Definitionen

Der O_2-Flux (auch als O_2-Angebot oder „O_2-delivery" bezeichnet) ist die Menge O_2, die in 1 min aus dem Blut in die Zelle transportiert werden kann ([10, 54], Tabelle 1). Unter Ruhebedingungen sind dies 5 000 ml/min · 20 ml O_2/100 ml Blut = 1 000 ml/min.

Tabelle 1. Zusammenstellung der Begriffe und Definitionen

1. O_2-Angebot: DO_2	$= \dot{Q} \cdot C_aO_2$ [ml/min] oder [ml/m^2/min]
2. O_2-Gehalt: C_aO_2	$= (Hb \cdot 1{,}39 \cdot S_aO_2) + (p_aO_2 \cdot 0{,}003)$ [ml/100 ml]
3. O_2-Verbrauch: $\dot{V}O_2$	$= \dot{Q} \cdot D_{av}O_2$ [ml/min] oder [ml/m^2/min]
4. $\dfrac{O_2\text{-Utilisation}}{O_2\text{-Extraktion}} : \dfrac{\dot{V}O_2}{DO_2} = \dfrac{D_{av}O_2}{C_aO_2}$	

Der O_2-Verbrauch ist die Menge O_2, die der Organismus pro Zeiteinheit verbraucht (VO_2). Von den oben genannten 1 000 ml O_2-Angebot/min werden rund 250 ml/min verbraucht, also 25 %, so daß das gemischtvenöse Blut noch 75 % O_2 enthält. Diese 75 % stellen eine Reserve dar, die unter Belastungsbedingungen ausgenutzt werden kann.

O_2-Verbrauch verschiedener Organe

Der O_2-Verbrauch verschiedener Organe unter Ruhebedingungen ist außerordentlich verschieden ([84], Tabelle 2).

Der Gesamt-O_2-Verbrauch des Organismus beträgt rund 250–275 ml/min bei einem Herzzeitvolumen von 5 500 ml/min. Die $D_{av}O_2$ liegt dann bei 5 ml/dl Blut.

Die Rolle des O_2-Verbrauchs wird vielfach unterschätzt, man orientiert sich am mittleren O_2-Verbrauch des Organismus von 250 ml/min unter nahezu allen

---

[1] 1 mmHg = 133,322 Pa.

Tabelle 2. O_2-Verbrauch ($\dot{Q}O_2$), Durchblutung ($\dot{Q}$) und arteriovenöse O_2-Differenz ($D_{av}O_2$) der Organe des Menschen in körperlicher Ruhe. (Nach [83])

Organ	Gewicht [g]	$\dot{Q}O_2$ [ml/min]	$\dot{Q}$ [ml/min]	$D_{av}O_2$ [ml/ml]
Leber	2 500	55 (55)	1 400 (2 100)	0,04 (0,026)
Nieren	300	18 (18)	1 200 (1 800)	0,015 (0,01)
Gehirn	1 400	50 (50)	775 (1 165)	0,065 (0,043)
Herz	300	30 (45)	250 (375)	0,12 (0,12)
		45[a]	750[a]	0,06[a]
Muskel	30 000	60 (60)	850 (1 275)	0,07 (0,047)
Andere	35 500	62 (62)	1 025 (1 540)	0,06 (0,040)
Gesamt	70 000	275 (290)	5 500 (8 255)	0,05 (0,035)

Werte in Klammern: Anstieg des Herzzeitvolumens um 50 % als Folge einer Hypoxämie.
[a] Werte für das Herz bei Anstieg der Koronardurchblutung um 100 %.

denkbaren Umständen. Der O_2-Verbrauch steigt aber z. B. bei Krämpfen, Muskelzittern etc. erheblich an (z. B. postoperative Phase); andererseits sind eine Reihe von Situationen bekannt, in denen der O_2-Verbrauch gegenüber dem Ruhezustand vermindert ist, so z. B. während der Narkose, während Hypothermie (15 bzw. sogar 50 %). Auch kann der regionale O_2-Verbrauch durchaus unterschiedlich sein; aus dem Gesamtwert auf kritische Organe zu schließen ist gewagt.

Nach Dobb und Gutierrez [12, 17, 18] ist die O_2-Aufnahme (Verbrauch) vom O_2-Angebot und damit vom Flow abhängig. Die O_2-Versorgung der Organe wird bis zu einer kritischen Grenze durch Erhöhung der Ausschöpfung aufrechterhalten. Leider ist diese kritische Grenze unbekannt; sie kann nur dort vermutet werden, von wo ab eine O_2-Schuld eintritt und der anaerobe Stoffwechsel beginnt. In jedem Fall liegt der kritische Bereich bei pathologischen Zuständen höher als unter normalen Bedingungen.

Das Verhältnis von O_2-Verbrauch zu O_2-Angebot wird als O_2-Extraktionsrate oder Utilisation bezeichnet. Bei steigender $D_{av}O_2$ (z. B. Anämie/Hypoxie) ist die Extraktionsrate größer, bei steigendem O_2-Gehalt sinkt sie ab. Der pO_2 im Blut ist – insbesondere unter den hier zu diskutierenden Bedingungen der Anämie – ein wenig verläßlicher Parameter für den Oxygenierungszustand des Gesamtorganismus wie auch einzelner Organe. Dennoch werden die pO_2-Werte häufig für die Festlegung von Grenzwerten der Anämietoleranz bzw. der Hämodilutionstoleranz, also des kritischen Hämatokrits, herangezogen.

Tabelle 3. O_2-Gehalt bei Männern und Frauen. (Nach [43])

Alter	C_aO_2	
	Männer [ml/dl]	Frauen [ml/dl]
20–40 Jahre	ca. 21	ca. 19
40–70 Jahre	ca. 20	ca. 18

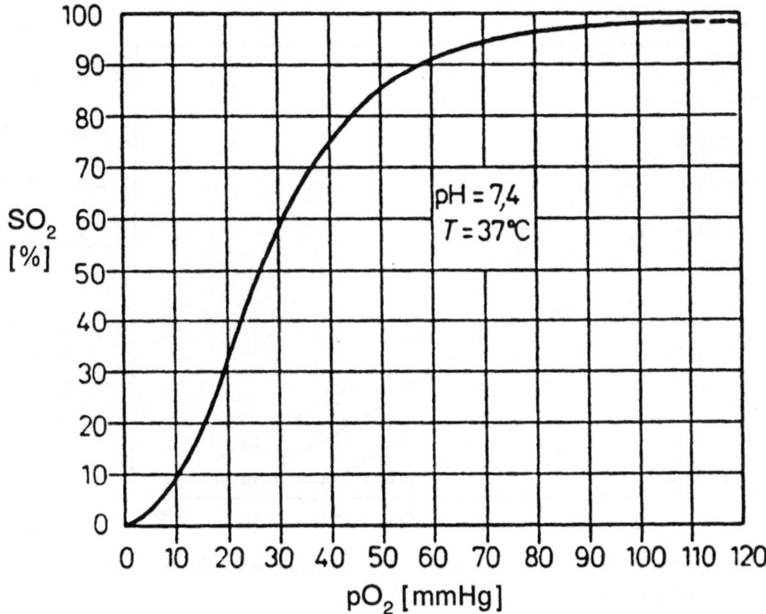

Abb. 3. O$_2$-Bindungskurve. (Nach [75])

Für die Zusammenhänge zwischen pO$_2$ und C$_a$O$_2$ unterhalb einer Sättigung von 100 % ist die O$_2$-Bindungs- oder Dissoziationskurve repräsentativ ([16, 75], Abb. 3).

Männer haben einen O$_2$-Gehalt von 20–21 ml/dl und Frauen einen solchen von 18–19 ml/dl ([43], Tabelle 3).

Kompensationsmechanismen für akute Anämie, chronische Anämie und Hypoxie

Jede Anämie (ob akut, akut-normovolämisch oder chronisch entstanden) und jede beginnende Hypoxie lösen die gleichen Kompensationsmechanismen aus,

---

Kompensationsvorgänge für Anämie und Hypoxie sind

1. Hyperventilation,

2. Anstieg des HZV (zugunsten der Organdurchblutung);

3. Anstieg der Regionaldurchblutung durch Vasodilatation in nahezu allen Organen (Hirn: pO$_2$ < 50 mmHg, Herz bereits früher);

4. Verbesserung der pulmonalen Durchblutungsverteilung;

5. Verschiebung der O$_2$-Dissoziationskurve nach rechts, P$_{50}$ = 27 + 3,8 mmHg, Anstieg des 2,3-DPG;

6. Erhöhung der O$_2$-Extraktion (D$_{av}$O$_2$).

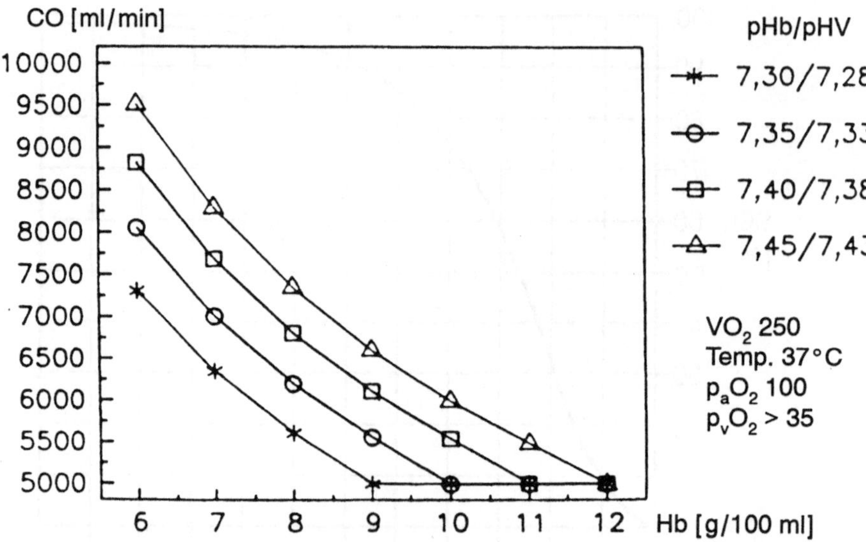

Abb. 4. Zusammenhang zwischen Hämoglobinkonzentration und Herzzeitvolumen in Abhängigkeit vom pH-Wert. (Nach [39])

d. h. die Anämie resultiert stets in einer anämischen Hypoxie [3]. Zwischen Herzzeitvolumen und Hb/Hkt sind feste Zusammenhänge gemessen bzw. berechnet worden [38, 73].

Die Kompensation setzt bei Gesunden unter normalen pH-Bedingungen bei 10 g%, unter alkalischen bei 11 g% und unter azidotischen bei etwa 8 g% ein (Abb. 4).

Unter Zugrundelegung der Berechnungen von Lundsgaard-Hansen ergeben sich bestimmte Werte für die C_aO_2 und die $D_{av}O_2$ (Tabelle 4). Unter diesen Bedingungen werden, wie noch zu erläutern sein wird, die kritischen Fluxwerte nicht unterschritten.

Als Folge der Herzzeitvolumensteigerung wird auch die Organdurchblutung um z. B. 50 % erhöht. Der O_2-Verbrauch bleibt für Leber, Niere und Gehirn wie

Tabelle 4. O_2-Gehalt und O_2-Angebot bei verschiedenen Hämatokritwerten (Hkt); berechnet nach der Literatur

Hkt [%]	C_aO_2 [ml/dl]	$D_{av}O_2$ [ml/min] ([ml/kgKG/min])
40,0	18,5	925 HZV 5 000 ml/min
28,4	13,5	675 (9,6)
21,6	10,2	740 (10,6) HZV 7 250 ml/min
17,2	8,2	775 (11,0) HZV 8 800 ml/min

Tabelle 5. $D_{av}O_2$ verschiedener Organe des Menschen in körperlicher Ruhe im Vergleich zur $D_{av}O_2$ im Gesamtorganismus. Die Werte gelten für ein normales HZV sowie für ein um 50 % als Folge einer Hypoxämie gesteigertes HZV. (Nach [83])

Organ	$D_{av}O_2$ bei	
	HZV [ml/dl]	HZV + 50 % [ml/dl]
Niere	1,5	1,0
Leber	4,0	2,6
Muskel	7,0	4,7
Hirnrinde	9,0	6,0
Myokard	12,0	12,0
Myokard (nach Steigerung der Koronardurchblutung um 33 %)	9,0	9,0
Gesamtorganismus	5,0	3,5

auch die Muskulatur und andere Organe unverändert, d. h. die Utilisation wird über die $D_{av}O_2$ erhöht. Über die $D_{av}O_2$ kann das Herz jedoch kaum kompensieren, da es bereits 65–70 % des verfügbaren Sauerstoffs ausschöpft. Vielmehr bedarf es einer Steigerung der Koronardurchblutung, um den O_2-Flux zum Herzen sicherzustellen. Dazu steht jedoch normalerweise eine Reserve bis zu 300 % zur Verfügung ([42], Tabelle 5).

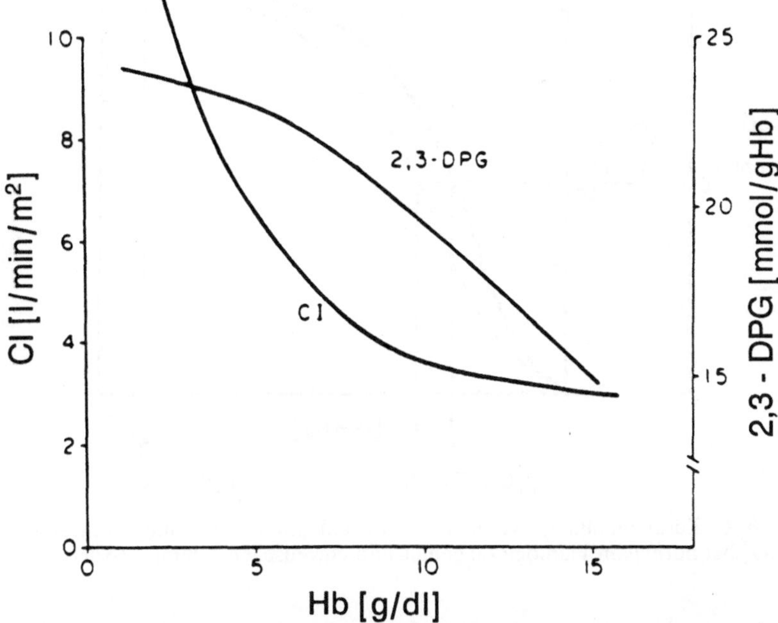

Abb. 5. Zusammenhang zwischen Herzindex (*CI*) und Hämoglobingehalt (*Hb*) sowie 2,3-DPG-Konzentration. Der primäre Kompensationsmechanismus ist eine Zunahme des 2,3-DPG-Gehalts. Erst bei höhergradiger Anämie steigt der CI an. (Nach [85])

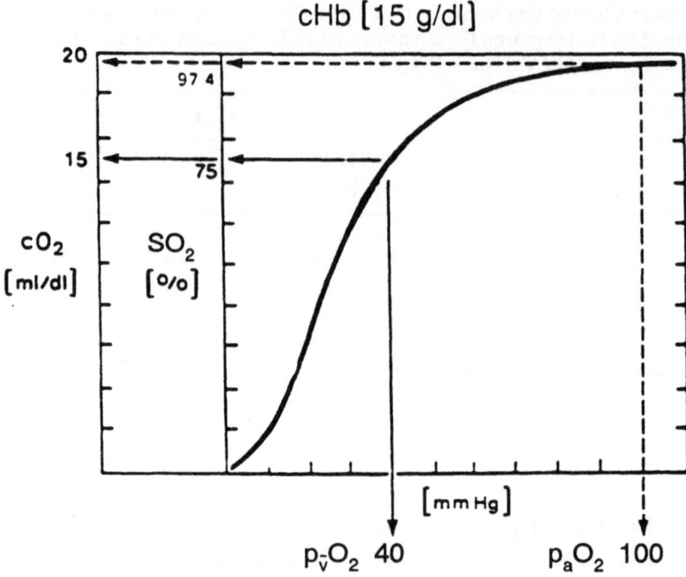

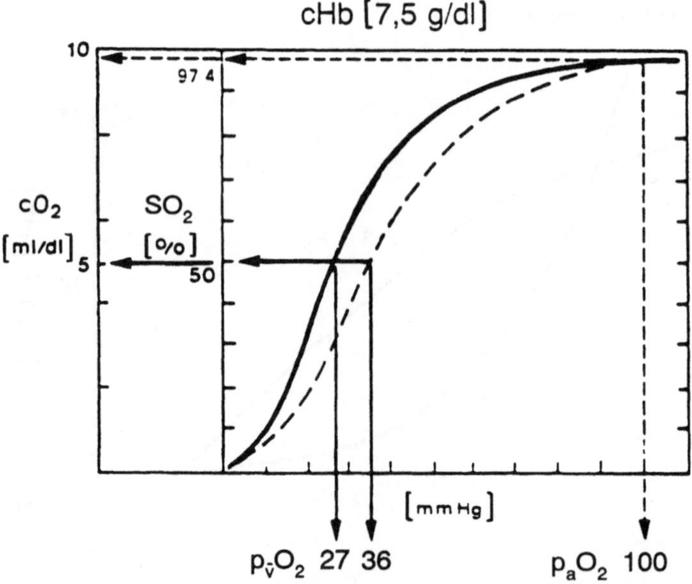

Abb. 6. Zusammenhang zwischen O_2-Konzentration und Hämoglobingehalt sowie p_vO_2 und p_aO_2 bei normalem Hämoglobingehalt und chronischer Anämie. (Nach [85])

Die Koronardurchblutung nimmt bei Hämodilution nicht nur absolut, sondern auch als Fraktion des Herzzeitvolumens zu. Für eine bestimmte linksventrikuläre Arbeit muß die Koronardurchblutung bei einem Hämatokrit von 30 % verdoppelt und für einen Hämatokrit von 20 % verdreifacht werden [2, 6, 59].

Nach Bretschneider [4] und Lundsgaard-Hansen et al. [39] kann der maximale O_2-Bedarf des Herzens noch sichergestellt werden mit einem Verhältnis von maximaler Koronardurchblutung zu Ruhekoronardurchblutung von 5 und einer Hämoglobinkonzentration von 7,5 g% bei normaler Sättigung. Fällt die Sättigung jedoch auf 85 % ab, muß eine Ratio von 4 oder 3 und ein Hämatokritwert von mindestens 28 % garantiert sein.

Eine *chronische Anämie* führt frühzeitig zum Anstieg des 2,3-DPG-Spiegels und damit zu einer P_{50}-Verschiebung um + 3,8 mmHg gegenüber dem Referenzpunkt von 27 mmHg auf 36 mmHg. Diese Verschiebung bewirkt eine Erleichterung der O_2-Abgabe an das Gewebe über einen Anstieg des Partialdrucks. Erst sekundär steigt der „cardiac index" an. Durch beide Mechanismen wird der O_2-Flux verbessert (Abb. 5, 6).

Die O_2-Dissoziationskurve ist bei chronischer wie akuter Anämie im Verlauf nach rechts verschoben. Dies führt dazu, daß bei einem pO_2 von 100 mmHg ein C_aO_2 von 11 ml/dl resultiert.

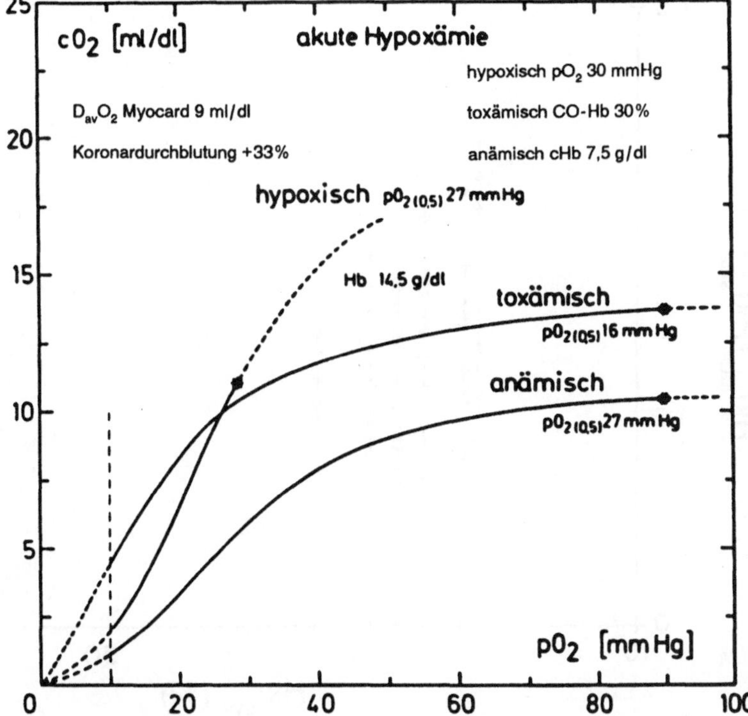

Abb. 7. O_2-Gehaltskurven als Funktion des pO_2 für verschiedene Formen akuter Hypoxämien. (Nach [83])

Eine maximale Ausschöpfung ist bei einem relativ hohen venösen pO_2 möglich (eine Reduktion um 90 % ergibt immer noch einen pO_2 von 10 mmHg) (Abb. 7).

$pH/pO_2/pCO_2$:
Bei einem pO_2 von ca. 100 mmHg, normalen pH-Bedingungen, 37° C ist bei einer Hämoglobinkonzentration von 10 g/dl ein O_2-Gehalt von 13,85 zu messen gegenüber 19,27 bei einem Hb von 14 g/dl. Ist das Blut sauer und normotherm (7,2), so finden sich 13,62 bzw. 18,94 ml/dl, unter Hypothermie (34° C) 13,96 und 19,43 ml/dl.

Noch tolerable Hkt-Werte [28]:
Nach Befunden von Lindbom et al. [34] und Mirhashemi et al. [49, 50] bleibt der kapilläre Hämatokrit bis zu einem systemischen Hämatokrit von 17 % konstant und muß als eine kontrollierte physiologische Variable angesehen werden. Diese Befunde wurden jüngst durch Jung et al. [24] bestätigt (Abb. 8, 9).

Kuo u. Pittman [30] berichten allerdings aus Tierexperimenten, daß sie in Arteriolen 1.–4. Ordnung bei systemischen Hämatokritänderungen von 52 auf 33 % Wertänderungen in den Arteriolen von 42 auf 28 % beobachteten. Dabei stieg die Geschwindigkeit der roten Blutzellen um 50 % an, die Durchblutung um 30 % und der systemische pO_2 nur um 10 %.

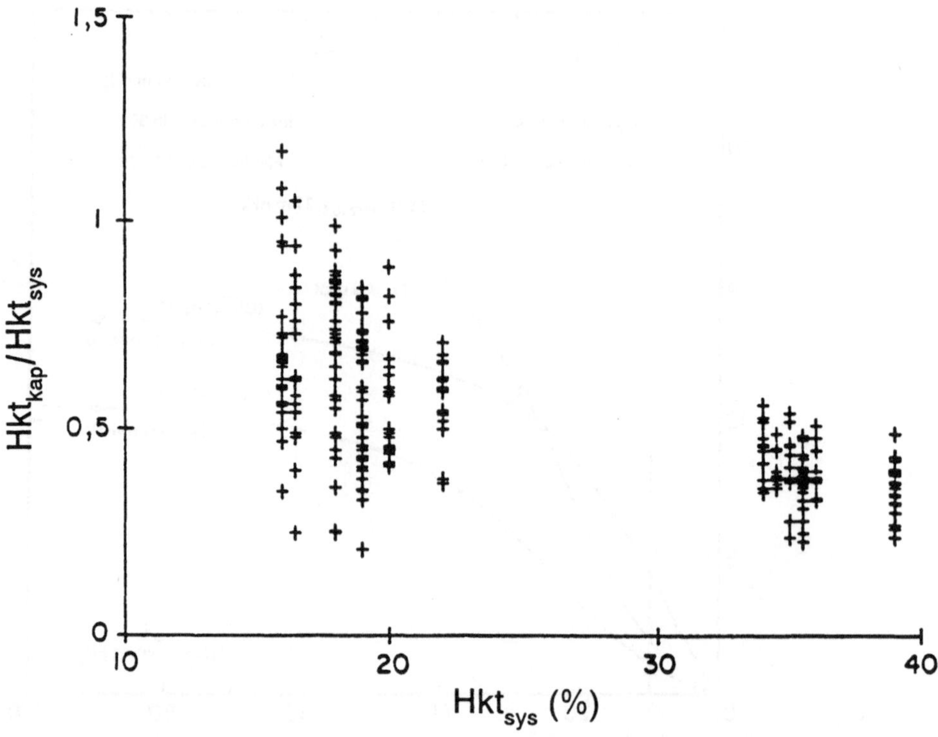

Abb. 8. Zusammenhang zwischen systemischem Hämatokrit (Hkt_{sys}) und kapillärem Hämatokrit (Hkt_{kap}). (Nach [34])

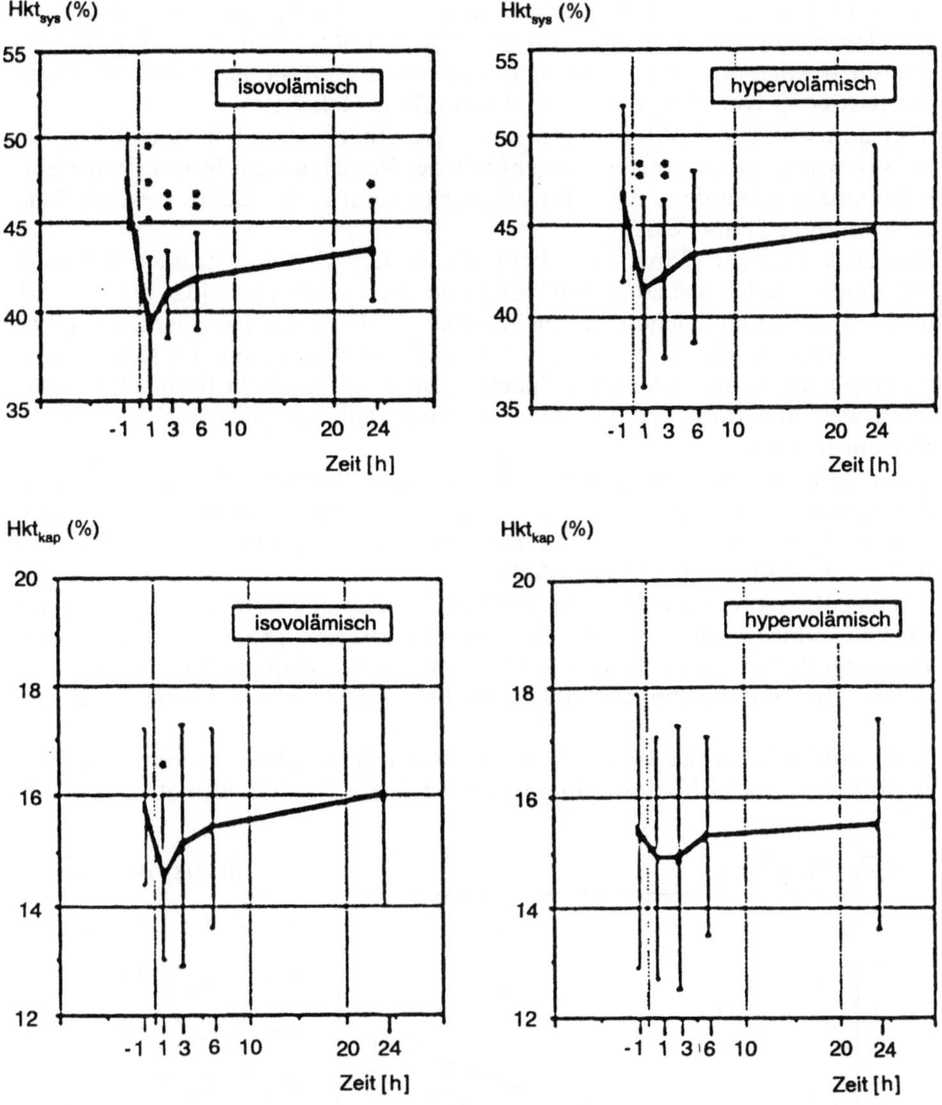

Abb. 9. Zusammenhang zwischen systemischem Hämatokrit (Hkt_{sys}) und kapillärem Hämatokrit (Hkt_{kap}) unter isovolämischer und hypervolämischer Dilution. (Nach [25])

Insgesamt bedeutet dies jedoch, daß im zugehörigen Gefäßabschnitt der O_2-Gehalt weitgehend unabhängig vom systemischen Hämatokrit in der Größenordnung des kritischen Hämatokrits ist [16, 33, 35] bzw. des kritischen O_2-Gehalts von 10,5 ml/dl, die von Zander [83] für das Myokard berechnet wurden.

Die kritischen pO_2-Werte variieren von Zelle zu Zelle. *Einen* kritischen Gewebe-pO_2 für alle Organe zu definieren, ist folglich unmöglich.

Zum Beispiel bestehen verläßliche Hinweise dafür, daß neuronale Strukturen nicht länger funktionieren, wenn ihr Oberflächen-pO_2 unter 20 mmHg abfällt. Der grenzwertige pO_2 von 20 mmHg entspricht im Blut mit normalem Hb etwa einer Sättigung von 32 % oder 6,4 ml/100 ml O_2-Gehalt.

Der gemischtvenöse pO_2 ähnelt in etwa dem Oberflächen-pO_2 der Zellen. So ist das Bewußtsein an einen venösen pO_2 in der Vena jugularis interna von mehr als 20 mmHg gebunden; das setzt allerdings voraus, daß keine wesentlichen arteriovenösen Shunts existieren.

Als grenzwertiger Hämatokrit beim Gesunden wird von Zander [82] und anderen ein solcher von 20 % berechnet und von Levine et al. [32] beim Hund gemessen. Bei einer solchen akuten Anämie (z. B. 7,5 g% Hb oder 20 % Hkt) muß, bedingt durch die veränderte Dissoziationskurve, ein O_2-Gehalt von 10,2 ml ($D_{av}O_2$ 7,2 ml) arteriell vorhanden sein, um z. B. die kritische $D_{av}O_2$ von 9 ml/dl des Myokards zu garantieren, ohne daß der pO_2 von 20 mmHg unterschritten wird.

Lundsgaard-Hansen et al. [39] hat als gemischtvenösen Grenzwert einen solchen von 35 mmHg angesetzt, der in etwa dem gemischten Wert aller Organ-p_vO_2 entspricht. Auf der anämischen Bindungskurve entspricht dies einem O_2-Gehalt von 6–7 ml/dl (Abb. 10).

Zander [82] verneint jedoch diesen Pauschalwert und betrachtet die Organe Herz und Gehirn als marginal; das Herz bei einem Grenz-pO_2 von 20 mmHg, das Gehirn bei einem solchen von 7 mmHg sowie einer gemeinsamen $D_{av}O_2$ von 9 ml/dl. Dies entspräche einem Hämatokrit von 22,5 % bei einem Hb von 7,5 g%.

Der Minimalwert des O_2-Flux, der noch mit dem Leben vereinbar ist, liegt theoretisch in der Größenordnung von 400 ml/min [15, 54], also etwa bei 40 %

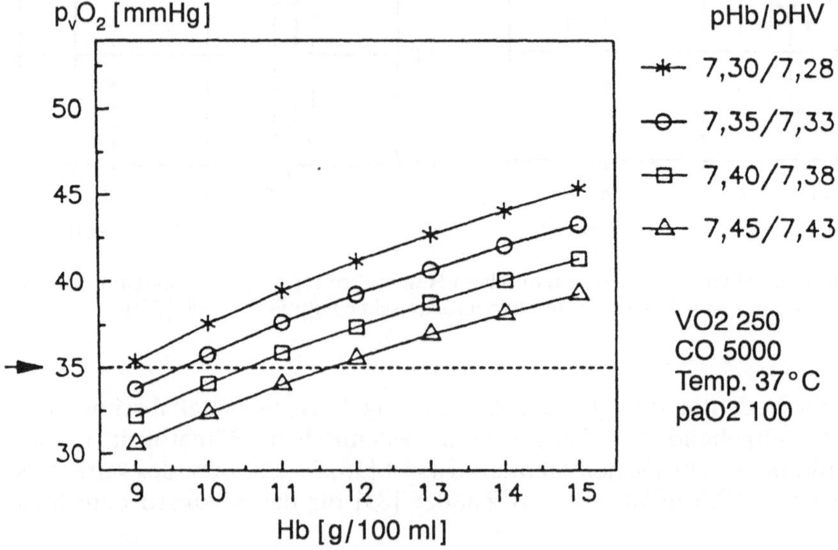

Abb. 10. Zusammenhang zwischen gemischtvenösem pO_2 und Hämoglobinkonzentration sowie verschiedenen pH-Werten. (Aus [38])

Tabelle 6. Kritische Grenzen von O_2-Angebot und O_2-Verbrauch unter verschiedenen Bedingungen

Bedingung	O_2-Angebot und O_2-Verbrauch

Kritische $D_{av}O_2$	600 ml/min [14] = 8 ml/kgKG/min
	(10,7 ml bei Hkt 40 %
	  7,0 ml bei Hkt 30 %
	  7,7 ml bei Hkt 20 % (Hunde))

Kritischer VO_2	150 ml/m²/min (Sepsis) 100 ml/m²/min (Infarkt) 5,7 ml bei Hkt 40 % 5,3 ml bei Hkt 30 % 5,6 ml bei Hkt 20 %
Kritische Extraktion	54 % bei Hkt 40 % 75 % bei Hkt 30 % 70 % bei Hkt 20 %

des Normalwertes; unter klinischen Bedingungen sollte jedoch von Werten um 600 ml/min bzw. 8 ml/kg KG/min ausgegangen werden. Unter gewissen Bedingungen (z. B. Anästhesie etc.) kann durchaus eine *zusätzliche* Reduktion einer der Kompensationsgrößen auftreten (Tabelle 6).

Nach Nöldge et al. [53] wird zwar bei Verdünnung auf einen Hämatokrit von 14 % beim Schwein die Splanchnikusversorgung durch Flowerhöhung und Mehrausschöpfung kompensiert; Abfälle des Oberflächen-pO_2 der Leber und abnormale pO_2-Verteilungen im Leberhistogramm deuten jedoch schon auf eine mögliche Erschöpfung der Kompensationsvorgänge hin.

Kiel et al. [27] untersuchten 1989 die gastrale und intestinale O_2-Aufnahme bei einem Hämatokrit von 40 bzw. 20 %. Wenn der Blutdruck auf 90 oder 60 mmHg unter einen Hämatokrit von 20 % gesenkt wurde, nahm die gastrale O_2-Aufnahme ab; die intestinale fiel erst ab einem Blutdruck von 30 mmHg ab. Insgesamt wurde die gastrale und intestinale Oxidation durch Abfall der O_2-Transportkapazität dann reduziert, wenn bei einem niedrigen Hämatokrit ein Blutdruckabfall auftrat.

Van der Linden [78] hat bei Hunden gemessen, daß die kritische $D_{av}O_2$ bei einem Hkt von 40 % 10,7 ml, bei einem Hkt von 30 % 7,2 ml und bei einem solchen von 20 % wieder 7,7 ml beträgt. Der O_2-Verbrauch blieb mit ca. 5,5 ml/min etwa konstant. Die Extraktionsrate betrug 54 bzw. 75 bzw. 70 %; die Laktatproduktion fiel sogar ab. Dies deutet auch bei einem Hämatokrit von 20 % auf noch aktive Kompensationsvorgänge hin (Tabelle 7).

Damit lassen sich folgende Schlüsse ziehen:
1. Der arterielle O_2-Gehalt ist neben dem p_vO_2 die bestimmende Größe für die O_2-Versorgung der Gewebe.
2. Der p_vO_2 hat unter den Bedingungen der Anämie nur eine eher untergeordnete Bedeutung, da kapillärer und venöser pO_2 unter Anämie immer höher bleiben als unter anderen Mangelzuständen und eine pauschale Größe p_vO_2 nicht die Situation in den grenzwertigen Organen widerspiegelt.

Tabelle 7. O_2-Extraktionswerte unter verschiedenen Hämatokritwerten

Hkt [%]	40	30	20
DO_2c [ml/min/kgKG]	10,7 (0,9)	7,2 (1,3)	7,7 (1,1)
$\dot{V}O_2c$ [ml/min/kgKG]	5,7 (0,6)	5,3 (0,7)	5,6 (0,8)
ERc [%]	54,0 (8,0)	71,1 (13,5)	70,7 (8,3)
DO_2lact [ml/min/kgKG]	10,2 (1,2)	7,9 (1,1)	8,3 (8,3)

3. Wenn alle Kompensationsmechanismen funktionieren und keine zusätzlichen Faktoren hinzutreten, kann ein Hkt-Wert von ca. 25 % ohne Gefahr einer O_2-Schuld kompensiert werden. Allerdings werden eben *alle* Kompensationsmechanismen des gesunden Organismus in Anspruch genommen [7].

Tolerable Hämatokritwerte unter klinischen Bedingungen

Auswahl:
a) eingeschränkte Organfunktion,
b) Anästhesie,
c) Wiederbelebung.

Eingeschränkte Organfunktion

Messmer et al. [48] sind der Auffassung, daß ein mäßig reduzierter Hkt nicht auf Normalwerte für Chirurgie und Anästhesie angehoben werden müsse. Er argumentiert aber auch, daß bei einem diluierten Patienten Tachykardien auf einen Volumenmangel, einen zu niedrigen Hämatokrit oder einen erhöhten O_2-Verbrauch hinwiesen. Zur Überwachung dieser Größen müsse daher der ZVK, der Hämatokrit, das Herzzeitvolumen und der PCWP gemessen werden.

Lundsgaard-Hansen et al. [39] haben die Werte von Messmer durchgerechnet und ihnen in bestimmten Bereichen nur eine eingeschränkte Aussagekraft zumessen können.

1. Der alte Patient ist a priori nicht unbedingt durch niedrige Hämatokritwerte gefährdet, wohl aber der mit Einschränkungen der Organfunktionen [78].
2. Der Patient mit eingeschränkter Hirnfunktion [73]:
   Prinzipiell steigt mit fallendem Hämatokrit die Hirndurchblutung an, ebenso die O_2-Extraktion. Jedoch wird die Flowverteilung u. U. ungleichmäßig. So kann es z. B. bei der Narkosehyperventilation leicht zur zerebralen Vasokonstriktion und damit zum Abfall des O_2-Angebotes kommen [1, 39].

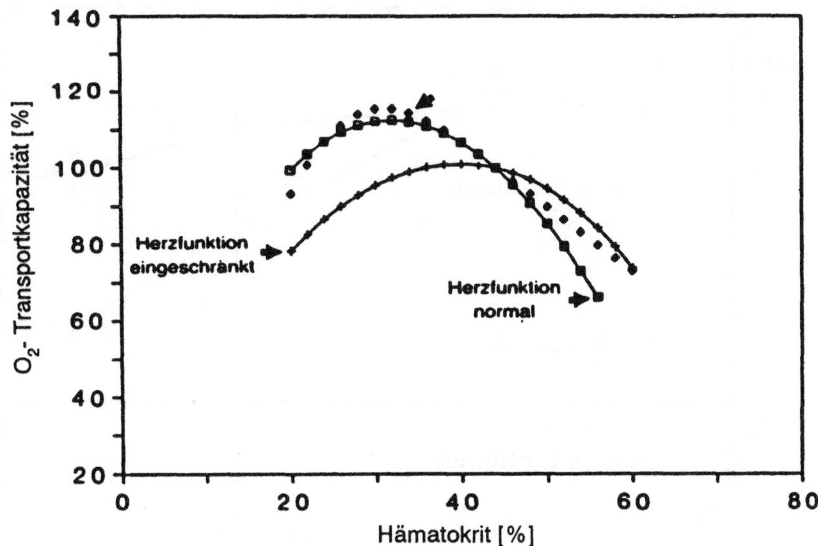

Abb. 11. Systemische Transportkapazität in Abhängigkeit vom Hämatokrit, berechnet für normale und eingeschränkte Herzfunktion. (Nach [29])

Maruyama et al. [41] haben im Tierexperiment die zerebrale Autoregulation unter Hämodilution auf 20 bzw. 5 Hämatokritprozente mit den Ausgangswerten von 40 verglichen. Mit zunehmender Hämodilution veränderte sich die Autoregulation immer mehr zur Blutdruckabhängigkeit hin.

Rubin et al. [64] untersuchten im Tierexperiment die Hämodilution auf 30 % bei einseitig ligierter A. carotis. Die Tiere mit normovolämischer Hämodilution hatten die besten Überlebensraten und die geringsten neurologischen Schäden.

3. Der Patient mit beeinträchtigter kardialer Funktion ist nicht in der Lage, den notwendigen O_2-Flux zu garantieren, da er einen der Kompensationsmechanismen, nämlich die Steigerung des Herzzeitvolumens, nicht mehr erfüllen kann [13, 55]. Er wird rasch in die Nähe der kritischen O_2-Fluxwerte kommen (Abb. 11).

Dazu liefert Messmer [45] selbst eine tierexperimentelle Untermauerung, wenn solche Hunde nicht überleben, die das Herzzeitvolumen nicht entsprechend zu steigern vermochten [29] (Abb. 12).

Nach Heyndrickx [20] ist besonders das Subendokard empfindlich gegenüber O_2-Mangel. Dieser kann zwar ohne Belastung noch kompensiert werden, spätestens unter Belastung treten myokardiale O_2-Mangelzustände und Nekrosen auf.

Hochrein [21] hält einen Hämatokrit um 35 % bei Koronarstenose als grenzwertig.

Leone et al. [31] berichteten kürzlich über Tierversuche an Hunden mit Hämatokritwerten um 35, 25 und 15 % bei induzierter Koronarstenose und

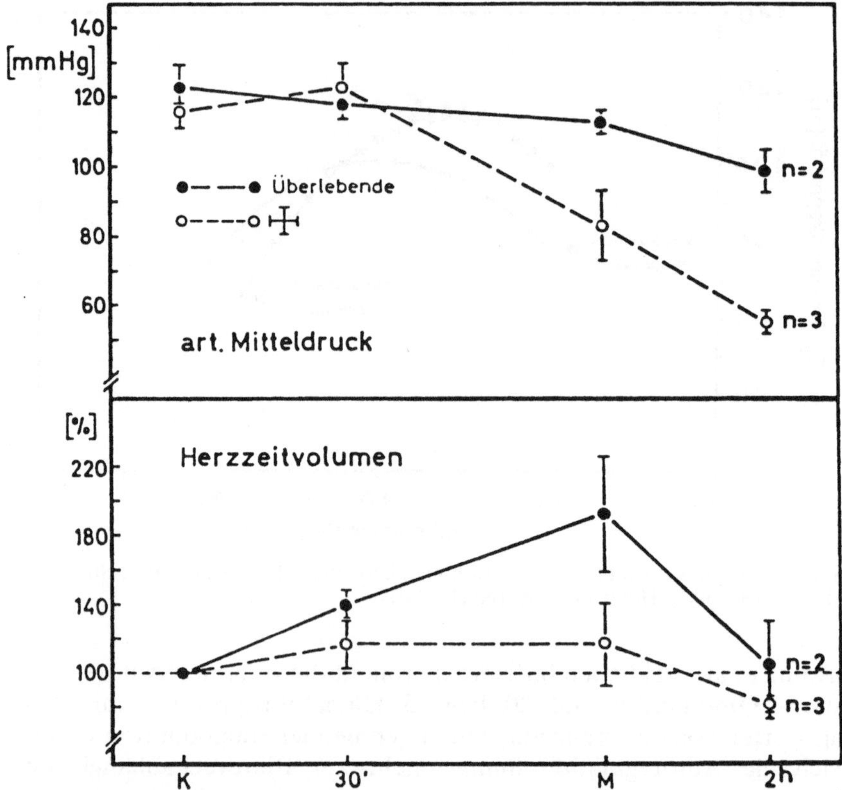

Abb. 12. Verhalten des arteriellen Mitteldrucks und des Herzzeitvolumens bei überlebenden und nicht überlebenden Tieren unter extremer Hämodilution. (Nach [45])

Halothankonzentrationen zwischen 0,7 und 1,3 Volumenprozent. Bei allen Konzentrationen trat ein Abfall des Mitteldrucks und ein Anstieg der Herzfrequenz dann auf, wenn der Hämatokrit von 15 % erreicht wurde. In dieser Gruppe starben auch 50 % der Tiere. Er schließt daraus, daß auch bei Koronarstenosen bis zu einem Hämatokrit von 25 % verdünnt werden könne.

Mathru et al. [42] haben KHK-Patienten bis 15 % diluiert; darunter stieg das linksventrikuläre O_2-Angebot an, ebenso der Koronarfluß und der O_2-Verbrauch. Selbst bei reduziertem Flow im Sinus coronarius war kein Anstieg der Laktatproduktion zu erkennen (Laktatwerte: Extraktion 19, 23, 21). Sowohl MVO_2 („myocardial oxygen consumption") als auch LVO_2D („leftventricular oxygen delivery") stiegen mit fallendem Hämatokrit an (Tabelle 8).

Der O_2-Flux zu den Organen scheint auch dann u. U. gewährleistet, wenn es sich um Patienten mit Gefäßerkrankungen, Claudicatio intermittens, transitorisch-ischämischer Attacke (TIA) etc. handelt [36].

Shah et al. [68] beschreiben 11 gefäßchirurgische Patienten unter Hämodilution von 12,3 auf 10,2 g% Hb; das Herzzeitvolumen stieg von 4,8 auf 6,4 l/min an, die $D_{av}O_2$ von 830 auf 900 ml/min, die VO_2 von 190 auf 240 ml/min.

Tabelle 8. Myokardiale Adaptation in Abhängigkeit vom Hämatokrit (*CI* Cardiac Index; $M\dot{V}O_2$ myokardialer O_2-Verbrauch; $L\dot{V}O_2D$ linksventrikuläres O_2-Angebot)

Hb	12,4	5,8	7,5	9,6
CI	2,3	4,0	4,2	3,6
$M\dot{V}O_2$		6,9	11,2	12,3
LVO_2D			13,5	20,9

Rosberg u. Wulf [63] untersuchten im Tierexperiment die Reaktion unter Hämodilution auf Schockzustände. Sie fanden, daß das Herzzeitvolumen zu den lebenswichtigen Organen umgeleitet wird, allerdings z. T. auf Kosten der Hirndurchblutung.

Einfluß der Anästhesie

Die Narkose ist ein Sonderfall, weil alle Kompensationsvorgänge sofort versagen können durch Blutung, durch Herzzeitvolumenabnahme, durch Tachykardie etc.

Das Herzzeitvolumen und damit auch die $D_{av}O_2$ wird durch nahezu alle Anästhetika herabgesetzt; auf der anderen Seite reduzieren nahezu alle Anästhetika auch den O_2-Verbrauch. Zudem werden zumindest in der Einleitungsphase der Narkose hohe O_2-Konzentrationen verabreicht.

Intraoperativ haben Pichlmair et al. [57] bei Hämatokritwerten um 25 % Tachykardie und pulmonale Hypertension bei ⅓ bis ¼ ihrer Patienten beobachtet, bei ¼ ST-Streckensenkungen im EKG. Postoperativ traten häufig Hypotension und Hypoxie auf.

Janvier et al. [23] haben kürzlich 7 Patienten ohne Hämodilution mit 8 Patienten unter Hämodilution (12 ml/kg KG wurden durch Albumin ersetzt) verglichen. Sie fanden einen drastischen Abfall des O_2-Verbrauchs und des O_2-Angebots sowie einen Anstieg der Extraktionsrate in beiden Gruppen, wobei der in der Anästhesiegruppe besonders ausgeprägt war, da hier der HZV-Anstieg als Kompensationsmechanismus ausblieb (Tabelle 9).

Nöldge et al. [52] haben in tierexperimentellen Untersuchungen mit Isofluran gefunden, daß Isofluran die Kompensationsmechanismen der Hämodilution

Tabelle 9. Effekte der Anästhesie auf die verschiedenen O_2-Parameter (*CI* Herzindex). (Nach [23])

	Vor Narkoseeinleitung	Nach	50 % Hämodilution	100 %
CI [l/min/m²]	3,2	2,5	2,0	2,4
$\dot{V}O_2$ [ml/min]	127	87	81	92
DavO₂ [ml/min]	536	514	310	345
O_2-Extraktion [%]	24	22	27	28
Laktat [mmol/l]	2,9	3,2	3,2	3,2

Tabelle 10. Effekte von Anästhetika (Isofluran) auf den O_2-Transport. (Nach [52])

	Kontrolle	14 % Hämodilution	14 % + Isofluran
CO [l/min]	3,5	4,4	3,0
DO$_2$Th [ml/min]	59	39	22
DO$_2$HA [ml/min]	10	9	3
DO$_2$PV [ml/min]	52	30	19
DO$_2$SMI	47	29	22
V̇O$_2$H [ml/min]	17	18	12
V̇O$_2$SI [ml/min]	10	9	8
pO$_2$Hep [mmHg]	56	37	15
pO$_2$SI [mmHg]	54	45	39

außer Kraft setzen kann (Flowanstieg, Erhöhung der Extraktion etc.). Das Herzzeitvolumen betrug in der Kontrollgruppe 3,5 l/min, in der Hämodilutionsgruppe ohne Isofluran 4,4, mit Isofluran 3,0 (Tabelle 10).

Constant u. Bonnet [8] und Quintin et al. [58] haben die Auswirkungen der postoperativen Phase und der Medikation mit Clonidin auf den O_2-Verbrauch untersucht und beobachtet, daß postoperatives Zittern eine Erhöhung des O_2-Verbrauchs verursacht; wenn die Patienten zuvor mit Clonidin behandelt wurden, blieb die Erhöhung des VO_2 aus, es kam zur Hypoxie.

Bei Intensivpatienten soll in der postoperativen Phase eine adäquate Oxygenierung auch dann gewährleistet sein, wenn der Hämatokrit zwischen 27 und 33 % gehalten werden kann [14]. Voraussetzung sind aber folgende Begleitumstände:

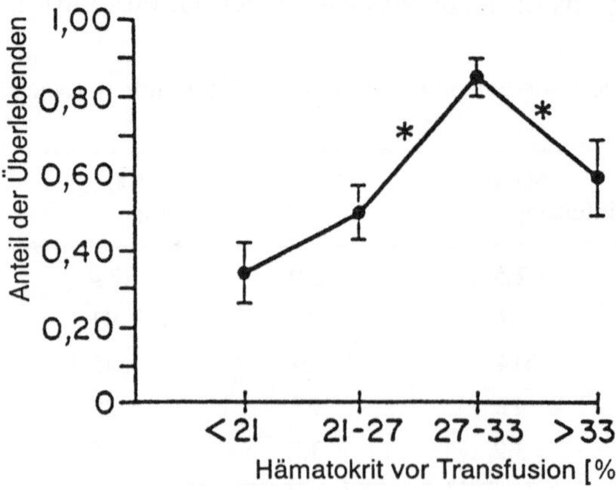

Abb. 13. Überlebensrate in Relation zum Hämatokrit. (Nach [9])

S_aO_2 über 95 %, HZV über 4,5 l/min, Extraktion unter 31 % [9, 70, 71] (Abb. 13).

Nach Shoemakers Auffassung ist weniger das O_2-Angebot als vielmehr der O_2-Verbrauch die kritische Größe. Aus dem Ist-O_2-Verbrauch und dem Soll-O_2-Verbrauch läßt sich die O_2-Schuld als kritische Größe kalkulieren [72], (Abb. 14).

Im Gegensatz dazu haben Shelly et al. [69] darauf hingewiesen, daß von 113 ihrer Patienten solche mit einem $D_{av}O_2$ von 626 ml/min, einem VO_2 von 117 ml/min und einem CI von 3,97 l/min überlebten, während solche mit $D_{av}O_2$ 516 ml/min, VO_2 125 ml/min und CI 3,1 l/min starben. Es bestand *keine* Korrelation zwischen $D_{av}O_2$ und VO_2 bzw. Überleben und Nichtüberleben (Tabelle 11).

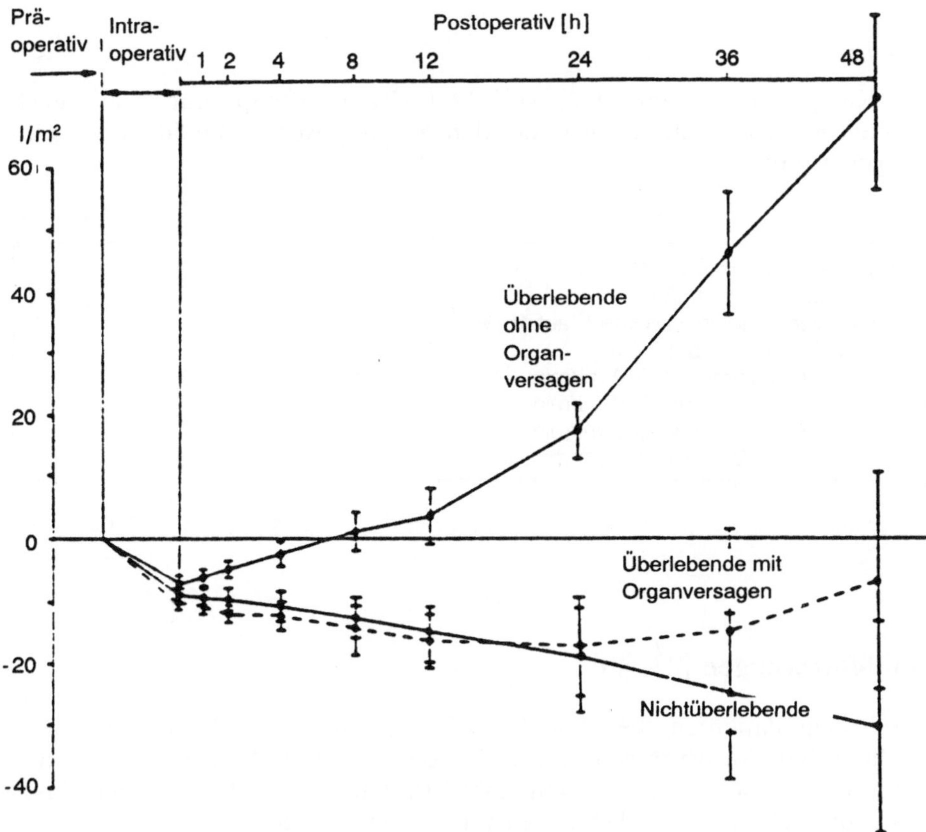

Abb. 14. O_2-Verbrauchsdefizit in l/m² für überlebende und nicht überlebende Patienten. Nettokumulative O_2-Schuld für Nichtüberlebende (*durchgezogene Linie unterer Teil*). Überlebende ohne Organversagen (*durchgezogene Linie oberer Teil*) und Überlebende mit Organversagen (*gestrichelte Linie*), kalkuliert für aufeinanderfolgende Zeitperioden postoperativ. (Nach [71])

Tabelle 11. O_2-Angebot und O_2-Verbrauch bei überlebenden und nicht überlebenden Intensivpatienten. (Nach [69])

	$D_{av}O_2$ [ml/min]	$\dot{V}O_2$ [ml/min]	CI [l/min/m^2]
Überlebt (n)	626	117	4,0
Nicht überlebt (n)	516	125	3,1

Deutliche Hinweise dafür, daß diese Aussagen nicht verallgemeinert werden können, liefern Untersuchungen von Wendt et al., die die O_2-Transportkapazität unter Normoxie, Hypoxie und einer ausgewählten Anzahl von intensivmedizinischen Medikamenten untersuchten [80].

Reanimation

Nach Kampschulte u. Safar [25] wird die O_2-Transportkapazität 15 min nach erfolgreicher Reanimation gegenüber den Ausgangswerten um 50–60 % reduziert gemessen:

- HZV-Abnahme um 40–50 %,
- pH-Reduktion um 0,33 E,
- pulmonaler Shuntanstieg von 5 auf 16 %,
- VD-Anstieg von 46 auf 57 %,
- $D_{av}O_2$: vor Reanimation 449 ml/min,
  15 min 226 ml/min,
  60 min 269 ml/min,
  240 min 226 ml/min.

Schlußfolgerungen [22, 40]

1. Bei allen Patienten, bei denen die Kompensationsmechanismen bereits erheblich in Anspruch genommen sind oder sicher in Anspruch genommen werden, und bei denen u. U. mit einer Erhöhung des O_2-Bedarfs zu rechnen ist, sollte ein normaler Hämatokrit angestrebt werden.
2. Bei allen Patienten ohne erhöhten O_2-Bedarf, bei denen die Kompensationsmechanismen (ggf. leicht eingeschränkt) verfügbar sind oder effektiv unterstützt werden können, ist ein Hämatokrit von 30 % akzeptabel.
3. Bei allen Patienten ohne erhöhten O_2-Bedarf mit voll erhaltenen Kompensationsmechanismen kann ein Hämatokrit von 25 % akzeptiert werden.

4. Bei allen Patienten mit chronischer Anämie kann auch ein Hämatokrit von
   20 % akzeptiert werden, wenn die Kompensationsmechanismen erhalten
   bleiben. Hier liegt aber zugleich die absolute Grenze, von der ab einheitlich
   in allen Untersuchungen unterschiedliche Störungen der O_2-Versorgung in
   unterschiedlichsten Organen gemessen werden.

Bei allen Patienten mit reduzierten Hämatokritwerten sollten die Vitalfunktionen mittels Herzfrequenz, Blutdruckmessung, Messung der O_2-Sättigung (Pulsoxymetrie) und in zunehmendem Maße mit der kontinuierlichen ST-Segmentanalyse überwacht werden.

Abschließend muß darauf hingewiesen werden, daß bisher anhand von Outcome-Studien nicht belegt ist, daß ein subnormaler Hämatokrit für den Patienten besser ist als ein normaler oder umgekehrt.

Literatur

1. Allen JB, Allen FB (1982) The minimum acceptable level of hemoglobin. International Anesthesiology Clinics. Little Brown, Boston, p 1–21
2. Bassenge E, Pohl U (1986) Two principles of large artery dilation. In: Magro A (ed.) Central and peripheral mechanisms of cardiovascular regulation. Plenum, New York, p 163–196
3. Bredle DL (1989) Circulatory compensation as a response to hypoxia. In: Reinhard K, Eyrich K (eds) Clinical aspects of O_2-transport and tissue oxygenation. Springer, Berlin Heidelberg New York Tokyo, p 53–61
4. Bretschneider H-J (1967) Aktuelle Probleme der Coronardurchblutung und des Myocardstoffwechsels. Regensburger Jahrb Ärztl Fortb 15: 1–10
5. Bryan-Brown CW, Gutierrez G (1989) O_2 transport and tissue oxygenation in the critically ill. In: Reinhard K, Eyrich K (eds) Clinical aspects of O_2 transport and tissue oxygenation. Springer, Berlin Heidelberg New York Tokyo, p 92–101
6. Case RB, Berglund E, Sarnoff SJ (1955) Ventricular function VII. Am J Med 18: 397–412
7. Chapler CK, Cain SM (1986) The physiologic reserve in oxygen carrying capacity: studies in experimental hemodilution. Can J Physiol Pharmacol 64: 7–12
8. Constant I, Bonnet F (1990) Changes in body oxygen consumption during recovery from spinal and epidural anesthesia. Anesthesiology 73/3A: A808
9. Czer LSC, Shoemaker WC (1978) Optimal hematocrit value in critically ill postoperative patients. Surg Gynecol Obstet 147: 363–368
10. Denison DM (1989) Oxygen supply and uses in tissues. In: Reinhart K, Eyrich K (eds) Clinical aspects of O_2 transport and tissue oxygenation. Springer, Berlin Heidelberg New York Tokyo, p 37–43
11. Dietrich G, Kretschmer V, Orth D, Haupt W (1990) Primary hemostasis in hemodilution – 1) hematocrit. Infusionstherapie 17: 212–213
12. Dobb GJ, Faragher EB (1990) The relationship between oxygen uptake and delivery. Intensive Care World 7/3: 131
13. Duruble M, Martin JL, Duvelleroy M (1979) Effets theoriques, experimentaux et cliniques des variations de l'hematocrite au cours de l'hemodilution. Ann Anesthesiol Fr 20/9: 805–814
14. Edwards JD (1990) Oxygen transport and tissue oxygenation in sepsis. In: Wendt M, Lawin P (eds) Oxygen transport in the critically ill patient. Springer, Berlin Heidelberg New York Tokyo, p 95–106
15. Gaehtgens P (1989) Microcirculatory control of tissue oxygenation. In: Reinhart K, Eyrich K (eds) Clinical aspects of O_2 transport and tissue oxygenation. Springer, Berlin Heidelberg New York Tokyo, p 44–52

16. Grote J (1969) Physiologie und Pathophysiologie des Sauerstofftransportes im Blut. In: Frey R, Halmágyi M, Lang K, Thews G (Hrsg) Hypoxie. Grundlagen und Klinik. Anaesthesiologie und Wiederbelebung, Bd 30. Springer, Berlin Heidelberg New York, S 18–34
17. Gutierrez G, Pohil RJ, Strong RJ (1988) Effect of flow on O_2 consumption during progressive hypoxaemia. J Appl Physiol 65: 601–607
18. Gutierrez G, Pohil RJ, Narayana P (1989) Skeletal muscle O_2 consumption and energy metabolism during hypoxaemia. J Appl Physiol 66: 2117–2123
19. Hallowell P, Bland JH, Buckley MJ (1972) Transfusion of fresh autologous blood for open heart surgery. J Thorac Cardiovasc Surg 64: 941–946
20. Heyndrickx G (1990) Role of subendocardial ischemia in the pathogenesis of heart failure. In: Vincent JL (ed) Update in intensive care and emergency medicine, Bd 10 – Update 1990. Springer, Berlin Heidelberg New York Tokyo, p 341–348
21. Hochrein H (1976) Anämieherz. Dtsch Med Wochenschr 101: 1472–1473
22. JAMA (1988) Perioperative red blood cell transfusion. Consensus conference. JAMA 260/11: 2700–2703
23. Janvier G, Guenard H, Winnock S, Vallet A, Dugrais G (1990) O_2-delivery (DO_2) and O_2-consumption (VO_2) under general anesthesia and hemodilution. Anesthesiology 73/3A: A163
24. Jung F, Koscielny J, Mrowietz C, Wolf S, Kiesewetter H, Wenzel E (1990) Einfluß der Hämodilution auf den systemischen und den Kapillarhämatokrit. Infusionstherapie 17: 268–275
25. Kampschulte S, Smith J, Safar P (1969) Sauerstofftransport nach Herz-Lungen-Wiederbelebung. In: Frey R, Halmágyi M, Lang K, Thews G (Hrsg) Hypoxie. Grundlagen und Klinik. Anaesthesiologie und Wiederbelebung, Bd 30 Springer, Berlin Heidelberg New York, S 95–101
26. Kettler D, Hellberg K, Klaess G, Kontokollias JS, Loos W, Vivie R de (1976) Hämodynamik, Sauerstoffbedarf und Sauerstoffversorgung des Herzens unter isovolämischer Hämodilution. Anaesthesist 25: 131–136
27. Kiel JW, Riedel GL, Shepherd AP (1989) Effects of hemodilution on gastric and intestinal oxygenation. Am J Physiol 256: 171–178
28. Kilian J, Meßmer K, Ahnefeld FW (Hrsg) (1987) Schock. Klinische Anästhesiologie und Intensivtherapie, Bd 33. Springer, Berlin Heidelberg New York Tokyo, S 175
29. Klövekorn WP (1990) Die myokardiale Sauerstoffversorgung unter Hämodilution bei herzgesunden und chirurgischen Patienten. Infusionstherapie [Suppl 2] 17: 24–27
30. Kuo L, Pittman RN (1988) Effect of hemodilution on oxygen transport in arteriolar networks of hamster striated muscle. Am J Physiol 254: 331–339
31. Leone BJ, Spahn DR, Mc Rae RL, Smith LR (1990) Effects of hemodilution and anesthesia on regional function of compromised myocardium. Anesthesiology 73/3A: A596
32. Levine E, Rosen A et al. (1990) Physiologic effects of acute anemia: Implications for a reduced transfusion trigger. Transfusion 30: 11–14
33. Ley K, Gaehtgens P (1987) Mikrozirkulationsstörungen im Schock. In: Kilian J, Meßmer K, Ahnefeld FW (Hrsg) Schock. Klinische Anästhesiologie und Intensivtherapie, Bd 33. Springer, Berlin Heidelberg New York Tokyo, S 19–36
34. Lindbom L, Mirhashemi S, Intaglietta M, Arfors KE (1988) Increase in capillary blood flow and relative haematocrit in rabbit skeletal muscle following acute normovolaemic anaemia. Acta Physiol Scand 134: 503–512
35. Lipowsky HH, Firrell JC (1986) Microvascular hemodynamics during systemic hemodilution and hemoconcentration. Am J Physiol 250: 908–922
36. Lund N, Jacobsson L, Lewis DH (1980) Effect of normovolemic hemodilution on skeletal muscle oxygen pressure fields in atherosclerotic mini-pigs. Preliminary report. Eur Surg Res 12: 79–86
37. Lundsgaard-Hansen P (1979) Hemodilution – new clothes for an anemic emperor. Vox Sang 36: 321–336
38. Lundsgaard-Hansen P (1990) Safety of modern transfusion practice. Curr Opinion Anaesth 3: 269–274

39. Lundsgaard-Hansen P, Doran JE, Blauhut B (1989) Is there a generally valid, minimum acceptable hemoglobin level? Infusionstherapie 16: 167–175
40. Martin E (1988) Hämodilution. Round table Diskussion. Klin Wochenschr [Suppl XV] 66: 40–56
41. Maruyama M, Shimoji K, Ichikawa T, Hashiba M, Naito E (1985) The effects of extreme hemodilutions on the autoregulation of cerebral blood flow, electroencephalogram and cerebral metabolic rate of oxygen in the dog. Stroke 16: 675–679
42. Mathru M, Kleinman B, Dries D, Blakeman B, Zecca A (1990) Myocardial adaptation during extreme hemodilution in humans. Anesthesiology 73/3A: A236
43. Mertzlufft FO (1988) Normalwerte der arteriellen O_2-Konzentration. In: Zander R, Mertzlufft FO (Hrsg) Der Sauerstoff-Status des arteriellen Blutes. Karger, Basel, S 227–236
44. Messmer K (1973) Die Sauerstoffversorgung bei Blutersatz durch Kolloidlösung. Infusionstherapie (Sonderheft) 1: 15–19
45. Messmer K (1981) Compensatory mechanismus for acute dilutional anemia. Bibl Haematol 47: 31–42
46. Messmer K (1987) Acceptable hematocrit levels in surgical patients. World J Surg 11: 41–46
47. Messmer K (1988) Therapiebedürftige Grenzwerte akuter Änderungen der Hämoglobin-Konzentration. In: Zander R, Mertzlufft FO (Hrsg) Der Sauerstoff-Status des arteriellen Blutes. Karger, Basel, S 165–171
48. Messmer K, Kreimeier U, Intaglietta M (1986) Present state of intentional hemodilution. Eur Surg Res 18: 254–263
49. Mirhashemi S, Messmer K, Arfors KE, Intaglietta M (1987) Microcirculatory effects of normovolemic hemodilution in skeletal muscle. Int J Microcirc Clin Exp 6/4: 359–365
50. Mirhashemi S, Messmer K, Intaglietta M (1987) Tissue perfusion during normovolemic hemodilution investigated by a hydraulic model of the cardiovascular system. Int J Microcirc Clin Exp 6/2: 123–136
51. Neuhof H (1990) Determinants and control parameters of oxygen supply and oxygen consumption. In: Wendt M, Lawin P (eds) Oxygen transport in the critically ill patient. Springer, Berlin Heidelberg New York Tokyo, p 153–167
52. Nöldge GF, Priebe HJ, Schmidt M, Kopp KH, Geiger K (1990) Effects of isoflurane on splanchnic oxygenation during normovolemic hemodilution. Anesthesiology 73/3A: A546
53. Nöldge GF, Priebe HJ, Buttler K-J, Müller W, Armbruster K, Geiger K (1990) Does severe normovolemic hemodilution adversely affect splanchnic oxygenation? Anesthesiology 73/3A: A609
54. Nunn JF (ed) (1987) Applied respiratory physiology, 3rd edn. Butterworth, London, pp 235–283
55. Owings DV, Kruskall MS, Thurer RL, Donovan LM (1963) Autologous blood donations prior to elective cardiac surgery. JAMA 262/14: 1963–1968
56. Parsloe MRJ, Wyld R, Fox M, Reilly CS (1990) Silent myocardial ischaemia in a patient with anaemia before operation. Br J Anaesth 64: 634–637
57. Pichlmayr I, Coburg AJ, Pichlmayr R (1976) Spezielle Gesichtspunkte zur Narkoseführung bei akut hämodiluierten Patienten. Anaesthesist 25: 156–160
58. Quintin L, Viale JP, Annat G, Butin E, Hoen JP, Cottet-Eymard JM, Motin J (1990) Mass spectrometric measurement of oxygen uptake in the post-operative period of major abdominal surgery: Effect of clonidine. Anesthesiology 73/3A: A252
59. Race D, Dedichen H, Schenk WE (1967) Regional blood flow during dextrane induced normovolaemic hemodilution in dog. J Thorac Cardiovasc Surg 53: 578–586
60. Reinhart K (1988) Zum Monitoring des Sauerstofftransportsystems. Anaesthesist 37: 1–9
61. Reinhart K, Eyrich K (eds) (1989) Clinical aspects of O_2 transport and tissue oxygenation. Springer, Berlin Heidelberg New York Tokyo
62. Rooney M, Wat S, Hirsch L, Mathru M, Rao T (1990) Cardiac output and its distribution in dogs hemodiluted with 5% albumin or 10% hemoglobin. Anesthesiology 73/3A: A659
63. Rosberg B, Wulff K (1979) Regional blood flow in normovolaemic and hypovolaemic haemodilution. An experimental study. Br J Anaesth 51: 423–430

64. Rubin JR, Labadie E, Anderson G, Persky J, Goldstone J (1988) Effect of hemodilution on brain tissue during global ischemia. Ann Vasc Surg 2: 127–132
65. Schmid-Schoenbein H, Rieger H (1981) Why hemodilution in low flow states? Bibl Haematol 47: 99–121
66. Schmid-Schoenbein H, Rieger H (1983) Isovolemic hemodilution as a functional therapy of decompensated arteriosclerotic stenoses of the femoral, cerebral and ophthalmic artery. Ric Clin Lab [Suppl 3] 13: 29–52
67. Schneider P, Wendt M (1988) Hämodilution bei reduzierter O_2-Transportkapazität. In: Bormann v. B, Schleinzer W (Hrsg) Hämodilution und autologe Transfusionsmethoden. Klin Wochenschr [Suppl 15 III] 66: 30–36
68. Shah DM, Prichard MN, Newell JC, Karmody AM, Scovill WA, Powers SR (1980) Increased cardiac output and oxygen transport after intra-operative isovolemic hemodilution. A study in patients with peripheral vascular disease. Arch Surg 115/5: 597–600
69. Shelly MP, Nightingale P, Mortimer AJ, Edwards JD (1990) Oxygen delivery and uptake in critically ill survivors and non-survivors. Intensive Care Med 16/7: A483 (3)
70. Shoemaker WC (1990) Oxygen transport measured by tissue perfusion in high-risk surgical patients. In: Wendt M, Lawin P (eds) Oxygen transport in the critically ill patient. Springer, Berlin Heidelberg New York Tokyo, p 145–152
71. Shoemaker WC, Apple PL, Kram HB (1988) Tissue oxygen debt as a determinant of lethal and nonlethal postoperative organ failure. Crit Care Med 16/11: 1117–1120
72. Shoemaker WC, Appel PL, Kram HB (1990) Measurement of tissue perfusion by oxygen transport patterns in experimental shock and in high-risk surgical patients. Intensive Care Med [Suppl 2] 16: 135–144
73. Staedt U, Hütt M, Herrmann B, Seufzer U, Leweling H (1989) Einfluß einer Hämodilution mit 10 %iger Hydroxyäthylstärkelösung (MW 200 000/0,5) auf die Fließeigenschaften des Blutes, die arteriellen Blutgase und den konjunktivalen Sauerstoffpartialdruck bei Patienten mit Hirninfarkt. Infusionstherapie 16 No 3: 107–112
74. Sproule BJ, Mitchell JH, Miller WF (1960) Cardiopulmonary physiological responses to heavy exercises and patients with anaemia. J Clin Invest 39: 378–388
75. Sunder-Plassmann L, Messmer K (1979) Akute präoperative Hämodilution. Chirurg 50: 410–416
76. Sunder-Plassmann L, Klövekorn WP, Messmer K (1976) Präoperative Hämodilution: Grundlagen, Adaptationsmechanismen und Grenzen klinischer Anwendung. Anaesthesist 25: 124–130
77. Thews G (1969) Physiologie des Sauerstofftransportes und Pathophysiologie der Gewebshypoxie. In: Frey R, Halmágyi M, Lang K, Thews G (Hrsg) Hypoxie. Grundlagen und Klinik. Anaesthesiologie und Wiederbelebung, Bd 30. Springer, Berlin Heidelberg New York, S 1–11
78. Van der Linden P, Engelman E, Gilbart E, Paques P, Simon C, Vincent JL (1990) Effects of hematocrit on O_2 tissue extraction capabilities. Anesthesiology 73/3A: A640
79. Vara-Thorbeck R, Guerrero-Fernandez-Marcote JA (1985) Hemodynamic response of elderly patients undergoing major surgery under moderate normovolaemic hemodilution. Eur Surg Res 17: 372–376
80. Wendt M, Hachenberg T, Brooke M, Schlüter E (1990) Pharmakological limitations of oxygen transport. In: Wendt M, Lawin P (eds) Oxygen transport in the critically ill patient. Springer, Berlin Heidelberg New York Tokyo, p 137–143
81. Zander R (1990) Der arterielle Sauerstoff-Status als limitierender Faktor einer Hämodilution. Infusionstherapie [Suppl 2] 17: 20–23
82. Zander R (1988) Berechnung der arteriellen O_2-Konzentration. In: Zander R, Mertzlufft FO (Hrsg.) Der Sauerstoff-Status des arteriellen Blutes. Karger, Basel, S 201–206
83. Zander R (1988) Therapiebedürftige Grenzwerte akuter und chronischer Änderungen der arteriellen O_2-Konzentration. In: Zander R, Mertzlufft FO (Hrsg) Der Sauerstoff-Status des arteriellen Blutes. Karger, Basel, S 233–235
84. Zander R, Mertzlufft FO (Hrsg) (1988) Der Sauerstoff-Status des arteriellen Blutes. Karger, Basel
85. Zschiedrich H (1988) Therapiebedürftige Grenzwerte chronischer Änderungen der Hämoglobin-Konzentration. In: Zander R, Mertzlufft FO (Hrsg) Der Sauerstoff-Status des arteriellen Blutes. Karger, Basel, S 172–182

Kardiovaskuläre Risiken
von „fremdblutsparenden Methoden"

W. P. Klövekorn

Einleitung

Unter der Voraussetzung eines adäquaten zirkulierenden Blutvolumens (Normovolämie) verfügt der gesunde Organismus über verschiedene Kompensationsmechanismen, um unter Hämodilution in einem weiten Hämatokritbereich eine ausreichende O_2-Versorgung des Körpers voll zu gewährleisten.

Bei der Betrachtung der hierbei wirksamen Kompensationsmechanismen spielen kardiale Funktionsänderungen durch ihren Einfluß auf den Gesamtkreislauf und die Mikrozirkulation eine zentrale Rolle. Die entscheidenden kardialen Adaptationsvorgänge während der Hämodilution sind der Anstieg des Herzzeit- bzw. Schlagvolumens und die Zunahme der Koronardurchblutung.

Um die Grenzen dieser Kompensationsmechanismen genauer definieren zu können, wurden im Tierversuch und bei kardiochirurgischen Patienten Untersuchungen von Hämodynamik (Ventrikel-, Vorhof-, Pulmonalarterien- und Aortendrücke, Aorten- und Koronarfluß) und myokardialer O_2-Versorgung (pO_2-Elektroden, intrakapilläre Hämoglobinspektrophotometrie) vor und nach isovolämischer Hämodilution durchgeführt.

Veränderungen von Herzzeitvolumen und Koronardurchblutung

Vereinfacht dargestellt, resultiert die O_2-Transportkapazität (O_2TK) des zirkulierenden arteriellen Blutes aus dem Produkt von Herzzeitvolumen · Hämoglobinkonzentration · Sättigung. Da die arterielle O_2-Sättigung (SO_2) durch die Hämodilution nicht beeinflußt wird, ist die entscheidende Kompensationsgröße für den Abfall der Hämoglobinkonzentration (Hb_{konz}) der Anstieg des Herzzeitvolumens (HZV):

$$\text{Hämodilution: } O_2\text{TK} = \text{HZV} \uparrow \cdot Hb_{konz} \downarrow \cdot SO_2 \updownarrow$$

Gleiches gilt für die O_2-Transportkapazität der Koronarzirkulation (*KBF* Koronarblutfluß):

$$\text{Hämodilution: koronare } O_2\text{TK} = \text{KBF} \uparrow \cdot Hb_{konz} \downarrow \cdot SO_2 \updownarrow$$

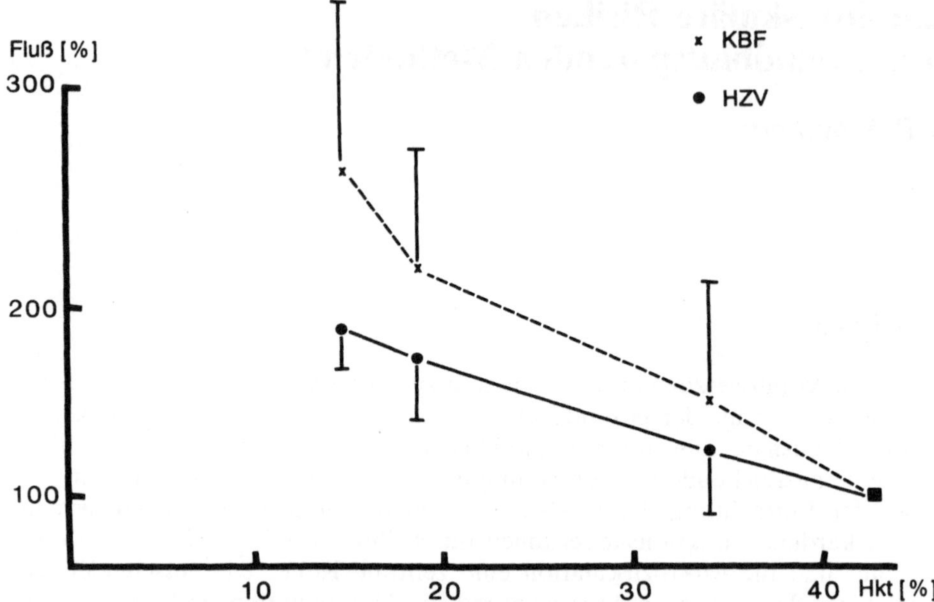

Abb. 1. Das Verhalten von Koronarblutfluß (KBF) und Herzzeitvolumen (HZV) während Hämodilution (Veränderungen in % des Ausgangswertes)

Hier kann der Abfall der Hämoglobinkonzentration durch einen Anstieg der Koronardurchblutung (Koronarreserve) kompensiert werden. Das Verhalten von Herzzeitvolumen und Koronardurchblutung während Hämodilution zeigt die Abb. 1. Hierbei fällt auf, daß der prozentuale Anstieg der Koronardurchblutung wesentlich stärker ist als die Zunahme des Herzzeitvolumens. Aus dieser Tatsache resultiert ein ganz entscheidender Unterschied für die O_2-Transportkapazität der Koronarzirkulation im Vergleich zu der des Gesamtorganismus. Während es für die O_2-Transportkapazität des Körpers in der Initialphase der Hämodilution zu einem Anstieg über den Ausgangswert kommt, fällt dieser bei weiter zunehmender Blutverdünnung progredient ab. Im Gegensatz dazu zeigt die koronare O_2-Transportkapazität zwar keinen initialen Anstieg, dafür bleibt sie jedoch über den gesamten Hämatokritbereich nahezu konstant (Abb. 2).

Ein völlig anderes Verhalten zeigen Körper- und Koronar-O_2-Transportkapazität bei Vorliegen einer signifikanten Koronarstenose, welche zur Erschöpfung der Koronarreserve geführt hat, wodurch eine Steigerung der Koronardurchblutung während der Hämodilution weitgehend verhindert wird. Unter diesen Bedingungen ist das Herz nicht in der Lage, das Schlagvolumen und damit das Herzzeitvolumen ausreichend zu steigern, und es kommt zu einer lebensbedrohlichen Abnahme der O_2-Transportkapazität sowohl des Gesamtkreislaufs wie auch der Koronarzirkulation (Abb. 3). Hieraus resultiert sehr schnell eine zunehmende Schocksymptomatik mit Blutdruckabfall, Rhythmusstörungen, Gewebehypoxie und Kammerflimmern.

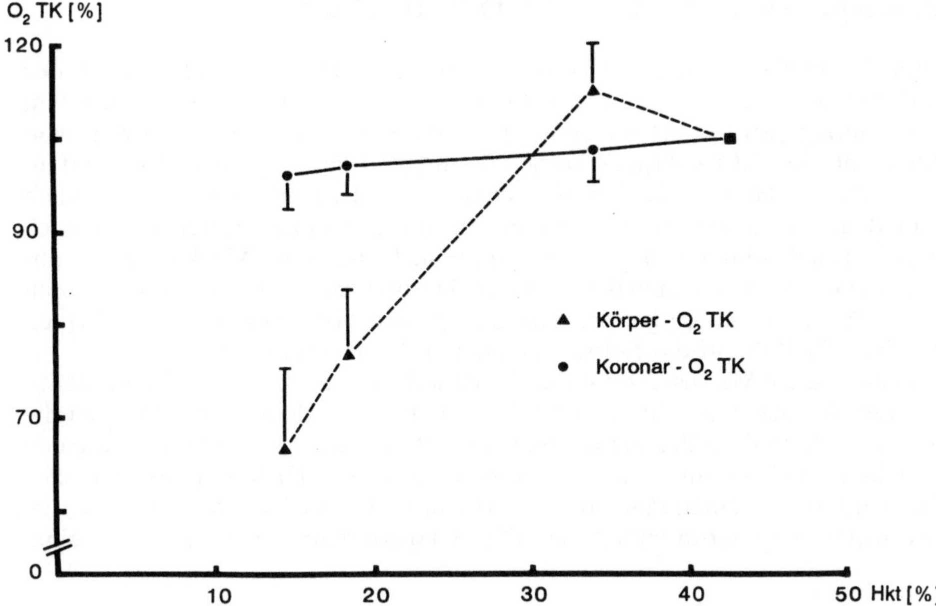

Abb. 2. Das Verhalten von systemischer und koronarer O$_2$-Transportkapazität (Körper-O$_2$TK, Koronar-O$_2$TK) während Hämodilution (Veränderungen in % des Ausgangswertes)

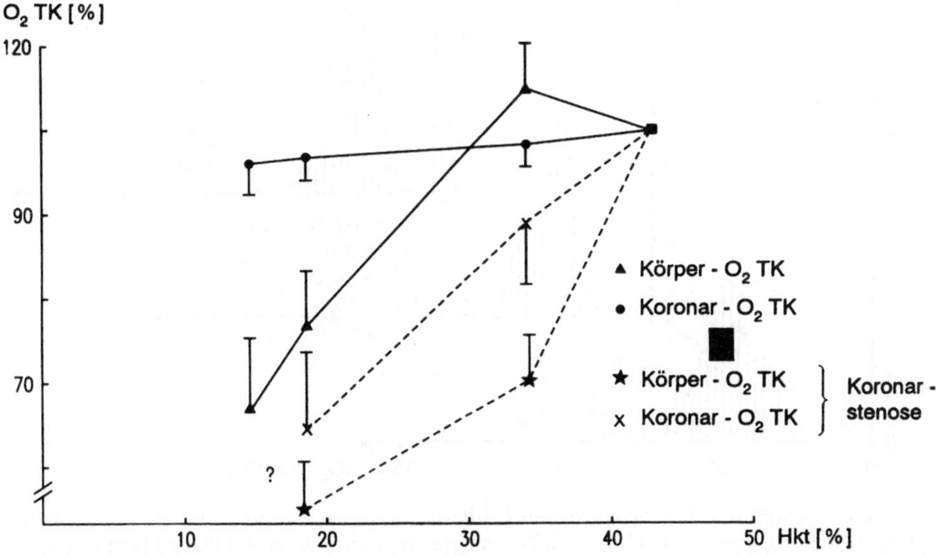

Abb. 3. Das Verhalten von systemischer und koronarer O$_2$-Transportkapazität (Körper-O$_2$TK, Koronar-O$_2$TK) während Hämodilution. Die durchgezogene Linie zeigt das Verhalten bei ungestörter Koronarzirkulation, die gestrichelte Linie zeigt das Verhalten bei Vorliegen einer kritischen Koronarstenose (Veränderungen in % des Ausgangswertes)

Veränderungen des myokardialen O_2-Partialdrucks

Unter Normalbedingungen (arterieller Blut-pO_2 80–90 mmHg)[1] liegt der O_2-Partialdruck im Myokard des linken Ventrikels in einem Bereich von 25–60 mmHg (Mittelwert 48 mmHg). Senkt man den Hämatokritwert von 42,5 % auf 18,6 % bzw. 14,8 %, so fällt der myokardiale O_2-Partialdruck auf im Mittel 30,0 mmHg bzw. 27,7 mmHg ab (Abb. 4). Er liegt damit zwar deutlich unter dem Ausgangswert, ist aber immer noch in einem Bereich, der auch unter Normalbedingungen vorkommen kann. Hypoxische Myokardareale mit O_2-Partialdrücken zwischen 0 und 10 mmHg sind nicht nachweisbar. Ein Abfall des O_2-Partialdrucks in der von uns gemessenen Größenordnung hat keinen negativen Einfluß auf die Leistungsfähigkeit des Herzmuskels.

Unabdingbare Voraussetzung hierfür ist jedoch, daß keinerlei Beeinträchtigung der Koronardurchblutung besteht. Um dieses zu demonstrieren, zeigt die Abb. 5 das Verhalten der myokardialen O_2-Partialdrücke in 3 Gewebearealen des linken Ventrikels unter Normalbedingungen (obere Histogramme) und nach Hämodilution auf einen Hämatokritwert von 15 % (mittlere Histogramme) bei ungestörter Koronardurchblutung. Die 3 Histogramme der unteren Reihe,

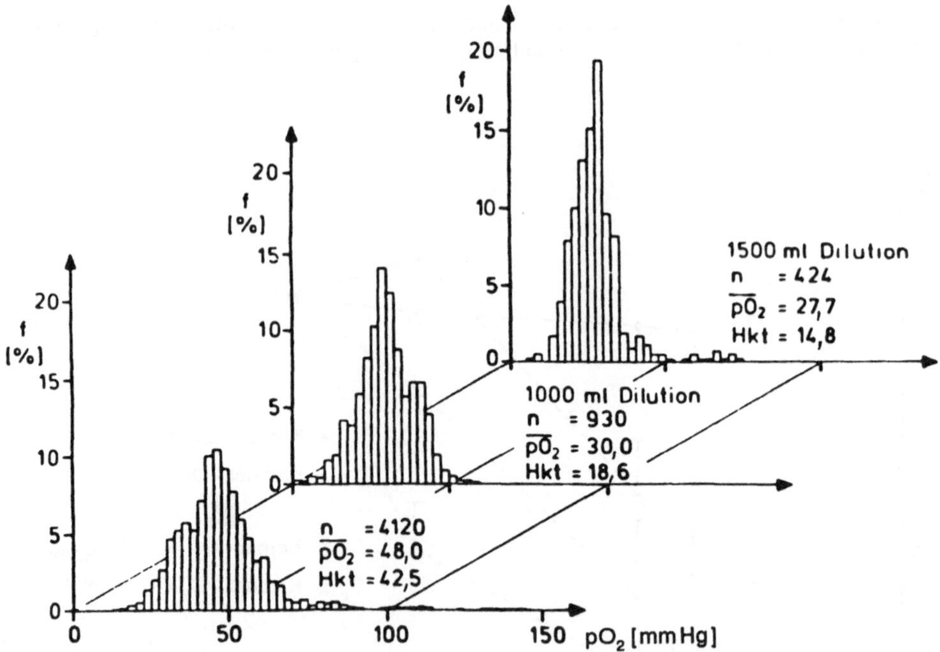

Abb. 4. Das Verhalten des myokardialen O_2-Partialdrucks während Hämodilution; *unteres Histogramm* Ausgangswert bei Hkt 42,5 %; *mittleres Histogramm* nach 1 000 ml Blutaustausch bei Hkt 18,6 %; *oberes Histogramm* nach 1 500 ml Blutaustausch bei Hkt 14,8 % (*pO_2* myokardialer O_2-Partialdruckmittelwert in mmHg)

---

[1] 1 mmHg = 133,322 Pa.

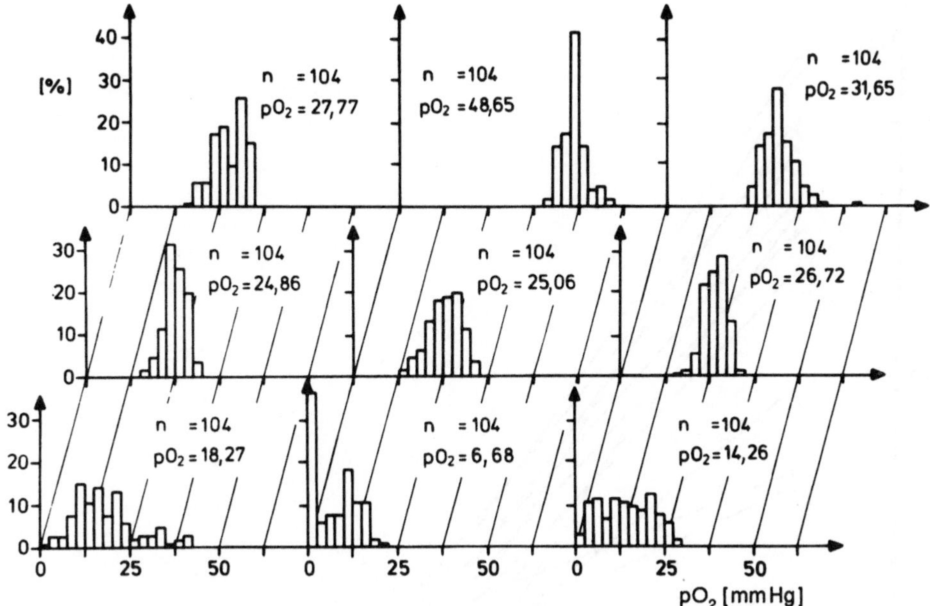

Abb. 5. Das Verhalten des myokardialen O₂-Partialdrucks während Hämodilution. Messungen an jeweils 3 Arealen des linken Ventrikels; *obere Histogramme* Ausgangswert bei Hkt 38,9 %; *mittlere Histogramme* nach Hämodilution auf einen Hkt 15,0 % bei ungestörter Koronarzirkulation; *untere Histogramme* unter identischer Hämodilution, jedoch bei Vorliegen einer kritischen Koronarstenose (pO₂ s. Abb. 4)

welche das Auftreten einer schweren Myokardhypoxie dokumentieren, sind unter dem gleichen Hämodilutionszustand wie die 3 mittleren Histogramme gemessen worden, nur war hier die Koronardurchblutung durch eine kritische Koronarstenose limitiert worden. Es zeigt sich, daß die Hämodilution per se nicht zur Myokardhypoxie führt, solange die Koronardurchblutung unbehindert gesteigert werden kann.

Ein interessanter Nebenbefund ist das unterschiedliche Verhalten des myokardialen O₂-Partialdrucks vor und nach Hämodilution in Abhängigkeit von der Höhe des Ausgangs-O₂-Partialdrucks eines Myokardareals vor der Hämodilution. Dabei findet man, wie die Abb. 6 zeigt, daß Myokardareale mit einem hohen Ausgangswert einen wesentlich stärkeren Abfall des O₂-Partialdrucks während der Hämodilution aufweisen als solche mit einem relativ niedrigen Ausgangswert – gleichzeitig kommt es zu einer signifikanten Abnahme der Streuung der O₂-Partialdruckwerte. Ursächlich hierfür scheint eine dilutionsbedingte Umverteilung der Mikrozirkulation zu sein, die eine homogenere Gewebeperfusion bewirkt, wobei zusätzlich ein zu starkes Absenken des O₂-Partialdrucks in Arealen mit niedrigen Ausgangswerten vermieden wird, was auf Kosten von Bereichen mit höheren Ausgangswerten erfolgt.

Patienten mit einer koronaren Herzkrankheit sind nicht in der Lage, von diesem Regelmechanismus zu profitieren. Mit Hilfe der aortokoronaren Bypassoperation kann man jedoch die myokardiale O₂-Versorgung völlig

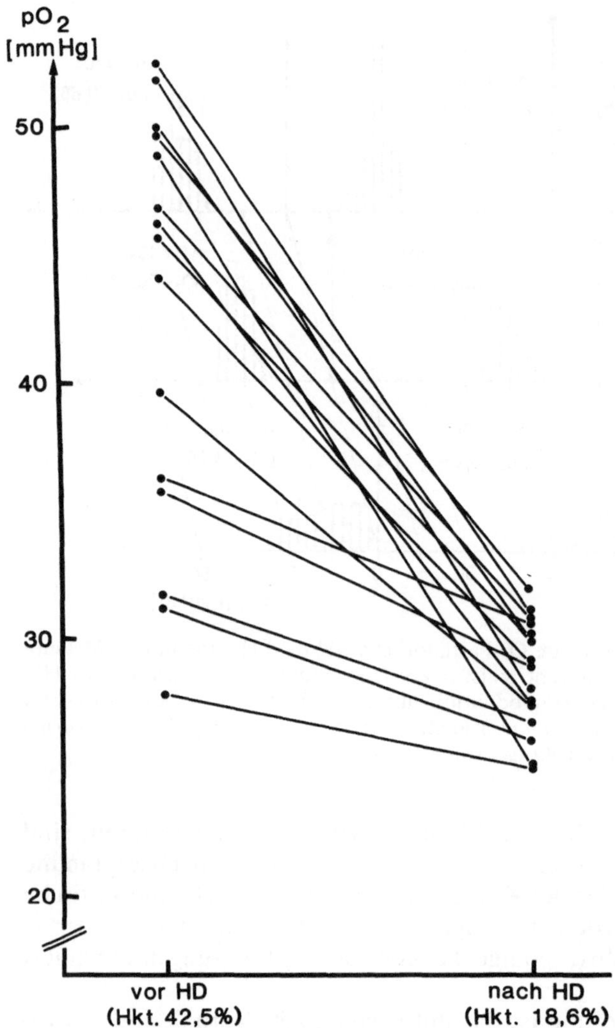

Abb. 6. Das Verhalten des myokardialen O_2-Partialdrucks vor und nach Hämodilution (HD) auf einen Hkt von 18,6 %. Dargestellt sind die Mittelwerte von 15 Arealen an der Vorderwand des linken Ventrikels (Erläuterungen siehe Text)

normalisieren. Bei Messungen an jeweils 6 Myokardarealen des linken Ventrikels von Patienten mit KHK vor und nach Revaskularisation der stenosierten Koronarabschnitte konnten wir zeigen (Abb. 7), daß durch diesen Eingriff die präoperativ stark eingeschränkte myokardiale O_2-Versorgung (Kurve 1) nach Revaskularisation trotz einer im Vergleich zu präoperativ deutlich geringeren Hämoglobinkonzentration des Blutes völlig normalisiert wird (Kurve 2). Die beiden in den oberen 2 Kurvenpaaren der Abb. 7 dargestellten intrakapillären Sättigungsverteilungen zeigen gleichzeitig, daß bei Patienten mit KHK präoperativ durchaus auch Myokardbereiche mit einer normalen O_2-Versorgung

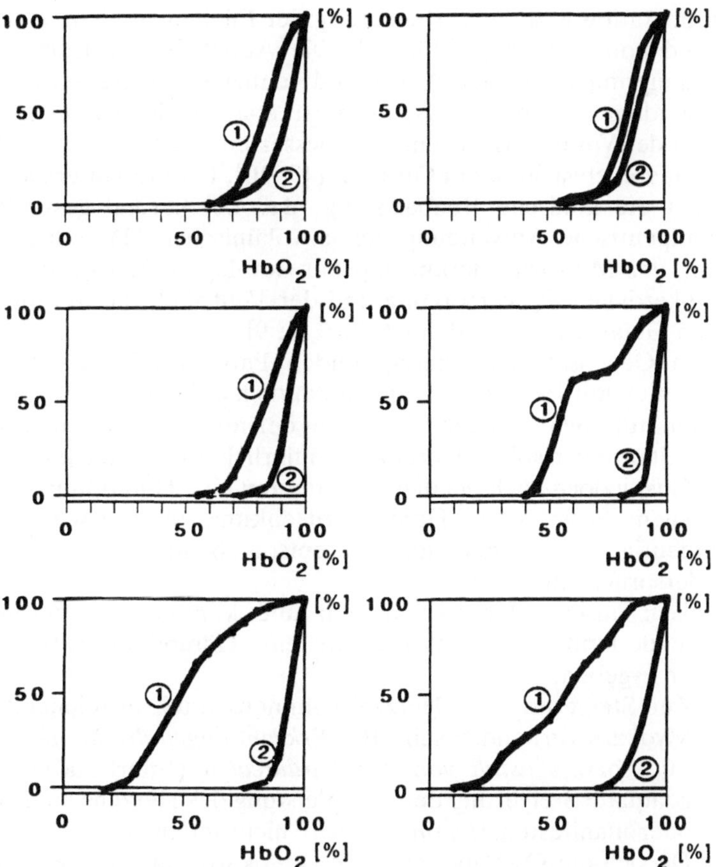

Abb. 7. Intraoperative Messungen der myokardialen O_2-Versorgung (intrakapilläre Hämoglobin-O_2-Sättigung) bei Patienten mit koronarer Herzkrankheit vor (*Kurve 1*) und nach (*Kurve 2*) aortokoronarer Bypassoperation. Die Messungen erfolgten an 6 Myokardarealen im Bereich der Vorderwand des linken Ventrikels (*HbO₂* % intrakapilläre Hämoglobinsättigung in % – im Diagramm dargestellt sind die %-Anteile der jeweiligen Sättigungswerte)

gefunden werden können (Kurve 1). Eine wesentliche postoperative Änderung der Befunde ist in diesen Myokardarealen natürlich nicht zu erwarten, was durch die entsprechenden Messungen nach der Operation (Kurve 2) bestätigt wird.

Schlußfolgerungen und Empfehlungen

Unsere Untersuchungen bei isovolämischer Hämodilution haben gezeigt, daß die O_2-Versorgung und der Funktionszustand des normalen Myokards mit intakter Koronarreserve bis zu einem Hämatokritwert von etwa 20 % nicht gefährdet werden. Der verminderte O_2-Gehalt des verdünnten Blutes wird durch die Zunahme des Koronarflusses, ausgelöst durch eine reaktive Koronardilatation und die Verbesserung der Fließeigenschaften des Blutes, ausreichend kompensiert [5, 10, 11]. Die Abnahme der Blutviskosität senkt die Eingangsimpedanz der Aorta und reduziert so die externe Herzarbeit [2]. Außerdem erreicht die O_2-Transportkapazität des Blutes im Gesamtkreislauf unter der Voraussetzung einer verbesserten Mikrozirkulation bei einem Hämatokrit von etwa 30 % ein Optimum [9, 10]. Unsere Untersuchungen bestätigen damit die klinische Beobachtung, daß bei kardial gesunden Patienten die therapeutische Anwendung der isovolämischen Hämodilution zur Verbesserung der Mikrozirkulation und zur autologen Bluttransfusion bezüglich der myokardialen O_2-Versorgung und der Ventrikelfunktion mit keinen wesentlichen Gefahren verbunden ist [2, 6, 7, 9].

Im Gegensatz zum herzgesunden Patienten ist die Anämietoleranz bei Patienten mit Herzerkrankungen deutlich eingeschränkt, so daß eine Hämodilution nur nach genauer Abklärung der noch vorhandenen Kompensationsfähigkeit erfolgen sollte. Unter kontinuierlicher Überwachung von Blutdruck und EKG ist jedoch auch bei diesen Patienten eine Hämodilution möglich [1, 8]. In welchem Ausmaß eine Hämatokritsenkung toleriert wird, ist bis heute nicht eindeutig voraussagbar, und die entsprechenden Befunde sind z. T. äußerst widersprüchlich [3, 4].

Nach unseren Untersuchungen und klinischen Erfahrungen haben sich folgende limitierende Faktoren für eine Hämodilution bei herzkranken Patienten ergeben:

1. Zur Steigerung des Herzzeitvolumens muß ausreichend funktionsfähiges Myokard vorhanden sein. Bei *Erkrankungen des Myokards* (Kardiomyopathie) bzw. *Ausfall von Myokardarealen* (Infarktnarben) ist jedoch eine adäquate Steigerung der Pumpleistung des Herzens aufgrund einer latenten oder manifesten *Herzinsuffizienz* nicht möglich.

2. Da sich die O_2-Versorgung des Myokards aus dem Produkt Koronarfluß · Hämoglobinkonzentration ergibt, ist die bei Vorliegen einer Anämie maximal erreichbare Herzzeitvolumensteigerung durch die Koronarreserve begrenzt. Daraus folgt, daß *Erkrankungen des Koronarsystems* (Koronarstenose, KHK, Koronarspasmus) die Anämietoleranz einschränken.

3. *Erkrankungen von Herzklappen* und eine daraus resultierende *Myokardhypertrophie* mit Anstieg der Drücke in den Herzhöhlen gehen mit einem erhöhten O_2-Verbrauch des Myokards einher und führen zur Verminderung der Anämietoleranz. Bei einer höhergradigen Aortenstenose verhindert die Einengung der Ausflußbahn des linken Ventrikels eine Steigerung des Schlagvolumens nahezu vollständig. Wegen der zusätzlich meist vorliegenden Myokardhypertrophie und -dilatation sind diese Patienten ganz besonders gefährdet.

Man kann daher für die Anwendung von fremdblutsparenden Methoden bei Patienten mit einer Herzerkrankung folgende Empfehlungen geben:

Liegt einer der oben genannten Risikofaktoren vor, muß vor Anwendung dieser Methoden eine möglichst genaue Diagnostik der kardialen Situation (Belastungs-EKG, UKG, Herzkatheter) erfolgen. Dabei stellt der Nachweis einer *manifesten* Myokard- bzw. Koronarinsuffizienz eine Kontraindikation für diese Methoden dar. Bei *latenter* kardialer Leistungseinschränkung (EF > 50 %, EKG ohne Ischämiezeichen) können diese Methoden eingesetzt werden, wobei eine möglichst genaue Überwachung der Herz- und Kreislauffunktion (EKG, Blutdruck) erfolgen sollte. Kommt es dennoch zu kardialen Problemen (EKG-Veränderungen, Tachykardien, RR-Abfall), so haben unsere klinischen Erfahrungen gezeigt, daß durch die sofortige Retransfusion des entnommenen Eigenblutes fast immer eine rasche Normalisierung der kardialen Situation erreicht werden kann.

Literatur

1. Bormann B von, Boldt J, Kling D, Weiler B, Scheld HH, Hempelmann G (1987) Kombinierte Autotransfusion in der Herzchirurgie. Anwendung der akuten normovolämischen Hämodilution bei koronarer Herzkrankheit. Dtsch Med Wochenschr 112: 1887–1892
2. Hagl S, Heimisch W, Meisner H, Erben R, Baum M, Mendler N (1977) The effect of hemodilution on regional myocardial function in the presence of coronary stenosis. Basic Res Cardiol 72: 344–364
3. Hallowell P, Bland JH, Buckley MJ (1972) Transfusion of fresh autologous blood for open heart surgery: A method for reducing bank blood requirements. J Thorac Cardiovasc Surg 64: 941–946
4. Johnson WD, Flemma RJ, Lepley D (1969) Extended treatment of severe coronary artery disease. A total surgical approach. Ann Surg 170: 460–464
5. Klövekorn WP (1990) Die myokardiale Sauerstoffversorgung unter Hämodilution bei herzgesunden und -chirurgischen Patienten. Intensivtherapie [Suppl 2] 17: 24–27
6. Klövekorn WP, Laks H, Pilon RN, Anderson WP, MacCallum JR, Moore FD (1973) Effect of acute hemodilution in man. Eur Surg Res 5: 27
7. Klövekorn WP, Pichlmaier H, Ott E, Bauer H, Sunder-Plassmann L, Messmer K (1974) Akute präoperative Hämodilution – eine Möglichkeit zur autologen Bluttransfusion. Chirurg 45: 452–458
8. Klövekorn WP, Richter J, Sebening F (1981) Hemodilution in coronary bypass operations. Bibl Haematol 47: 297–302
9. Laks H, Pilon RN, Klövekorn WP, Anderson WP, MacCallum JR, O'Connor NE (1974) Acute hemodilution: Its effect on hemodynamics and oxygen transport in anesthetized man. Ann Surg 180: 103–109
10. Messmer K, Sunder-Plassmann L, Klövekorn WP, Holper K (1972) Circulatory significance of hemodilution. Rheological changes and limitations. Adv Microcirc 4: 1–77
11. Tuma RF, White JV, Messmer K (1989) The role of hemodilution in optimal patient care. Zuckschwerdt, München, pp. 1–146

Künstliche und biologische Volumenersatzlösungen

H. Bergmann

Das Thema „Volumenersatzlösungen" unter dem Aspekt blutsparender Methoden abzuhandeln, bedarf der initialen Feststellung, daß wir von dieser Stoffgruppe selektive Volumeneffekte ohne jegliche O_2-Übertragungsvalenzen zu erwarten haben. Daraus ergeben sich zwanglos grundsätzliche gedankliche Beziehungen zum schon besprochenen kritischen Hämatokrit.

Unter dem Begriff *künstliche Volumenersatzlösungen* werden dabei die *körperfremden Kolloide* Gelatine, Dextran und Hydroxyäthylstärke, also die Plasmaersatzmittel im engeren Sinne, zu verstehen sein; als *biologische Volumenersatzlösungen* bezeichnen wir die *körpereigenen Kolloide* Humanalbumin, die pasteurisierte Plasmaproteinlösung PPL und die Serumkonserve. „Fresh frozen plasma" – und das kann mit Nachdruck schon an dieser Stelle ausgesprochen werden – ist nicht als primäre Volumenersatzlösung, sondern als Gerinnungspräparat anzusehen, dem auch ein Volumeneffekt anhaftet.

Kolloide sind leimähnliche Systeme mit Teilchen von 1–100 nm Durchmesser, die entweder als Makromoleküle oder als Aggregate kleinerer Moleküle vorliegen. Kolloidale Infusionslösungen setzen sich aus dem in Überschuß vorhandenen Dispersionsmittel Wasser, aus den kolloiden Teilchen in kolloiddisperser Verteilung als disperse Phase und aus sonstigen Bestandteilen wie etwa Elektrolyten, Gerinnungsfaktoren, Immunglobulinen und Kohlenhydraten zusammen. An *physiologischen Anforderungen*, die an körperfremde Kolloide gestellt werden, sind zu nennen [11, 23]:

1. Die *Molekülgröße* bzw. das *Molekulargewicht* [34], welches als *Zahlenmittel* $\overline{M}n$, also als Zahlenmittelwert des Molekulargewichtes, den kolloidosmotischen Druck beeinflußt, der plasmaähnlich sein soll, und als Gewichtsmittel $\overline{M}w$, also als Durchschnittsmolekulargewicht, Beziehungen zur intravasalen Verweildauer und damit auch zusammen mit der Molekulargewichtsverteilung und der Molekularstruktur solche zum Volumeneffekt aufweist (die Differenz $\overline{M}w - \overline{M}n$ ist dabei als Ausdruck der Uneinheitlichkeit eines polydispersen Gemisches zu werten);
2. die *Elimination* des körperfremden Kolloids, von der verlangt wird, daß durch Abbau und glomeruläre Filtration eine ausreichende Ausscheidung zustande kommt und eine permanente Speicherung im Organismus vermieden wird;
3. die *Viskosität*, die ebenfalls derjenigen des Plasmas gleichen soll;
4. eine *gute Sterilisierbarkeit* und *Haltbarkeit* und schließlich
5. keine *Störung von Gerinnung* oder *Laboruntersuchungen*.

Im einzelnen soll nun eingegangen werden

- auf die verfügbaren *Arten der Kolloide,* wobei uns ein überaus vielfältiges und geradezu verwirrendes komplexes Angebot an Präparaten zur Verfügung steht,
- auf physikochemische Einzelheiten,
- auf die komplexen Indikationsbereiche für Plasmaersatzmittel,
- auf die Abgrenzung zum Humanalbumin,
- auf die Nebenwirkungen der Kolloide.

Arten der Kolloide

Körperfremde Kolloide

Gelatine

Die Gelatine wird als Abbauprodukt des Kollagens je nach Vernetzungsart mit Glyoxal zur Oxypolygelatine [8], mit Bernsteinsäureanhydrid zur modifizierten flüssigen Gelatine [59] und mit Diisocyanat zum harnstoffvernetzten Präparat [52].

Der klinisch genützte Bereich befindet sich in 3,0- bis 5,5%iger Kolloidkonzentration mit Molekulargewichten zwischen 30000 und 35000 (Tabelle 1).

Dextrane

Dextrane werden durch bakterielle Einwirkung auf Zuckersaft hergestellt. Im klinischen Bereich wird mit Molekulargewichtsmittelgrößen zwischen 40000

Tabelle 1. Verfügbare Präparate: Gelatine

Präparat	Hersteller	Kolloidkonzentration [%]
Haemaccel 35 (harnstoffvernetzt)	Behring	3,5
Gelifundol Gelifundol S (Oxypolygelatine)	Biotest	5,5
Gelafundin (MFG)	Braun	3,0
Gelofusin (MFG)	Haussmann	4,0
Physiogel (MFG)	Pharmazeutische Fabrik Hameln	4,0

$\overline{M}$w 30000–35000, Konzentration 3,0–5,5%, isotones NaCl oder Elektrolytlösung (auch 1,26% Sorbit) als Grundlage.

Tabelle 2. Verfügbare Präparate: Dextran

Höhermolekular ($\overline{M}$w 60 000–75 000)
überwiegend *6 %*, auch 10 %, vereinzelt niedrigere Konzentration (4,5 bzw. 1,8 %); Salvia, Braun (Onkovertin), Fresenius (Longasteril), Leopold (Elovol), Pfrimmer (Plasmafusin), Schiwa (Macrodex), Haussmann, Thomae (Thomaedex), Laevosan (Laevodex), Hormon-Chemie (Macrohorm) (NaCl oder Elektrolyte).

Niedermolekular ($\overline{M}$w 40 000)
fast nur 10 % (*hyperonkotisch*), nur 1mal 4 % (Pfrimmer), auch *NaCl-frei* (5 % Glukose, Fruktose, Sorbit) sowie hyperosmolare Kombination mit *20 % Sorbit*

und 70 000 und Kolloidkonzentrationen vornehmlich von 6–10 % gearbeitet (Tabelle 2).

Höhermolekulare Präparate werden von niedermolekularen Lösungen unterschieden; als Grundsubstanzen finden sich Kochsalz oder Elektrolyte, auch NaCl-freie und hyperosmolare Präparationen sind verfügbar.

Hydroxyäthylstärke (HÄS)

Die Hydroxyäthylstärke schließlich liegt bei Substitutionsgraden von 0,5 bis 0,7 großmolekular mit einem Molekulargewicht ($\overline{M}$w) von 450 000, mittelmolekular mit 200 000 und niedermolekular mit 40 000 vor und weist Kolloidgehalte von 3, 6 oder 10 % auf (Tabelle 3). Beim hochmolekularen Präparat ist die Differenz

Tabelle 3. Verfügbare Präparate: Hydroxyäthylstärke

Höhermolekular ($\overline{M}$w *450 000/0,7*)
6 % (= 60 g HÄS/l in NaCl oder Vollelektrolytlösung)

Varihes	Laevosan
Plasmasteril	Fresenius
Plasmafusin	Pfrimmer
Hespan	American Hospital
(hetastarch)	Supply (DCC)

Mittelmolekular ($\overline{M}$w *200 000*)
Substitutionsgrad meist 0,5, auch 0,62, Konzentration 3 %, 6 %, 10 %

Elohäst 6 %	Hormon-Chemie
HAES steril 3, 6, 10 %	Fresenius
Haemofusin 10 %	Pfrimmer
Expahes	Laevosan

Niedermolekular ($\overline{M}$w *40 000*)
Substitutionsgrad 0,5–0,55 Konzentration 6 %

Expafusin	Pfrimmer
Onkohäs	Braun

zwischen Gewichts- und Zahlenmittel als Ausdruck einer ausgeprägten Polydispersität besonders groß.

Körpereigene Kolloide

Humanalbumin

Unter den körpereigenen Kolloiden ist zunächst das Humanalbumin mit einem Molekulargewicht von 69 000 ($\overline{M}w = \overline{M}n$: Einheitlichkeit des Moleküls) und einem Reinheitsgrad von 95–98 % zu nennen. Albumin ist zu 60–70 % Träger des kolloidosmotischen Drucks, (40–45 g/l Albumin im Serum 16–18 mmHg, von 26–28 mmHg Gesamt-KOD), es liegt in 5%iger isoonkotischer bzw. in 20- oder 25%iger hyperonkotischer Form vor, hat isoonkotisch einen KOD von 20 mmHg, ist 25%ig isoviskös, weist eine langdauernde Verweildauer auf, ist hepatitissicher, blutgruppenunspezifisch und bis zu 5 Jahren lagerfähig.

Pasteurisierte Plasmaproteinlösung PPL

Die pasteurisierte Plasmaproteinlösung (PPL) hat einen Reinheitsgrad von 85 % Albumin, beinhaltet auch Globuline, liegt in 3,5- bzw. 5%iger Lösung vor und besitzt sonst alle schon genannten Eigenschaften des Humanalbumins.

Serumkonserve

Die Serumkonserve schließlich mit einem Proteingehalt von 5 % enthält alle Bestandteile des Serums, also auch Immunglobuline und Transportproteine und ist nach β-Propiolacton-UV-Vorbehandlung ebenfalls hepatitissicher, ist blutgruppenunspezifisch einsetzbar und ebenfalls jahrelang haltbar.

Physikochemische Eigenschaften

Nach Darstellung der verfügbaren Präparate soll nun zu einigen physikochemischen Eigenschaften der Plasmaersatzmittel Stellung genommen werden.

Molekulargewicht [34]

Das Molekulargewicht wird als bisher wesentlichstes Charakteristikum der Plasmaersatzmittel angesehen. Man unterscheidet ein Zahlenmittel ($\overline{M}n$) vom Gewichtsmittel ($\overline{M}w$). Das Zahlenmittel entspricht der Zahl der vorhandenen Moleküle und hat direkte Beziehung zur onkotischen Aktivität (KOD), das Gewichtsmittel (Molmassenmittel) ist gleich dem Gewicht der Moleküle und korreliert zusammen mit der Molekulargewichtsverteilung und der Molekularstruktur mit der intravasalen Verweildauer und dem Volumenfülleffekt, also dem Verhältnis Plasmavolumenzunahme zur zugeführten Volumenmenge. Die

Differenz $\overline{M}w$ - $\overline{M}n$ ist als Ausdruck der Uneinheitlichkeit eines polydispersen Gemisches zu werten.

Hydroxyäthylstärke (HÄS): Substitutionsgrad und -ort [44]

Hinsichtlich HÄS muß ferner auf die Korrelation des *Substitutionsgrades,* also des Anteils der substituierten Glukoseeinheiten an allen Glukoseeinheiten, mit der intravasalen Verweildauer hingewiesen werden. Es kommt ihm diesbezüglich mehr Bedeutung als dem Gewichtsmittel zu: die Eliminationshalbwertszeit nimmt mit zunehmendem Substitutionsgrad deutlich ab. Vom Substitutionsgrad unterscheidet sich die *molare Substitution* als Zahl der Hydroxyäthylgruppen in Mol im Verhältnis zu den Glukoseeinheiten in Mol [15]. Auch der *Substitutions-ort* (C_2, C_3, C_6) ist von Bedeutung: je nach Lokalisation kommt es nämlich zu einer verschiedenen Angreifbarkeit durch die körpereigenen Glykosidasen, was sich ebenfalls in der Verweildauer ausdrückt.

Schließlich wird der Meinung Ausdruck gegeben, daß eine Speicherung von HÄS im retikuloendothelialen System als physiologische Vorstufe eines Abbaues durch intrazelluläre Spaltung nach Phagozytose angesehen werden könnte. Bedeutung und Ausmaß einer solchen Speicherung können jedenfalls bislang nicht spezifisch festgelegt werden, man könne dabei auch von einer zellulären „Narbe" sprechen [56].

HÄS: Neues Einteilungsschema nach Substitutionsgrad

An die Verweildauer denkend, könnte man daher neben dem bisher üblichen Einteilungsschema von HÄS nach dem Gewichtsmittel auch nach dem Substitutionsgrad einteilen. Es würde sich dabei eine hochsubstituierte HÄS mit 0,62–0,7 von einer mittelsubstituierten HÄS mit 0,5 unterscheiden lassen.

Hochsubstituierte HÄS:

450/0,7 : plasmasteril, Expahes,
200/0,62: Elohäst

Mittelsubstituierte HÄS:

200/0,5 : HÄS steril, Expahes,
 40/0,5 : Expafusin, Onkohäs

Aus diesen Überlegungen leitet sich schließlich die Frage ab, ob nicht das Produkt aus Gewichtsmittel *und* Substitutionsgrad am besten mit der Verweildauer korreliert.

Volumenwirkung

Beim klinisch bedeutsamen Begriff der *Volumenwirkung* werden als ausschlaggebende Kriterien bei körperfremden Kolloiden v.a. der *Volumenfülleffekt*, also das Verhältnis der Plasmavolumenzunahme zur zugeführten Volumenmenge, und die *intravasale Verweildauer* zu nennen sein, Eigenschaften, die einer ganzen Reihe von Einflußfaktoren unterliegen wie – abgesehen von den schon genannten – Molekülgröße, Moleküldimension, Molekulargewichtsverteilung, Dosis, Konzentration, Wasserbindungsvermögen und KOD.

Tabelle 4. Richtwerte zur Volumenwirkung

	Wasserbindung [ml/g]	KOD [mmH_2O]
Dextran 40	bis 29	2300
Dextran 60	20–25	800
Gelatine	39–42	350–390
(Haemaccel)		
HÄS 450/0,7	10–14	260
HÄS 200/0,5	14	370
HÄS 40/0,5	19	400
Intravasale Verweildauer		
2–3 h	4–6 h	6–8 h
Gelatine	Dextran 60 und 70	HÄS 6 % 450
Dextran 40	HÄS 6 % 200	
Volumenfülleffekt		
0,8	1	1,3–1,4
Gelatine	Dextran 60	Dextran 40
HÄS 6 % 200	HÄS 6 % 450	HÄS 10 % 200

Richtwerte zur Volumenwirkung sind aus Tabelle 4 zu entnehmen und weisen nachdrücklich auf die sehr unterschiedlichen Wasserbindungs- und KOD-Werte und auf die damit deutlich korrelierten ebenso unterschiedlichen Anhaltszahlen zur intravasalen Verweildauer und zum Volumenfülleffekt der künstlichen Plasmaersatzmittel hin.

Elimination und Speicherung

Elimination

Nach 24 h sind von der Gelatine überwiegend 92 % (nur 5–8 % gehen über den Darm), vom Dextran 45 % (2/3 renal, 1/3 als CO_2 in der Exspiratonsluft) und von der Stärke *vorwiegend renal* nur 22 % eliminiert. Niedrigmolekulare Gelatineanteile erscheinen schon nach 30 min im Harn, höhermolekulare brauchen dazu bis zu 8 h. Die Eliminationshalbwertszeit, für HÄS gemessen, erhöht sich bei Abnahme des Glomerulofiltrates (GF) verständlicherweise nicht unerheblich (1,5 d bei GF 2 ml/min, bis zu 3,7 d bei GF < 2 ml/min) [24, 25].

Speicherung

Dextran und Gelatine werden nicht gespeichert, von der HÄS 450/0,5 ist eine gewisse Gewebepersistenz bekannt. HÄS-Granula finden sich im retikuloendothelialen System bis zu 6 Tage abgelagert [57], Stärkereste im Plasma sind – wie schon als „physiologische Narbe" bezeichnet – ohne klinische Bedeutung wochenlang nachweisbar (nach 17 Wochen noch über 1 % des Ausgangswertes nach der Infusion [21]).

Diffusibilität bei Permeabilitätsstörung

An den Schluß der physikochemischen Betrachtungen sei nun die Frage nach der Diffusibilität von kolloidalen Substanzen bei Permeabilitätsstörung gestellt:

– Poren in Lungenkapillaren [41]:
  • interzelluläre Spalten (2–6 nm, große Menge),
  • größere Poren (20–40 nm, kleine Menge),
    → nichtselektive Lecks (100 nm, auch für große Proteine durchgängig);
– Webb et al. (1989) [61]: *Quotient KOD 50/KOD 10*
  = Maß für Diffusibilität (Größe = Retention)
    6 % Hespan (0,58) > Dextran 110 (0,39) > Gelofusine (0,37) > Humanalbumin 4,5 % (0,36) > 3,5 % Haemaccel (0,18);
– Verwendung von *großen* Molekülen bei Permeabilitätsstörung *vorteilhaft,* weniger Übertritt in das Interstitium [4]!

Denkt man an Zahl und Größe von Endothelporen im Lungenkapillarsystem [41] und unterzieht die von Webb et al. [61] erst kürzlich mitgeteilten Daten von KOD-Quotienten, gemessen über 50 000 und 10 000 Dalton-Membranen als Maß für die Diffusibilität von Kolloiden, so wird der von Bergmann et al. schon 1979 geäußerte Gedanke [4], ob nicht große Moleküle hinsichtlich des intravasalen Verbleibens bei Permeabilitätsstörungen vorteilhaft seien, neu aktiviert.

Indikationsbereiche

Hier sollen nun die eigentlichen Indikationsbereiche der Plasmaersatzmittel abgehandelt werden. Sie erstrecken sich auf den *Volumenersatz* bei Blut- und Plasmaverlusten, auf die *Hämodilution,* die sowohl aus dem Blickpunkt der Fremdbluteinsparung als auch der verbesserten Rheologie und damit der peripheren und zentralen Durchblutungsstörung gesehen werden kann, auf die *Thromboseprophylaxe* und auf sonstige *kleinere Einsatzbereiche* wie Kryokonservierung, Leukopherese und Onko-Osmotherapie.

Volumenersatz bei Blut- und Plasmaverlusten

Der Volumenwirkung der Plasmaersatzmittel entsprechend, soll als erster und Hauptindikationsbereich der Anästhesiologie der Volumenersatz bei Blut- und Plasmaverlusten angesprochen werden. Man könnte diese Applikationsform als „Trivialindikation" bezeichnen, bei welcher die Kolloide als zeitlich begrenzte „Kreislaufprothese" bei einer körpereigenen Funktionsstörung bis zur Regeneration oder zum körpereigenen Ersatz eingesetzt werden. Sinnvoll erscheint es dabei, nicht „Expander", sondern „isoonkotische" Lösungen mit einem Volumenfülleffekt um 1,0 wie etwa Gelatine, 6 % Dextran 60 oder 6 % HÄS 200/0,5 anzuwenden. Als klinische Indikationsbereiche gelten dafür die operative Medizin, das Polytrauma sowie Verbrennung und Sepsis. Pathophysiologisch mag sowohl eine absolute als auch eine relative Hypovolämie zugrunde liegen.

Als spezielle Einsatzgebiete für diese Indikation sind zu nennen:

- die primäre Volumenersatztherapie im Rahmen der präklinischen Erstversorgung,
- eine relative Hypovolämie durch Sympathikusblockade bei rückenmarksnahen Leitungsanästhesien und
- kleine bis mittlere Blutverluste etwa nach dem Muster des Berner Komponentenprogrammes [33], bei dem Blutverluste bis zu 20 % selektiv etwa mit Gelatine abgedeckt werden können.

Hämodilution

Als nächstes großes Indikationsgebiet ist die Hämodilution zu nennen, im Rahmen welcher es beim Einsatz von isoonkotischen 6%igen Lösungen zum einen operativ um eine reine Fremdbluteinsparung, nichtoperativ mit vorwiegend 10%igen hyperonkotischen Lösungen, zum anderen jedoch auch um die Behandlung von peripheren und zerebralen Durchblutungsstörungen inklusive einer Verbesserung der Mikrozirkulation auch beim protrahierten Schock geht.

Die pathophysiologische Basis der Hämodilution [3] beruht vornehmlich auf den rheologisch wirksamen Teileffekten der Plasmaersatzmittel, als da sind: Dilution, Viskositätsminderung, Flußgeschwindigkeitserhöhung, Aggregations- und Adhäsivitätsminderung, Erhöhung des Erythrozytenflusses, Minderung von O_2-Diffusionsverlusten und von Shunteffekten und schließlich erhöhte O_2-Verfügbarkeit für die Gewebe:

> *Minderdurchblutung:*
> Strömungsverlangsamung, Erythrozytenfluidität ↓ , Viskosität ↑ , Erythrozyten- und Thrombozytenaggregation ↑ ;
>
> *Dilution:*
> Viskosität ↓ , Flußgeschwindigkeit ↑ , Aggregation von Erythrozyten und Thrombozyten ↓ , Adhäsivität ↓ ;
>
> Erythrozytenfluß ↑ → arteriolärer O_2-Diffusionsverlust ↓ ,
> → arteriovenöser O_2-Shunt ↓ ,
> → O_2-Verfügbarkeit für die Gewebe ↑ .

Fremdbluteinsparung

Denkt man bei der Hämodilution zunächst aber an die im Rahmen des Hauptthemas vornehmlich interessierende Fremdbluteinsparung, so darf diesem aktuellen und infektionsmindernden Trend entsprechend die isovolämische, unmittelbar präoperative Blutverdünnung als integrierender Bestandteil eines Gesamtkonzeptes nicht vergessen werden. Es kommt dadurch nicht nur zu einer Verminderung des Eigenblutverlustes, sondern auch zu einer Retransfusion des abgenommenen autologen Blutes und auch hier zur Verbesserung der Mikrozirkulation mit allen schon genannten pathophysiologischen Teilfaktoren (s. oben).

Als Ersatzflüssigkeit anstelle des abgenommenen Blutes bieten sich an: 6 % Dextran 60 und Humanalbumin oder HÄS 200/0,5 im Verhältnis 1:1 zur Blutabnahme bzw. 10 % Dextran 40 oder 10 % HÄS 200/0,5, im Verhältnis 0,8:1.

Periphere und zentrale Durchblutungsstörung [17, 22]

Als Indikationsbereiche von Kolloiden zur Verwendung bei peripheren bzw. zerebralen Durchblutungsstörungen, üblicherweise in Form einer Wiederholungs- bzw. „Dauerbehandlung" über Tage oder auch Wochen verabreicht, sind schließlich anzugeben: der akute zerebral-ischämische Insult im Sinne eines Hirninfarktes, der Augeninfarkt mit Retinalverschluß, eine akute Innenohrschädigung im Sinne eines Hörsturzes sowie Durchblutungsstörungen an den Extremitäten bei Mikroangiopathie, nichtoperable Makroangiopathie und zur Vor- und Nachbehandlung bei operabler Makroangiopathie. Auch uteroplazentare Ischämien bei Schwangerschaftsgestose gehören zu diesem Indikationsbereich.

Thromboseprophylaxe

Als 3. Hauptindikationsgebiet für die Plasmaersatzmittel ist schließlich die Thromboseprophylaxe zu nennen, als deren pathophysiologische Grundlage die Wirkung (Nebenwirkung) der Kolloide auf die Blutgerinnung gilt [18, 43, 45, 60].

Als Wirkungsmechanismen sind anzuführen:

- eine Verdünnungskoagulopathie mit Auswirkung insbesondere auf die Faktoren II und V,
- eine Verlängerung der APTT sowie Herabsetzung der Faktoren I und VIII infolge Komplexbildung mit den Kolloiden,
- eine Verkürzung der Thrombinzeit als Ausdruck einer Förderung der Fibrinpolymerisation mit Minderung der Elastizität des Gerinnsels und dessen leichterer Löslichkeit und
- eine Minderung der Thrombozytenaggregabilität infolge eines Coating-Effektes, also einer Umhüllung der Blutplättchen mit einer monomolekularen Kolloidschicht sowie eine Blockierung der Rezeptorstellen für plättchenaggregierende Substanzen.

Ein antithrombotischer Effekt der körperfremden Kolloide ist in der Reihenfolge Dextran > Hydroxyäthylstärke > Gelatine ausgeprägt, auf eine etwa schon vorbestehende Blutungsneigung z.B. bei einer DIC im Schock ist naturgemäß bei der Anwendung von Plasmaersatzmitteln Rücksicht zu nehmen. Als Dosierungslimit wird für Dextran und auch für HÄS 1,5–2,0 g pro kg Körpergewicht pro 24 h angegeben. Für die Gelatine gilt diese Dosierungsbegrenzung nicht.

Sonstige Indikationsgebiete

Neben den beschriebenen Hauptindikationsbereichen sind schließlich noch kleinere Verwendungsgebiete der körperfremden Kolloide zu erwähnen: es ist dies zunächst die *Kryokonservierung* [26] von Knochenmark, Erythrozyten und auch Granulozyten. Dabei wird experimentell eine 18%ige HÄS 450/0,7 als Gefrierschutzadditiv angegeben. Im Vergleich zur üblichen Verwendung von Glycerin wäre bei der HÄS ein Auswaschen des Additivs vor Applikation des Präparates nicht mehr erforderlich. Die Entwicklung zur etwaigen klinischen Brauchbarkeit dieser Methode steht aber noch offen.

Bei der *Granulozytengewinnung mittels Zellseparator* kann ferner durch Zusatz von HÄS, modifizierter flüssiger Gelatine oder Dextran 110 bzw. 150 infolge des dadurch eintretenden Sedimentierungseffektes die Ausbeute der Granulozyten um 50–400 % vergrößert werden [38]. Schließlich sind hyperonkotische Plasmaersatzmittel zusammen mit hyperosmolarem Sorbit 20%ig auch in der *Hirnödemtherapie* eingesetzt worden, gezieltere therapeutische Maßnahmen wie etwa Mannit werden jedoch vorgezogen.

Abgrenzung zum Humanalbumin
Kombination Hypovolämie mit Hypoproteinämie [2, 5, 58]

Humanalbumin ist v.a. dann angezeigt, wenn ein kombinierter Zustand von Hypovolämie *und* Hypoproteinämie, welche manifest, drohend oder auch nicht sicher auszuschließen ist, vorliegt. Hinweise, wonach bei chirurgischen Patienten in der präoperativen Phase in 28–50 % der Fälle mit einem Proteinmangel zu rechnen ist, sind gegeben (Literatur s. [12]).

Folgende Faktoren können dabei zu einem Albuminmangelzustand beitragen:
- verminderte Albuminsynthese bei Mangelernährung, eingeschränkter Aminosäurenzufuhr, Malabsorption, schweren Traumen, malignen Tumoren und Leberschädigung,
- abnorme Verluste durch Blutung, Verbrennung oder gastrointestinale Verluste,
- verminderter Albuminabbau bei Sepsis, Trauma, Malignomen und Glukokortikoidzufuhr und
- Verteilungsstörung bei Carcinosis peritonei, Verbrennung und Aszites.

Ein Eiweißmangelzustand wirkt sich als *hypoproteinämisches Ödem* im *großen* Kreislauf, im Bereich der *Haut* durch Wundheilungsstörungen aus [6, 9, 20]. Die Diffusionsstrecke für O_2 wird verlängert, es kommt zum pO_2-Abfall im Gewebe, zur Hemmung von Epithelisierung, Kollagenablagerung und Angiogenese und zur verminderten Infektionsresistenz mit herabgesetzter Bakteriozidie der Leukozyten. Der *Darm* [6, 39, 47, 51] reagiert mit einer vermehrten Sekretion ins Darmlumen, einer verminderten Flüssigkeitsabsorption und einer Dysfunktion bis zum paralytischen Ileus, und das *Myokard* [14] mit einer globalen Störung der „cardiac performance" (Herabsetzung von Kontraktilität und subendokardialer Durchblutung).

Im *kleinen* Kreislauf spielt der KOD-Abfall bei der Entwicklung eines hypoproteinämischen Ödems augenscheinlich eine nicht so vordergründige Rolle [31]. Die onkotische Druckdifferenz zwischen intravasalem und interstitiellem Raum bleibt nämlich beim Permeabilitätsschaden weitgehend gleich (Albuminzufuhr erhöht π_{mv}, Übertritt von Albumin in das Interstitium erhöht aber auch π_{pmv}).

Kritische Grenzen für Albumin, Gesamteiweiß und KOD sowie Formeln [32, 42] für die Berechnung von KOD und den Albuminbedarf liegen vor:

Kritische Grenzen:

Serum-Albumin	< 2,5 g%,
Serum-Gesamteiweiß	< 5 g%,
KOD	< 20 mmHg.

Formeln:

1. *KOD* [mmHg] = (GE% · 4) − 0,8
2. *Albuminbedarf* [g]
   (GEg% Soll − GEg% Ist) · Plasmavolumen,
   oder: (0,4 · kg KG) · 2.

Kritische Bemerkungen (Grootendorst et al. 1988 [16]:
- schlechte Korrelation zwischen KOD und Albuminkonzentration (r = 0,56), auf Intensivstation (ICU) messen!
- Zufuhr von 100 g Albumin = + 2,2 (± 1,5) mmHg KOD!
- kritische Grenze daher KOD 15 mmHg
   (Lungenödemgefahr durch niedrigen KOD überschätzt!).

Grootendorst et al. [16] haben dazu jedoch erst kürzlich kritisch Stellung genommen. Die Autoren weisen eine schlechte Korrelation zwischen KOD und Albuminkonzentration nach und empfehlen daher die Messung. Die Zufuhr von 100 g Albumin führt nur zu einer Steigerung des KOD um durchschnittlich 2,2 mmHg, und bei üblicher Überschätzung der Lungenödemgefahr durch niedrige KOD-Werte wird die kritische Grenze für die Albuminzufuhr daher bei einem KOD von 15 und nicht wie bisher 20 mmHg festgehalten.

Kostenüberlegungen

Albumin ist naturgemäß gegenüber den körperfremden kolloidalen Plasmaersatzmitteln teuer [40], was das Pendel im Zweifelsfall immer wieder für letztere Stoffgruppe ausschlagen läßt.

Vergessen werden sollte jedoch nicht, daß es gerade in letzter Zeit zu einem echten Preisverfall infolge eines „Albuminberges" gekommen ist, welche Entwicklung sich insbesondere aus den weltweiten Bestrebungen zur nationalen Selbstversorgung mit Frischplasma zur Abdeckung des Eigenbedarfs an Faktor VIII-Präparaten und zur daraus resultierenden Überschußmenge an Humanalbumin ergibt.

Spezialprobleme

Verbrennung

Zum Spezialfall „Humanalbumin und Verbrennung" einige kurze Anmerkungen: Aus der Entwicklung der Flüssigkeitsersatzformeln in den ersten 4 h der Verbrennungskrankheit geht eindeutig hervor, daß im Zeitraum 1940–1978 [13, 46] in den USA der Weg vom Plasma weg hin zu den Kristalloiden beschritten worden ist. Sowohl in Europa ab 1972 als auch in den USA ab 1978 [19] gewinnen jedoch Kolloide und Albumin eine zunehmende Bedeutung. Positive biologische Daten („cardiac output" ↑, pulmonaler Widerstand ↓, pO_2 ↑, Flüssigkeitsverluste ↓) sprechen für diese letztgenannte Entwicklung.

Kolloid vs. Kristalloid

Als nächstes Problem sei kurz die Frage Kolloid vs. Kristalloid angesprochen. Die Literatur dazu ist fast unübersehbar und nimmt geradezu weltanschaulichen Charakter an (Literatur s. [7, 10]). Festgehalten soll werden, daß zahlreiche Studien nicht verglichen werden können, da die Einflußfaktoren wie Typ und Schwere des Schockmodells, Dosis, Konzentration und Volumen der Zufuhr sowie Art der Zufuhr (kontinuierlich, Bolus) und der intravasale Volumeneffekt nicht auf einen Nenner gebracht werden können. Folgende Statements scheinen uns jedoch angezeigt:

– wenn Ringer-Laktat verwendet wird, dann ist die 4fache Menge der Kolloidzufuhr erforderlich,

- verschiedene Kolloide verhalten sich bei gleicher Volumenexpansion identisch,
- Vorteile werden durch eine „Überfüllung" um etwa 20 % des prämorbiden Plasmavolumens gewonnen,
- je schwerer sich der Schock darstellt, um so eher sind die Kolloide erfolgreich, und letztlich
- sollte es nicht: „Kolloid *vs.* Kristalloid", sondern „Kolloid *und* Kristalloid" heißen.

Hyperosmolare-hyperonkotische Lösung [27, 28, 35, 36]

Als letztes Spezialproblem sei die aktuelle Verwendung von hyperosmolaren-hyperonkotischen Lösungen im Sinne der „small volume resuscitation" kurz erwähnt. Die Pathomechanismen liegen dabei in einer intravasalen Volumenvergrößerung durch eine interstitielle osmotische Entwässerung mit 7,5 % NaCl sowie einer onkotischen Prolongation des Effektes durch 6 % Dextran 70.

Erstaunliche klinische Kreislaufeffekte auch bei schweren Schockzuständen sind berichtet worden; auch auf die präklinische Praktikabilität dieses Verfahrens durch die geringe Volumengröße mit 4 ml/kg sei hingewiesen. Als potentielle Gefahr ist insbesondere bei kardial, pulmonal oder renal vorgeschädigten Patienten der Zustand einer akuten Hyperosmolarität über 350 mosmol/l zumindest erwähnenswert [37].

Nebenwirkungen

An den Schluß unserer Betrachtungen soll nun ganz bewußt die Besprechung auch der Nebenwirkungen der Plasmaersatzmittel gestellt werden, spielen diese Ereignisse doch trotz aller Letztentwicklungen und neuen Erkenntnisse bei der Auswahl der Präparate neben der intravasalen Verweildauer – die hier weniger bedeutsam wird – eine ausschlaggebende Rolle.

Da die Gerinnungseffekte schon im Rahmen der „Thromboseprophylaxe" abgehandelt worden sind, bleiben nur noch einige kurze Bemerkungen zu den anaphylaktoiden/anaphylaktischen Reaktionen: unter dem Begriff „anaphylaktoid" werden dabei anaphylaxieähnliche Erscheinungen verstanden, die ohne Antigen-Antikörper-Reaktionen, aber unter Mitwirkung vasoaktiver Mediatoren (Histamin, Serotonin, Kinine, Anaphylatoxin, gebildet durch C3a und C5a bei Komplementaktivierung) ablaufen.

Pathomechanismen [29, 48]

Zugrundeliegende Pathomechanismen weisen beim *Dextran* auf keinen gesicherten ursächlichen Zusammenhang mit Histamin hin, wohl aber spielt eine allergische Disposition (orale Sensibilisierungsmechanismen, Kreuzreaktionen gegen bakterielle Antigene) eine Rolle, und es ist eine Korrelation zu höhertitrigen Antidextranantikörpern gesichert.

Bei der *Gelatine* steht andererseits ein ursächlicher Histamineffekt insbesondere für das harnstoffvernetzte Präparat fest, und es konnte die Konzentrationsminderung des Vernetzungsmittels (Hexamethylen-Diisocyanat) auch die Inzidenz der Reaktionen beträchtlich herabsetzen. Für die Reaktionen nach *HÄS* wird schließlich vornehmlich eine Nebenschluß-Komplement-Aktivierung mit Bildung von Anaphylatoxinen verantwortlich gemacht und auch eine allergische Komponente – anamnestisch erhebbar – diskutiert. Anti-HÄS-Antikörper sind bislang ohne gesicherte Beziehung zu solchen Reaktionen geblieben.

Inzidenz

Zahlenangaben zur Häufigkeit haftet infolge der unterschiedlichsten Vorgangsweisen bei der Erstellung solcher Daten eine nicht unerhebliche Gesamtproblematik an. Trotzdem läßt sich aber eine gewisse Globalaussage daraus ableiten, wenn auch relevante Zahlenvergleiche überaus schwierig sein werden.

Eine Statistik von Laubenthal et al. ([30], Tabelle 5) zeigt denn auch bei der Zusammenstellung von Maximal- und Minimalprozentangaben, daß Unterschiede bis zu 3 Zehnerpotenzen bestehen. Eine gewisse Reihung von Humanalbumin über HÄS und Dextran zur Gelatine kann aus dem Zahlenmaterial jedoch abgeleitet werden.

Tabelle 5. Inzidenzen anaphylaktoider/anaphylaktischer Unverträglichkeitsreaktionen nach körperfremden und körpereigenen Kolloiden (Extremwerte pro Patient oder pro Infusion). (Nach [30])

	Extremwerte [%]	Literatur
Plasmaproteine	0,001–1,05	[55, 53]
Dextran	0,009–4,7	[1, 54]
Gelatine	0,064–21,3	[33, 54]
Hydroxyäthylstärke	0,005–2,7	[1, 54]

Tabelle 6. Inzidenzen anaphylaktoider/anaphylaktischer Unverträglichkeitsreaktionen nach körperfremden und körpereigenen Kolloiden (Gesamtzahl und Anteil der Schweregrade III und IV). (Nach [48–50])

	Gesamtzahl [%]	Davon Schweregrad III und IV [%]
Plasmaproteine	0,014	0,003
Dextran	0,032	0,008
Gelatine	0,115	0,038
HÄS	0.085	0,006

Ähnliches gilt auch für die Studien von Ring u. Meßmer [48–50], die v.a. hinsichtlich der Schweregrade III und IV die praktisch gleiche Reihenfolge feststellen: Humanalbumin 3, HÄS 6, Dextran 8 und Gelatine, noch vor der Korrektur, 38 von 100 000 (Tabelle 6).

Der reaktionsmindernde Einfluß von Haptendextran ist schließlich aus Tabelle 7 ersichtlich. Er wirkt sich v.a. auf die Inzidenz der Schweregrade III und IV aus [29].

Tabelle 7. Inzidenzen anaphylaktoider/anaphylaktischer Dextranreaktionen ohne und mit Haptendextran (*HD*) (Gesamtzahl und Anteil der Schweregrade II und IV). (Nach [29])

	Ohne HD [%]	10 ml HD [%]	20 ml HD [%]
Gesamtzahl [%]	1,104	0,213	0.098
Schweregrade III und IV [%]	0,251	0,033	0.008

Schlußfolgerungen und Zusammenfassung

1. Zur *Volumenersatztherapie* mit Kolloiden stehen uns auch in bezug auf eine Fremdbluteinsparung körpereigene Substanzen (Albumin) und körperfremde Stoffe (Plasmaersatzmittel) zur Verfügung.

2. Die *Entwicklung der Plasmaersatzmittel* zum Status quo wird von den 3 Säulen Dextran, Gelatine und Hydroxyäthylstärke getragen. Die Vielzahl der im Handel verfügbaren Präparate ist dabei verwirrend. Molekulargewicht, Kolloidkonzentration und (bei HÄS) der Substitutionsgrad sind ausschlaggebende Kriterien für die Verweildauer und Indikationsrichtung. Eine Reihe neuer grundlegender Erkenntnisse auf dem Gebiet der Forschung betreffen v.a. die HÄS; seit der Einführung des Haptendextrans scheint dies der wichtigste Fortschritt auf dem Gebiet der körperfremden Kolloide zu sein.

3. Für die klinische Verwendung der Plasmaersatzmittel bieten sich heute 3 Haupt*indikationsbereiche* an: Neben dem „althergebrachten" Volumenersatz bei Blut- und/oder Plasmaverlusten, wofür sich isoonkotische Lösungen mit einem Volumenfülleffekt um 1,0 am besten eignen, macht die Hämodilution von den rheologisch wirksamen Eigenschaften der Kolloide Gebrauch und dient sowohl der Fremdbluteinsparung als auch einer Verbesserung der Mikrozirkulation bei peripheren und zentralen Durchblutungsstörungen. Die Thromboseprophylaxe schließlich als drittes Hauptgebiet basiert auf den gerinnungshemmenden Effekten der Plasmaersatzmittel.

   Als Nebenindikationen sind noch die Verwendung als Gefrierschutzadditiv bei der Kryokonservierung, der Sedimentierungseffekt bei der Gewinnung von Granulozyten mittels Zellseparator und – mit Einschränkung – die Verwendung bei der Onko-Osmotherapie des Hirnödems zu nennen.

4. Die *Indikationsabgrenzung* zum körpereigenen Kolloid *Humanalbumin* läßt sich klar herausstellen. Ein spezifischer Anwendungsbereich für letzteres

ergibt sich v.a. bei der Kombination von Hypovolämie mit Hypoproteinämie, wobei die Albuminzufuhr auch zur Vermeidung aller nachteiligen Folgen eines hypoproteinämischen Ödems sowohl hinsichtlich kritischer Grenzen als auch des Albuminbedarfes mit Hilfe von Schätzformen quantitativ festgelegt werden kann. Die Verbrennungskrankheit ist ein weiteres spezielles Anwendungsgebiet für Humanalbumin. Über die Zeit hinweg haben sich hier die Flüssigkeitsersatzformeln für die Behandlung der ersten 48 h vom Plasma ausgehend über die Kristalloide hin zum Humanalbumin entwikkelt.

5. *Gefahren* einer kolloidalen Volumentherapie bzw. auch der sonstigen Indikationsbereiche von Plasmaersatzmitteln sind schließlich v.a. in den anaphylaktoiden/anaphylaktischen Unverträglichkeitsreaktionen zu sehen. Das Wissen um solche Zwischenfälle, eine entsprechende Vorbeugung und v.a. auch ein zielgerichtetes therapeutisches Vorgehen bei deren Auftreten sind imstande, das dadurch bedingte Gefährdungsmoment für den Patienten auf ein Minimum zu reduzieren.

6. Es erscheint schließlich empfehlenswert und angebracht, sich im jeweiligen Eigenbereich für eine standardisierte Vorgangsweise zu entscheiden, die beim Volumenverlust unter Bedingungen eines einfachen, auch klinisch zu handhabenden Monitorings (Hb, Hkt, Hämodynamik, Gesamteiweiß, KOD) eine stufenweise Nutzung von Kristalloiden, körperfremden und körpereigenen Kolloiden sowie O_2-Überträgern festlegt und deren Handhabung auch organisatorisch sicherstellt. Unter voller Ausnutzung klar festlegbarer Grenzen kann mit einer solchen Vorgangsweise auch ein Optimum an Fremdbluteinsparung erzielt werden.

Literatur

1. Beez M, Dietl H (1979) Retrospektive Betrachtung der Häufigkeit anaphylaktoider Reaktionen nach Plasmasteril und Longasteril. Infusionstherapie 6: 23
2. Bergmann H (1984) Prophylaxe und Therapie des Schocks mit Volumenersatzmitteln. Beitr Anaesth Intensivmed 3: 73
3. Bergmann H (1990) Drei Jahrzehnte Plasmaersatzmittel – Entwicklung und Zukunftsaspekte. INA 75: 168
4. Bergmann H, Gilly H, Necek S (1979) Der Einfluß von Blut und parenteral zugeführter Flüssigkeit auf die Lungenstrombahn und Methoden zur quantitativen Erfassung statischer und dynamischer Flüssigkeitsvolumina in der Lunge. Klin Anästh Intensivther 20: 56
5. Blauhut B (1982) Volumentherapie mit besonderer Berücksichtigung des Humanalbumins. In: Odenbach E, Lauterbach H, Verheggen-Buschhaus H (Hrsg) Fortschritt und Fortbildung in der Medizin. Jahrbuch 1982/83. Deutscher Ärzteverlag, Köln-Lövenich, S 367
6. Blauhut B (1986) Acute hypoproteinemic fluid overload. Effect of albumin and durosemide on cutaneous and intestinal oxygen supply. Curr Stud Hematol Blood Transfus 53: 67
7. Blauhut B, Lundsgaard-Hansen P (1990) Blut und Blutersatzmittel. In: Deutsch E, Lasch HG, Lenz K (Hrsg) Lehrbuch der Internistischen Intensivmedizin. Schattauer, Stuttgart New York, S 132
8. Campbell DH, Koepfli JB, Pauling L, Abrahamsen N, Dandiker W, Feigen GA, Lanni F, Rosen L (1951) The preparation and properties of a modified gelatin (oxypolygelatin) as an oncotic substitute for serum albumin. Tex Rep Biol Med 9: 235

9. Chang N, Goodson WH III., Gottrup F, Hunt TK (1983) Direct measurement of wound and tissue oxygen tension in postoperative patients. Ann Surg 197: 470
10. Dawidson J (1989) Fluid resuscitation of shock: Current controversics. Crit Care Med 17: 1078
11. Dick W (1972) Vor- und Nachteile der Dextranpräparate, Indikationen und Kontraindikationen. Klin Anästh 1: 117
12. Dressler C, Dauberschmidt R (1990) Der Substitutionseffekt von Humanalbumin bei postoperativen aseptischen und septischen Krankheitsverläufen. Anaesthesiol Reanimat 15: 351
13. Elkinton JR, Wolff WA, Lee WE (1940) Plasma transfusion in the fluid shift in severe burns. Ann Surg 112: 150
14. Foglia RP, Partington MT, Buckberg GD, Leaf J (1986) Iatrogenic myocardial edema with crystalloid primes. Effects on left ventricular compliance, performance and perfusion. Curr Stud Hematol Blood Transfus 53: 53
15. Förster H (1988) Biochemische Grundlagen zur Verwendung von polymeren Kohlenhydraten als Plasmaersatz. Beitr Anaesth Intensivmed 26: 27
16. Grootendorst AF,Wilgenburg MGM van, Laat PHJM de, Hoven B van der (1988) Albumin abuse in intensive care medicine. Intensive Care Med 14: 554
17. Haaß A (1988) Hämodilution bei akuten zerebralen Durchblutungsstörungen. Beitr Anaesth Intensivmed 26: 152
18. Harke H, Thoemes R, Markgraf I, Momsen W (1976) Der Einfluß verschiedener Plasmaersatzmittel auf Gerinnungssystem und Thrombozytenfunktion während und nach operativen Eingriffen. Vorläufige Ergebnisse einer klinischen Studie. Anaesthesist 25: 366
19. Holleman JH, Gabel JC, Hardy DJ (1978) Pulmonary effects of intravenous fluid therapy in burns resuscitation. Surg Gynecol Obstet 47: 161
20. Hunt TK, Rabkin J, Smitten KV (1986) Effects of edema and anemia on wound healing and infection. Curr Stud Hematol Blood Transfus 53: 101
21. Jesch F, Hübner G, Zumtobel V, Zimmermann M, Meßmer K (1979) Hydroxyäthylstärke (HÄS 450/0,7) in Plasma und Leber. Konzentrationsverlauf und histologische Veränderungen beim Menschen. Infusionstherapie 6: 112
22. Kiesewetter H, Jung F (1988) Klinische Erfahrungen mit der Haemodilution bei der peripheren arteriellen Verschlußkrankheit. Beitr Anaesth Intensivmed 26: 165
23. Kilian J (1975) Volumentherapie mit Blut, Kolloiden und Elektrolyten. Notfallmedizin 1: 17
24. Köhler H (1977) Elimination und Volumenwirkung von Hydroxyäthylstärke 450/0,7. HÄS-Symposium Zürich, 26.11.1977
25. Köhler H (1988) Der Einsatz von Volumenersatzmitteln bei Niereninsuffizienz und bei Dialysepatienten. Beitr Anaesth Intensivmed 26: 142
26. Körber C, Rau G, Sputtek A (1988) Kryokonservierung von Erythrozyten mit Hydroxyäthylstärke als Gefrierschutzadditiv. Beitr Anaesth Intensivther 26: 184
27. Kramer GC (1987) Physiology of small volume resuscitation with hyperosmolar/hyperoncotic solutions. Anaesthesist [Suppl] 36: H 1.2
28. Kreimeier U, Meßmer K (1987) Die Wirkung hyperosmolarer und hyperonkotischer Lösungen auf die Organdurchblutung bei Hypotension und Schock. Anaesthesist [Suppl] 36: H 1.3
29. Laubenthal H (1986) Dextrananaphylaxie, Pathomechanismus und Prophylaxe. Anästh Intensivmed 169: 47
30. Laubenthal H, Peter K, Meßmer K (1982) Unverträglichkeitsreaktionen auf kolloidale Plasmaersatzlösungen. Anästh Intensivmed 23: 26
31. Lundsgaard-Hansen (1982) Grundsätzliches zur Anwendung von Humanalbuminlösungen. In: Odenbach E, Lauterbach H, Verheggen-Buschhaus H (Hrsg) Fortschritt und Fortbildung in der Medizin. Jahrbuch 1982/83. Deutscher Ärzteverlag, Köln-Lövenich, S 359
32. Lundsgaard-Hansen P, Pappova E (1976) Infusionstherapie und Flüssigkeitslunge. INA 2: 64
33. Lundsgaard-Hansen P,Tschirren B (1980) Die Verwendung von Plasmaersatzmitteln und Albumin im Rahmen der Komponententherapie. Klin Anästh Intensivther 21: 120

34. Lutz H (1986) Plasmaersatzmittel, 4. Aufl. Thieme, Stuttgart New York, S 89 f
35. Maningas PA, De Gergman LR, Tillman FJ, Hinson CS, Priegnitz KJ, Volk KA, Bellamy RF (1986) Small-volume infusion of 7.5 % NaCl in 6 % dextran 70 for the treatment of severe hemorrhagic shock in swine. Ann Emerg Med 15: 1131
36. Maningas PA, Mattox KL, Pepe PE (1987) Hypertonic saline-dextran solutions for the prehospital mangagement of traumatic shock. Anaesthesist [Suppl] 36: H 1.4
37. Mattar JA (1989) Hypertonic and hyperoncotic solutions in patients. Crit Care Med 17: 297
38. Mishler JM (1978) Donor conditioning agents. Usage and effects on in-vitro and in-vivo neutrophil function. In: Rainer H, Borberg H, Mishler JM, Schäfer U (eds) Cell-separation and cryobiology. Schattauer, Stuttgart New York, p 20 ff.
39. Moss G (1967) Plasma albumin and postoperative ileus. Surg Forum 18: 333
40. Munoz E (1987) Costs of alternative colloid solutions (dextran, starch, albumin) Intensive Care World 4: 12
41. Necek S (1979) Der pulmonale, transvaskuläre und transalveoläre Flüssigkeits- und Proteintransport bei normaler und gestörter Lungenfunktion. Klin Anästh Intensivther 20: 36
42. Pappova E, Bachmeier W, Crevoisier J-L, Kollar J, Kollar M, Tobler P, Zahler HW, Zaugg D, Lundsgaard-Hansen P (1977) Acute hypoproteinemic fluid overload: Its determinants, distribution, and treatment with concentrated albumin and diuretics. Vox Sang 33: 307
43. Peter K, Gander HP, Luitz H, Nold W, Stosiek U (1975) Die Beeinflussung der Blutgerinnung durch Hydroxyaethylstärke. Eine klinische Vergleichsuntersuchung. Anaesthesist 24: 219
44. Peter K, Schimetta W, Bergmann H, Gerlach E, Meßmer K, Steinbereithner K (Hrsg) Hydroxyaethylstärke (HÄS) – Aktuelle Theorie und Praxis. Beitr Anaesth Intensivther 26: 1
45. Popov-Cenic S, Müller N, Kladetzky R-G, Hack G, Lang U, Safar A, Rahlfs VW (1977) Durch Prämedikation, Narkose und Operation bedingte Veränderung des Gerinnungs- und Fibrinolysesystems und der Thrombozyten. Einfluß von Dextran und Hydroxyaethylstärke (HÄS) während der Operation. Anaesthesist 26: 77
46. Pruitt BA jr (1978) Advances in fluid therapy and the early care of the burn patient. World J Surg 2: 139
47. Richter H, Jostarndt L, Tichai J, Thermann M (1976) Die Beeinflussung der Sauerstoffversorgung des Dünndarmes im Ileusmodell. Chirurg 47: 328
48. Ring J (1978) Anaphylaktoide Reaktionen nach Infusion kolloidaler Volumenersatzmittel. Anaesth Intensivmed 111: 1
49. Ring J, Meßmer K (1976) Anaphylaktoide Reaktionen nach Infusion kolloidaler Volumenersatzmittel. Chir Praxis 21: 1
50. Ring J, Meßmer K (1977) Infusionstherapie mit kolloidalen Volumenersatzmitteln. Anaesthesist 26: 279
51. Scheidegger A, Lundsgaard-Hansen P, Küpfer K, Stirnemann H (1979) Hypoproteinämie als Ursache eines postoperativen „interstitiellen" paralytischen Ileus. Chirg 50: 16
52. Schmidt-Thome J, Mager A, Schöne HH (1962) Zur Chemie eines neuen Plasmaexpanders. Arzneimittelforschung 12: 378
53. Schneider W, Köster HJ (1966) Zur Beurteilung von Transfusionsreaktionen. Konsequenzen für die Praxis. MMW 108: 1476
54. Schöning B, Koch A (1975) Pathergiequote verschiedener Plasmasubstitute an Haut und Respirationstrakt orthopädischer Patienten. Anaesthesist 24: 507
55. Seiler FR, Quast U, Sedlacek HH, Schneider H, Hammer R (1980) Humanalbumin als Plasmaersatzmittel. Allergologie 3: 87
56. Sirtl C, Hübner G, Jesch F (1988) Zur Speicherung von hoch- und mittelmolekularer Hydroxyäthylstärke im menschlichen Gewebe. Beitr Anaesth Intensivmed 26: 74
57. Thompson WL, Fukushima T, Rutherford RB, Walton RP (1970) Intravascular persistence, tissue storage and excretion of hydroxyethylstarch. Surg Gynecol Obstet 131: 965
58. Thoren L (1978) Pre- and postoperative use of human albumin. Forsch Erg Transf Med Immunhaemat 5: 303
59. Tourtelotte D (1955) Modified fluid gelatin as a new plasma expander. 5. Congres International de Transfusion Sanguine, Paris, 1954. Imprimerie medicale et scientifique. Bruxelles, p 53

60. Vinazzer H, Bergmann H (1975) Zur Beeinflussung postoperativer Änderungen der Blutgerinnung durch Hydroxyaethylstärke. Anaesthesist 24: 517
61. Webb AR, Barclay SA, Bennett ED (1989) In vitro colloid osmotic pressure of commonly used plasma expanders and substitutes: a study of the diffusibility of colloid molecules. Intensive Care Med 15: 116

Hämostasestörungen in der operativen Medizin: Stellenwert der Behandlung mit Blutkomponenten und Auswirkungen des Einsatzes von künstlichen Volumenersatzlösungen

H. Rasche, U. Diekamp

Die physiologische Blutstillung ist eine wichtige Teilfunktion des körpereigenen Hämostasesystems. Voraussetzung ihrer Funktionsfähigkeit ist neben einer intakten Gefäß-/Endothelfunktion die Verfügbarkeit ausreichender Konzentrationen bzw. Aktivitäten zirkulierender Hämostasefaktoren (Thrombozyten, Blutgerinnungs- und Fibrinolysefaktoren einschließlich der Inhibitoren beider Enzymsysteme). Im gesunden Organismus besteht ein labiles Gleichgewicht zwischen den hämorrhagischen und thrombophilen Tendenzen des Blutes (Abb. 1). Abweichungen von der Norm sind labordiagnostisch nachweisbar und können als unphysiologischer Blutverlust einerseits bzw. lokalisierte oder disseminierte Thrombosen andererseits klinisch manifest werden.

Zur Behandlung von Blutstillungsstörungen stehen verschiedene hämostatisch wirksame Blutkomponenten zur Verfügung. Es handelt sich hierbei um Frischplasma, Thrombozyten- sowie Einzelfaktoren- oder Mehrfaktorenkon-

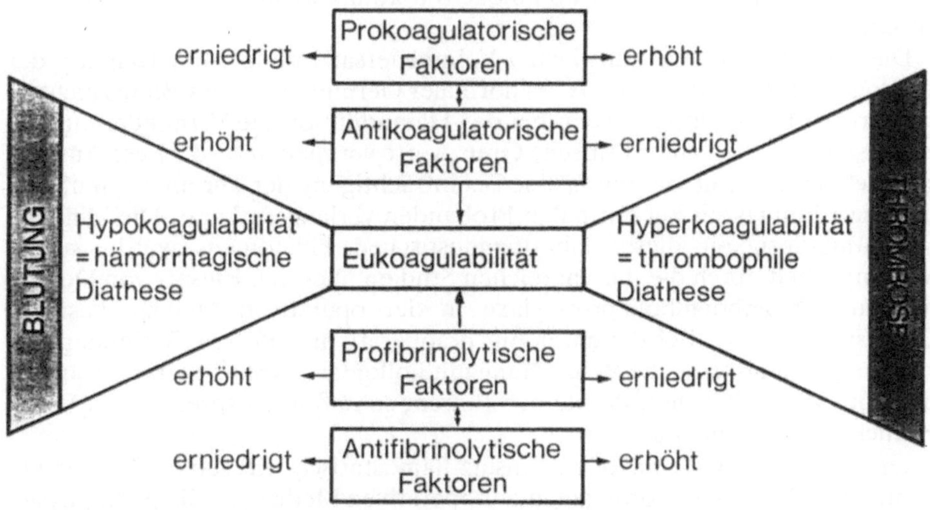

Abb. 1. Im gesunden Organismus hat fließfähiges Blut die Eigenschaft der »normalen Gerinnbarkeit« (Eukoagulabilität) in Blutgefäßen. Dysbalancen (hämorrhagische oder thrombophile Diathesen) entstehen durch Konzentrations-, Funktions-, Aktivitätsänderungen beteiligter Zellen (u.a. Thrombozyten, Endothel) und Enzymsysteme (Blutgerinnung, Fibrinolyse)

zentrate (Tabelle 1 und 2). Die handelsüblichen Produkte entsprechen den derzeit gültigen Standards der Arzneimittelsicherheit. Sie werden aus Blut bzw. Plasma hergestellt, so daß bei der Anwendung mit den üblichen transfusionsmedizinischen Risiken gerechnet werden muß (Übersicht bei Klein [5]). Bei normaler Gerinnbarkeit des Blutes, d.h. bei labordiagnostisch verifizierter Eukoagulabilität mit biologischen Aktivitäten prokoagulatorischer Faktoren und ihrer Inhibitoren innerhalb der physiologischen Schwankungsbreite, besteht keine Indikation zur Gabe hämostatisch wirksamer Blutkomponenten. Von einer derartigen Maßnahme wäre keine Verbesserung der Blutstillung zu erwarten. Die ungezielte Applikation führt dagegen zu offenkundigen Nachteilen: der Patient wird unnötigen transfusionsmedizinischen Risiken ausgesetzt; die ungezielte Gabe insbesondere von Prothrombinkomplexkonzentraten kann venöse und arterielle Thromboembolien induzieren (Übersicht bei [1, 7]); die finanziellen Ressourcen des Anwenders werden überflüssig belastet.

Die modernen Konzepte der autologen Bluttransfusion sind für die Prophylaxe und Therapie perioperativer Blutstillungsstörungen bedeutungslos. Ist präoperativ eine hämorrhagische Diathese (z.B. Hämophilie oder Knochenmarkserkrankung mit Thrombozytopenie) bekannt, kann zwar die autologe Transfusion von Erythrozyten sinnvoll sein, die autologe Transfusion von plasmatischen bzw. zellulären Hämostasefaktoren bleibt jedoch naturgemäß wirkungslos und macht die zusätzliche homologe Transfusion der jeweils fehlenden bzw. in ihrer Konzentration/Aktivität erniedrigten Blutkomponenten erforderlich. Ähnlich sind die Verhältnisse bei intra- und postoperativ auftretenden Blutstillungsstörungen: in dieser Situation reicht die durch autologe Transfusionen zuführbare Menge von Hämostasefaktoren zur Behandlung nicht aus, so daß ebenfalls zusätzlich homologe Blutkomponenten verabreicht werden müssen.

Die Anwendung von künstlichen Volumenersatzlösungen im Rahmen der autologen Bluttransfusion führt bei normaler Gerinnbarkeit des Blutes nicht zu verstärkten Blutverlusten, wenn bei der Hämodilution die Verminderung von Hämostasefaktoren unter kritische Grenzwerte vermieden wird. Diese Aussage gilt auch für Dextran, das durch eine Beeinträchtigung der Thrombozytenfunktion die Blutungszeit bei normalen Probanden verlängern kann. Die klinische Bedeutungslosigkeit dieses labordiagnostischen Phänomens wurde in der Vergangenheit durch die umfangreichen Studien über den Einsatz von Dextranen zur Thromboembolieprophylaxe in der operativen Medizin bestätigt (Übersicht bei [3]). Bei Patienten mit präoperativ manifesten Gerinnungsstörungen allerdings kann die Behandlung mit kolloidalen Volumenersatzlösungen durchaus zu zusätzlichen Problemen führen, so daß in entsprechenden Fällen Zurückhaltung angebracht ist.

Grundlage für den sinnvollen Einsatz hämostatisch wirksamer Blutkomponenten bei Hämostasestörungen in der operativen Medizin ist die pathophysiologische Einordnung der vorliegenden Blutungsneigung unter Berücksichtigung von Grundkrankheit und Laboranalysen. Die Substitution ist relativ unproblematisch bei isolierten Synthesestörungen und Verdünnungen der Hämostasefaktoren. Liegen Eliminations- oder Funktionsstörungen vor, ist die Substitution problembelastet und/oder fragwürdig (Tabelle 3).

Tabelle 1. Einzelfaktorenkonzentrate

Faktor	Indikationen
Fibrinogen	Kongenitale Hypo-, Dys- und Afibrinogenämien, Fibrinogenmangel bei Verbrauchs- und Verdünnungskoagulopathien, Fibrinogenmangel bei schweren Hepatopathien
Faktor VII	Angeborener Faktor-VII-Mangel, Faktor-VII-Mangel bei Hepatopathien und während oraler Antikoagulation, sofern eine ausreichende Substitution mit Frischplasma bzw. Prothrombinkomplexkonzentraten nicht möglich ist
Faktor VIII (human) Faktor VIII (porcin) Faktor IX	Hämophilie A, Hemmkörperhämophilie A, Hämophilie B
Faktor XIII	Angeborener Faktor-XIII-Mangel, ausgeprägter erworbener Mangel: Faktor-XIII-Aktivität unter 30% der Norm (z.B. bei akuter Leukämie, schweren Hepatopathien) und Blutungsneigung bzw. Wundheilungsstörungen
Antithrombin III	Angeborener Antithrombin-III-Mangel, erworbener Antithrombin-III-Mangel bei akutem Leberversagen sowie bei Verbrauchs- und Verdünnungskoagulopathien
Protein C	Angeborener Protein-C-Mangel

Tabelle 2. Mehrfaktorenkonzentrate

Bezeichnung	Angereicherte Faktoren	Indikationen
Antihämophiles Kryopräzipitat	Faktor VIII mit v. Willebrand-Jürgens-Faktor (Ristocetinaktivität)	v. Willebrand-Jürgens-Syndrom
Prothrombinkomplex	Faktoren II, VII, IX, X sowie auch AT III, Protein C	Angeborener Faktor-II-Mangel, erworbene kombinierte Faktorenmangelzustände bei Lebererkrankungen, Verbrauchs- und Verdünnungskoagulopathien und unter oralen Antikoagulanzien bei Blutungsneigung
„Aktivierter" Prothrombinkomplex	II, VII, IX, X und Inhibitoren	Hemmkörperhämophilie A + B

Tabelle 3. Pathophysiologische Einteilung von Hämostasestörungen mit Hinweisen zur Substitutionsbehandlung durch hämostatisch wirksame Blutkomponenten

Ursache	Klinische Beispiele	Therapie
Synthesestörung	Kongenitale Koagulopathie – z.B. Hämophilie, kongenitale Thrombozytopathie, Hepatopathie, Knochenmarksinsuffizienz, orale Antikoagulanzien	Substitution bei Bedarf mehr oder weniger problemlos möglich
Verdünnung	Massivtransfusion	
Eliminantionsstörung	Idiopathische Thrombozytopenie, Hypersplenismus, Verbrauchskoagulopathie, Streptokinase, Urokinase	Substitution problematisch
Funktionshemmung	Urämie, Hemmkörper bei Paraproteinämie, Heparin, ASS, Dipyridamol	Substitution fragwürdig

Erworbene Thrombozytopenien durch Bildungsstörungen von Blutplättchen im Rahmen hämatologischer Systemerkrankungen sind von klinischer Relevanz, wenn die Zellzahlen unter 30 000–50 000/mm^3 erniedrigt sind. Regelmäßige Thrombozytentransfusionen (z.B. 6 Konzentrate/Tag) perioperativ sind dann erforderlich und sinnvoll. Thrombozytopenien durch gesteigerten peripheren Zellumsatz, z.B. bei Autoimmunerkrankungen und Hypersplenismus, sprechen auf Thrombozytentransfusionen nur sehr begrenzt an.

Die häufigste Ursache erworbener Thrombozytenfunktionsstörungen, die labordiagnostisch u.a. durch Verlängerung der Blutungszeit gekennzeichnet sind, ist eine Behandlung mit Plättchenfunktionshemmern (z.B. Aspirin). Mit Ausnahme von Patienten, bei denen die Art der notwendigen Operation ein minimales Risiko der verstärkten Blutungsneigung verbietet – wie bei bestimmten neurochirurgischen oder plastischen Eingriffen –, kann intra- und postoperativ mit einem weitgehend komplikationslosen Verlauf gerechnet werden. Risiken und Kosten des etwaigen Einsatzes von Thrombozytenkonzentraten oder Kryopräzipitaten bei dieser Indikation überwiegen eindeutig den potentiellen Nutzen.

Für die sinnvolle Anwendung von Blutgerinnungsfaktorenkonzentraten in der perioperativen Situation sind etablierte Grundregeln konsequent zu beachten (Tabelle 4). Die verfügbaren Präparate sind in sog. Einheiten standardisiert, wobei 1 E der Aktivität von 1 ml frischem Plasma einer gesunden Normalperson entspricht. Da die Gerinnungsfaktoren durch das Gewebe diffundieren, muß sich die Dosierung nach dem Körpergewicht richten und gleichzeitig die biologische Halbwertszeit der Faktoren berücksichtigen. Aus Erfahrungswerten hat sich dabei folgendes Prinzip bewährt: 1 Einheit eines Faktors pro kg Körpergewicht des Patienten erhöht seine biologische Plasma-

Tabelle 4. Grundregeln zur Substitutionsbehandlung mit hämostatisch wirksamen Blutgerinnungsfaktorenkonzentraten

Faktorenaktivität [%]	Klinische Bedeutung	Substitution
100 – 70	Normalbereich	Nein!
70 – 40	Keine Blutungsneigung	Nein!
40 – 25	Blutungsneigung möglich	Ja!
25 – 5	Häufig Nachblutungen	Perioperativ
unter 5	Spontanblutungen	Bei manifesten Blutungen

aktivität um 1 %; hieraus errechnet sich die notwendige Initialdosierung zur Erreichung der in Tabelle 4 wiedergegebenen hämostatisch wirksamen Plasmaspiegel, die durch Laboranalysen verfiziert werden sollten; in Anlehnung an die bekannten biologischen Halbwertszeiten sind Wiederholungen der Substitutionsbehandlung erforderlich, bis die endgültige Blutstillung eingetreten ist.

Durch umfangreiche Studien ist belegt, daß Patienten mit angeborenen schweren Blutgerinnungsfaktorenmangelzuständen (z.B. Hämophilie) nur bei adäquater Substitution mit dem jeweils fehlenden bzw. in seiner biologischen Aktivität reduzierten Blutgerinnungsfaktor ohne oder ohne größere Blutverluste operierbar sind. Genauso unbestritten ist, daß bei angeborenem Mangel von Inhibitoren (z.B. Antithrombin III) die perioperative Substitution mit den entsprechenden Konzentraten eine wichtige Maßnahme zur Reduzierung des ansonsten unvertretbar hohen Thromboembolierisikos ist. Nicht nur bei diesen relativ häufigen Störungen, sondern auch bei seltenen Defekten wie dem Protein-C-Mangel [2], kann mit den heute zur Verfügung stehenden Möglichkeiten das Hämostasesystem so normalisiert werden, daß Risiken bei operativen Eingriffen vertretbar bleiben.

Die Gabe von Prothrombinkomplexkonzentraten kann erforderlich sein, wenn bei Patienten eine plasmatische Gerinnungsstörung durch erworbene Mangelsynthese der in der Leber gebildeten Vitamin-K-abhängigen Faktoren II, VII, IX und X vorliegt. Hierfür gibt es im wesentlichen 2 Standardsituationen:

1. Patienten, die zur Thromboembolieprophylaxe unter einer oralen Antikoagulation mit Kumarinderivaten stehen.

Der therapeutische Bereich des Quick-Wertes ist hierbei üblicherweise zwischen 15–25 % der Norm eingestellt. Wird ein größerer operativer Eingriff notwendig, ist die Anhebung des Quick-Wertes auf ca. 40–50 % erforderlich. Dieser Zielwert kann innerhalb von 24–36 h durch z.B. 2malige Gabe von 15 mg Vitamin K (Konakion) s.c. oder oral erreicht werden. Nur bei Notfalleingriffen, die sofort durchgeführt werden müssen, ist zur Anhebung des Quick-Wertes präoperativ die Gabe von Prothrombinkomplexkonzentraten in einer Dosierung von initial 2 000–2 500 E beim normalgewichtigen Erwachsenen gerechtfertigt. Gleichzeitig soll auch in diesen Fällen Vitamin K gegeben werden, um im weiteren Verlauf den Verbrauch des Gerinnungsfaktorenkonzentrats möglichst gering zu halten. Seine tatsächliche Dosierung nach der initialen Gabe hat sich nach dem Ausfall von Laboranalysen, insbesondere des Quick-Wertes, der bis zum 10. postoperativen Tag 40 % der Norm nicht unterschreiten sollte, zu richten.

2. Patienten mit einer Mangelsynthese von Gerinnungsfaktoren durch Lebererkrankungen (z.B. Leberzirrhose).

Neben der Reduktion der biologischen Aktivität Vitamin-K-abhängiger Gerinnungsfaktoren besteht hierbei häufig gleichzeitig ein Faktor-V-Mangel. Zur Hypofibrinogenämie als Folge einer Synthesestörung kommt es nur bei schweren Leberfunktionsbeeinträchtigungen. Die Thrombozytopenie durch Hypersplenismus bei portaler Hypertension kann die Blutstillungsvorgänge zusätzlich beeinträchtigen.

Bei Patienten mit Hepatopathien liegt nicht nur eine Verminderung prokoagulatorischer Faktoren, sondern auch gleichzeitig eine Verminderung der ebenfalls in der Leber synthetisierten antikoagulatorischen (z.B. Antithrombin III) und profibrinolytischen Faktoren vor. Die hämostatische Gesamtsituation im Blut stellt sich dann nach Laboranalysen auf einem gegenüber der Norm erniedrigten Niveau dar, das jedoch für eine intra- und postoperative Blutstillung ausreichen kann. Jeder einseitige Eingriff in das labile System ist mit Risiken verbunden. Die alleinige Gabe von Prothrombinkomplexkonzentraten kann eine Hyperkoagulabilität mit der Gefahr einer disseminierten intravasalen Gerinnung auslösen. Entsprechende Komplikationen sind bis in die neuere Zeit beschrieben worden (Übersicht bei [7]).

Bei Prophylaxe und Therapie von Blutstillungsstörungen infolge eines Leberschadens sollte als primäre Maßnahme immer Vitamin K substituiert werden [4]. Häufig tritt hierunter eine Besserung der labordiagnostischen Parameter ein. Anscheinend kann man durch ein Überangebot von Vitamin K einen Teil der defekten Leberfunktion überspielen. Es wird angenommen, daß die Dekarboxylierung Vitamin-K-abhängiger Faktoren bei vielen Lebererkrankungen stärker gestört ist als die Eiweißsynthese. Diese Behandlungsmöglichkeit ist natürlich nur ausreichend bzw. der Effekt kann nur abgewartet werden, wenn keine bedrohlichen Blutungen vorliegen oder operative Notfalleingriffe nicht erforderlich sind.

Etablierte Richtlinien zur Anwendung hämostatisch wirksamer Blutfraktionen bei Patienten mit Lebererkrankungen und bedrohlicher Blutungsneigung gibt es nicht. Alle Maßnahmen haben sich individuell angepaßt am Einzelfall zu orientieren. In Betracht kommt die Gabe von Frischplasma, das neben den Vitamin-K-abhängigen Faktoren auch Blutgerinnungsfaktor V und Gerinnungsinhibitoren, u.a. Antithrombin III, enthält. Erscheint die Anhebung des Quick-Wertes erforderlich, können auch prothrombinkomplexkonzentrate eingesetzt werden. Sie sollten dann jedoch nur in Kombination mit Antithrombin-III-Konzentraten verabreicht werden, um den Gefahren der Auslösung einer disseminierten intravasalen Gerinnung vorzubeugen. Nach einer Initialbehandlung mit z.B. 2 000 E Prothrombinkomplexkonzentrat und 1 000 E Antithrombin-III-Konzentrat muß sich die weitere Behandlung nach dem Ergebnis von Laboranalysen in Verbindung mit der klinisch beobachteten Blutungsneigung richten.

Perioperativ auftretende Verbrauchskoagulopathien sowie Hämostasestörungen im Zusammenhang mit Massivbluttransfusionen sind eine relativ häufige und gefürchtete Komplikation. Die Ursachen sind uneinheitlich und außerordentlich vielschichtig (Übersicht bei [6]). Systematische Untersuchungen zum Nutzen und zur angemessenen Dosierung von Gerinnungsfaktorenkonzentraten bei dieser Indikation fehlen oder sind zahlenmäßig gering. In der Literatur finden sich sehr unterschiedliche Vorschläge bzw. Empfehlungen zum praktischen Vorgehen, das immer am Einzelfall orientiert sein sollte. Nach eigenen langjährigen Erfahrungen haben sich die folgenden Richtlinien im Sinne einer Orientierungshilfe bewährt:

Vorschlag zur Substitution hämostatisch wirksamer Blutkomponenten bei Massivbluttransfusionen (Verdünnungskoagulopathie)

Hämostaseologische Labordiagnostik verfügbar [Thrombozytenzahl,Thromboplastinzeit, partielle Thromboplastinzeit, evtl. Antithrombin III (AT III)]

1. 1 E (= 250 ml) Frischplasma nach dem jeweils 10., 15., 20., 25. etc. Erythrozytenkonzentrat routinemäßig,
2. gezielter Einsatz von Thrombozytenkonzentraten, wenn Thrombozytenzahl < 30 000/mm^3 Blut,
3. gezielter Einsatz der Gerinnungsfaktorenkonzentrate:
   TPZ < 30 % der Norm → Prothrombinkomplexkonzentrate,
   PTT > 60 s → Kryopräzipitate,
   AT III < 75 % → Antithrombin-III-Konzentrate,
4. Heparin niedrig dosiert (10 000–15 000 E/24 h i.v.), wenn TPZ und PTT im Normalbereich.

Hämostaseologische Labordiagnostik nicht verfügbar

1. 1 E (=250 ml) Frischplasma nach dem jeweils 5., 8., 11., 14. etc. Erythrozytenkonzentrat routinemäßig,
2. keine ungezielte Gabe von Gerinnungsfaktorenkonzentraten,
3. Thrombozytenkonzentrate nur als »Ultima ratio« frühestens nach dem 15. Erythrozytenkonzentrat,
4. Heparin?

Vorschlag zur Substitution hämostatisch wirksamer Blutkomponenten bei dekompensierter Verbrauchskoagulopathie

---

I *Hämostaseologische Labordiagnostik verfügbar*
1. Ausschaltung des Triggers der DIG (= disseminierte intravasale Gerinnung),
2. kontrollierte Heparinbehandlung,
3. Gabe von 2–5 E (= 500–1 250 ml) Frischplasma/24 h,
4. gezielter Einsatz von Thrombozytenkonzentraten, wenn Thrombozytenzahl < 30 000/mm^3 Blut,
5. gezielter Einsatz von Kryopräzipität/Cohn I/Fibrinogen, wenn Fibrinogen < 100 mg%,
6. *Cave:* Prothrombinkomplexkonzentrate,
7. Antithrombin-III-Konzentrate, wenn AT III < 75 %.

> II *Hämostaseologische Labordiagnostik nicht verfügbar*
>   1. Ausschaltung des Triggers der DIG,
>   2. Heparin?
>   3. Frischplasmasubstitution in höchstmöglicher Menge,
>   4. *Cave:* Thrombozyten- und Gerinnungsfaktorenkonzentrate,
>   5. 2000 E Antithrombin-III-Konzentrat/24 h.

Das Behandlungsprinzip zur Rekompensation des Hämostasesystems hat das Ziel, die Eukoagulabilität des Blutes wiederherzustellen. Die Substitutionstherapie ist in jedem Fall symptomatisch und bleibt erfolglos. wenn es nicht gelingt, den Auslösemechanismus der Gerinnungsstörung unter Kontrolle zu bringen.

Auch nach normal verlaufenden, unkomplizierten operativen Eingriffen wird regelmäßig ein Absinken der biologischen Aktivität verschiedener prokoagulatorischer und antikoagulatorischer Hämostasefaktoren beobachtet, ohne daß hiermit notwendigerweise klinische Erscheinungen verbunden sind. Besondere Beachtung haben in diesem Zusammenhang der Blutgerinnungsfaktor XIII und das Antithrombin III in den zurückliegenden Jahren gefunden. Die reduzierte biologische Aktivität des Blutgerinnungsfaktors XIII (fibrinstabilisierender Faktor) kann Ursache von Wundheilungsstörungen sein. Der Abfall der Antithrombin-III-Aktivität soll die Häufigkeit postoperativer Thromboembolien begünstigen. Im Einzelfall kann die Substitution mit den entsprechenden Gerinnungsfaktoren hilfreich sein. Es ist jedoch verfrüht, generelle Empfehlungen auszusprechen.

Literatur

1. Dornheim G, Klöcking HP, Wulkow R, Storch H, Töpfer G (1990) Zur Thrombogenität von Prothrombinkomplexkonzentraten. In: Landbeck G, Scharrer J, Schramm W (Hrsg) 21. Hämophilie-Symposion Hamburg 1990. Springer, Berlin Heidelberg New York Tokyo, S 190
2. Dreyfus M et al. (1991) Treatment of homozygous protein C deficiency and neonatal purpura fulminans with a purified protein C concentrate. N Engl J Med 325: 1565
3. George JN, Shattil SJ (1991) The clinical importance of acquired abnormalities of platelet function. N Engl J Med 324: 27
4. Kirchhoff B (1990) Gerinnungsstörungen – Ein Leitfaden für die Intensivmedizin. Wissenschaftliche Verlagsgesellschaft, Stuttgart
5. Klein G (1991) Current risks of blood transfusion. In: Friedel N, Hetzer R, Royston D (eds) Blood use in cardiac surgery. Steinkopff, Darmstadt, p 69
6. Rasche H (1991) Gerinnungsstörungen bei Intensivpatienten. In: Henschel WF (Hrsg) Blut, Blutkomponenten und Blutersatzstoffe in der Intensivmedizin. Zuckschwerdt, München, S 28
7. Scharrer I (1990) Nicht-infektiöse Nebenwirkungen gerinnungsaktiver Plasmapräparate. In: Landbeck G, Scharrer I, Schramm W (Hrsg) 21. Hämophilie-Symposion Hamburg 1990. Springer, Berlin Heidelberg New York Tokyo, S 179

Indikationen, Effektivität und Grenzen der kontrollierten Hypotension

T. Pasch

Als kontrollierte Hypotension (Synonyma: induzierte Hypotension, „deliberate hypotension") wird eine pharmakologisch erzeugte Senkung des arteriellen Blutdrucks unter das normale Niveau des Patienten bezeichnet. Sie dient primär der Schaffung eines blutarmen Operationsfeldes und einer Verminderung des operativ verursachten Blutverlustes. Hierdurch soll der operative Eingriff vereinfacht und beschleunigt werden und der Bedarf an Fremdblut abnehmen. Indikationen und Kontraindikationen für das Verfahren ergeben sich aus der Analyse von Nutzen und Gefahren, wofür die Beschreibung der physiologischen Wirkungen, der Grenzen, potentiellen Risiken und der Effektivität Voraussetzung sind.

Wirkungsmechanismen der hypotensiven Pharmaka

Der arterielle Druck kann durch Senkung des peripheren Widerstandes, des Herzzeitvolumens (HZV) oder die Kombination beider erniedrigt werden. Welcher Mechanismus überwiegt, hängt von den verwendeten Pharmaka ab. Zusätzlich verbessert ein durch Vasodilatatoren und volatile Anästhetika bewirktes venöses Pooling den venösen Abfluß und vermindert so die Blutungsneigung, falls das Operationsfeld über Herzhöhe gelagert wird. Überdruckbeatmung (IPPV) verstärkt diesen Effekt.

Zuerst wurden zur pharmakologisch induzierten Hypotension Ganglienblokker, später zusätzlich Halothan verwendet. Heute werden zum einen Vasodilatatoren mit schnellem Wirkungseintritt, kurzer Wirkungsdauer, also guter Steuerbarkeit bevorzugt, v.a. Natriumnitroprussid (NNP) und Nitroglyzerin (NTG), zum anderen volatile Anästhetika und hier vorzugsweise das Isofluran [8, 11, 17, 21, 22]. Supplementierend werden β-Blocker einschließlich Labetalol, neuerdings auch das gut steuerbare Esmolol, ACE-Hemmer (z.B. Captopril), Clonidin, seltener Dihydralazin verwendet [2, 13, 15, 22]. Die Erfahrungen mit körpereigenen, vasodilatierend wirkenden Substanzen wie Prostanoiden (PGE$_1$, Prostacyclin) oder Purinkörpern (ATP, Adenosin) sind begrenzt, so daß sie noch nicht generell zu empfehlen sind [12, 17]. Anders als für hämodynamische Indikationen sind α-Blocker und Kalziumantagonisten ungebräuchlich, weil sie nur mäßig steuerbar sind. Auch eine Epidural- oder Spinalanästhesie kann durch Vasodilatation eine Abnahme der chirurgischen Blutungsneigung bewirken [10]. Wegen ihrer sehr begrenzten Steuerbarkeit fallen diese Techniken jedoch nicht unter den Begriff der kontrollierten Hypotension.

NNP und NTG haben substanzspezifische Vor- und Nachteile. Mit ersterem ist die Drucksenkung gut steuerbar, allerdings schwankt der Dosisbedarf individuell erheblich. Nachteilig sind die potentielle Zyanidtoxizität und unerwünschte Wirkungen im Bereich der Mikrozirkulation [4, 12, 14]. NTG ist makro- und mikrohämodynamisch günstiger einzustufen. Jedoch läßt sich in etwa 15–30 % der Fälle das gewünschte Hypotensionsniveau trotz Dosissteigerung nicht erzielen [2, 7, 14]. Hier besteht die Möglichkeit, durch Vorbehandlung oder Ergänzung mit β-Blockern, ACE-Hemmern, Dihydralazin oder Clonidin die Wirksamkeit und Steuerbarkeit zu verbessern [2, 11, 16, 22]. Die Kombination dieser Pharmaka mit NNP führt ebenfalls zu einer Dosisreduktion mit der Folge einer geringeren Toxizitätsproblematik [16].

Grenzwerte

Wie tief darf der arterielle Blutdruck gesenkt werden? Für Patienten mit völlig intaktem kardiovaskulärem System wird ein Mitteldruck von 50 mmHg als sichere untere Grenze angegeben, ohne daß die Koronar- oder Zerebralperfusion gefährdet wird. Bei Hypertonikern gelten 30 % Senkung gegenüber dem mittleren Ruhewert als vertretbar, falls eine koronare Herzkrankheit oder eine zerebrovaskuläre Insuffizienz ausgeschlossen sind [8, 11, 21, 23]. Ein Zusammenhang zwischen Ausmaß der Blutdrucksenkung und der Blutungsverminderung hat sich nie nachweisen lassen, und in vielen Fällen wird bereits mit einer mittelgradigen Hypotension (systolischer Druck um 90 und Mitteldruck 60–65 mmHg) der gewünschte Effekt erzielt, ohne daß eine weitere Drucksenkung zusätzlich noch etwas bewirkt [3]. Die interindividuelle Variabilität ist allerdings erheblich.

Risiken

Wichtige Risiken der Methode zeigt Tabelle 1. Hauptgefahr ist eine ischämisch ausgelöste Hypoxie durch zu tiefes Absinken des arteriellen Drucks und/oder

Tabelle 1. Risiken der kontrollierten Hypotension

Kritische Perfusionsabnahme	Gehirn Myokard
Senkung der O_2-Verfügbarkeit	HZV-Abnahme p_aO_2-Abnahme
Regulationsphänomene	Makrozirkulation: Tachykardie, Druckrebound Mikrozirkulation: regionale Hypoxie
Toxizität	Zyanidbildung (NNP)

Tabelle 2. Mortalität der kontrollierten Hypotension. (Nach [13])

Autoren	Jahre	Fälle	Mortalität (n)	[%]
Little (1955)	1950–53	27 930	96	0,34
Enderby (1961)	1950–60	9 107	9	0,10
Larson (1964)	1958–64	13 264	113	0,85
Kerr (1977)	?	700	0	0
Enderby (1980)	1960–76	9 256	2	0,02
Pasch u. Huk (1986)	1977–84	1 802	1	0,06

des HZV. Stenosen in den zerebralen oder Koronargefäßen verstärken diese Gefahr, weil schon geringe poststenotische Druckabfälle zu einer bedrohlichen Ischämie im Versorgungsgebiet führen können. NNP ist unter diesem Aspekt für die Myokardperfusion ungünstiger als NTG einzustufen [14]. Nach eigenen Erfahrungen ist mit zerebralen Komplikationen nur dann zu rechnen, wenn unerkannte Stenosen oder Gefäßmißbildungen bestehen oder Zu- bzw. Abfluß des Blutes mechanisch behindert werden, z.B. durch unsachgemäße Lagerung oder chirurgische Maßnahmen. Solche Gründe haben bei 2 Patienten aus einer Serie von 1802 Hypotensionen postoperativ zu zerebralen Ausfällen geführt, einmal mit Todesfolge [13]. Das entspricht einer zerebralen Morbidität von 0,11 % und einer Mortalität von 0,06 %, wobei in beiden Fällen kein monokausaler Zusammenhang zwischen Hypotension und ischämischer Hirnschädigung feststellbar war. Die in der Literatur verfügbaren Angaben zur Mortalität der kontrollierten Hypotension finden sich in Tabelle 2.

Die Anwendung von Vasodilatatoren wie NNP oder NTG löst gegenregulatorisch eine vermehrte Freisetzung von Katecholaminen, Renin und Vasopressin aus. Es kommt meistens zu einer Tachykardie, und häufig, aber nicht immer, steigt der arterielle Druck nach Absetzen des Vasodilatators über den Ausgangswert an („rebound hypertension"). Prophylaktisch wirken hiergegen β-Blocker oder ACE-Hemmer [16].

Während der Hypotension wird das HZV umverteilt. Bei nicht zu ausgeprägter Drucksenkung bleibt die Durchblutung von Gehirn und Myokard erhalten oder nimmt leicht zu. Die Muskulatur wird vermehrt, Nieren-, Splanchnikusgebiet und teilweise die Leber werden weniger perfundiert [8, 17, 20]. Aus einer normalen globalen Organdurchblutung darf allerdings nicht auf den Erhalt der nutritiven Kapillarperfusion geschlossen werden. Abhängig vom Druckniveau und vom Hypotensivum sind in Muskulatur, Leber, Myokard und Gehirn Gewebshypoxien beobachtet worden, v.a. bei Verwendung von NNP [4, 12, 20]. Wichtig ist, daß alle Hypotensiva mit Ausnahme von α- oder β-adrenergen Antagonisten die Hirngefäße dilatieren und deshalb bei verminderter intrakranieller Compliance den intrakraniellen Druck erhöhen.

Durch Hemmung der hypoxischen pulmonalen Vasokonstriktion verursachen Vasodilatatoren einen pulmonalen Rechts-links-Shunt, wodurch es zu einem Abfall des arteriellen pO_2 kommt. Hierdurch kann es, insbesondere wenn gleichzeitig das HZV abnimmt, zu einer Senkung der O_2-Transportkapazität kommen. Deshalb soll die inspiratorische O_2-Konzentration mindestens 40 %

betragen. PEEP ist wegen der Tendenz zur erhöhten Totraumventilation zurückhaltend zu verwenden (v.a. bei Oberkörperhochlagerung).

Eine substanzspezifische Toxizität spielt praktisch nur bei NNP eine Rolle, da es schnell im Blut metabolisiert wird. Dabei entsteht Zyanid, das bis zu einer NNP-Dosierung von ca. 2 µg/kgKG/min vollständig entgiftet werden kann. Bei höheren NNP-Dosen ist die Zyanidumwandlung in Thiozyanat durch die simultane Gabe von Thiosulfat zu beschleunigen [15].

Indikationen und Kontraindikationen

Unter dem Aspekt der Bluteinsparung sind als Indikationen für die kontrollierte Hypotension v.a. die Tumor- und orthopädische Chirurgie im Bereich von Kopf/Hals, Oberbauch, Wirbelsäule, Becken und Hüfte anzusehen. Beispiele: gefäßreiche intrakranielle Tumoren, Gesichtsschädel- und Halsoperationen, Skoliosekorrekturen, Pankreaschirurgie, Zyst- und Prostatektomien, Hüftgelenksersatz.

Absolute Kontraindikationen sind zerebrovaskuläre Insuffizienz, koronare Herzkrankheit, Schock und erhöhter Hirndruck. Diese müssen präoperativ ausgeschlossen werden. Arterieller Hochdruck, Herzinsuffizienz, Anämie, Leber- und Nierenkrankheiten sind als relative Kontraindikationen anzusehen, auch eine korrigierbare Hypovolämie. Eine rein kalendarisch definierte Altersgrenze gibt es nicht.

Technische Durchführung/Monitoring

Die bevorzugt zu empfehlenden Pharmaka sind:

---

kurz wirksame *Vasodilatoren*:
besonders Nitroglyzerin, auch Natriumnitroprussid,

volatile Anästhetika:
besonders Isofluran, auch Enfluran, Halothan, adjuvant zur Dosisminderung der obigen,
Prophylaxe des Druckrebounds:
β-Blocker (Labetalol, Esmolol), besonders bei Tachykardie, ACE-Hemmer
(z.B. präoperativ Captopril), Clonidin (ggf. präoperativ).

Einige Hinweise zum Vorgehen bei kontrollierter Hypotension:

---

1. korrekte Kopflagerung: mechanische Behinderung von arteriellem Zu- und venösem
   Abstrom ausschließen,

2. Lagerungseffekte beachten und ausnutzen:
   - Effektivität der Hypotension verbessern,
   - Druckgradient Vorhof-Gehirn berücksichtigen,
   - HZV kann abnehmen,
   - Einfluß auf intrakraniellen Druck,

3. Beatmung: mäßige Hyperventilation; $F_IO_2 \geq 0{,}4$,

4. Neurochirurgie: Drucksenkung erst nach Duraeröffnung,

5. Hypotension vor Wundverschluß und nicht abrupt beenden.

Zur Überwachung wären Verfahren ideal, die die Unterschreitung physiologischer Durchblutungswerte von Myokard und Gehirn oder sogar schon die Annäherung an diese Grenzen zuverlässig anzeigen. Das ist nur näherungsweise mit elektrophysiologischen Methoden von begrenzter Sensitivität und Spezifität möglich: für das Myokard mit dem EKG (Ableitung II und V_5), für das Gehirn mit dem EEG oder mit somatosensorisch evozierten Potentialen (SEP). Wegen ihrer Limitierungen sind weder EEG noch SEP obligatorisch [9, 17, 23]. Außer dem EKG sind Pulsoxymetrie, Kapnographie, Temperaturmessung und eine kontinuierliche, d.h. invasive Blutdruckregistrierung immer notwendig. Auf die Messung von zentralem Venendruck und Urinvolumen sollte nur in begründeten Fällen verzichtet werden.

Effektivität

Eine Verkürzung von Operationszeiten durch kontrollierte Hypotension hat sich bislang nicht zwingend nachweisen lassen. Demgegenüber können sowohl der intraoperative Blutverlust als auch der intraoperative Bedarf an homologen Transfusionen bei adäquater Hypotensionstechnik nachweisbar reduziert werden. Eine Sammelstatistik der zu dieser Frage ausgewerteten Publikationen ergibt, daß der Blutverlust im Mittel um $50 \pm 18\%$ und der Transfusionsbedarf um $59 \pm 20\%$ gesenkt werden konnte (Tabelle 3). Hier können aus Platzgründen nur die zusammenfassenden Arbeiten genannt werden [3, 11, 12, 17–20]. Solche Studien sind mit verschiedenen hypotensiven Techniken, unterschiedli-

Tabelle 3. Prozentuale Abnahme von operativ bedingtem Blutverlust und Fremdblutbedarf durch kontrollierte Hypotension. (Unter anderem nach [3, 11, 12, 17, 18, 19, 21])

	Abnahme Blutverlust[a] [%]	Abnahme Blutbedarf[b] [%]
$\bar{x}$	47,9	58,8
SD	17,9	19,7
SEM	2,7	3,9
Perzentilen:		
50 % (Median)	45,9	60,5
25–75 %	36,1–59,3	48,8–70,7
10–90 %	26,8–72,5	36,8–82,4
0–100 %	14,3–93,9	2,0–90,6

[a] 32 Arbeiten mit 43 Angaben.
[b] 22 Arbeiten mit 26 Angaben.

Tabelle 4. Abnahme von Volumenverlust und homologem Transfusionsbedarf durch kontrollierte Hypotension (*KH*) und akute normovolämische Hämodilution (*HD*) gegenüber normotensiven Kontrollgruppen bei Hüftgelenksersatz

		KH [%]	HD [%]	KH + HD	Literatur
Volumenverlust	intraoperativ	−64	+14		[1]
		−42	+34		[6]
Erythrozytenverlust	intraoperativ	−66	−31		[1]
Transfusionbedarf	intraoperativ	−52	−26		[6]
		−46		−82 %	[5]
Volumenverlust	perioperativ	−45	+ 1		[1]
		−31	+30		[6]
Transfusionsbedarf	perioperativ	−66	−91		[1]
		−40	−16		[6]
Transfundierte Patienten (n)		−27	−78		[1]

cher, teilweise unzulänglicher Nachweismethodik sowie bei sehr unterschiedlichen operativen Eingriffen durchgeführt worden (hauptsächlich Hüftgelenksersatz, Skoliosekorrekturen, kieferchirurgische und urologische Operationen). In einigen wenigen Arbeiten ließ sich ein solcher Effekt allerdings nicht nachweisen. Dennoch ist die Feststellung berechtigt, daß die Wirksamkeit der kontrollierten Blutdrucksenkung mindestens ebenso hoch wie die der akuten normovolämischen Hämodilution ist [1, 6]. Noch effektiver ist die Kombination verschiedener Verfahren, z.B. von kontrollierter Hypotension und Hämodilution [5], wie Tabelle 4 zu entnehmen ist.

Beurteilung/Kosten-Nutzen-Analyse

Bei sachgemäßer Anwendung lassen sich operativ bedingte Blutverluste durch die kontrollierte Hypotension so weit reduzieren, daß der Einsatz dieses Verfahrens bei vielen Eingriffen und geeigneten Patienten sinnvoll ist. Unabdingbare Voraussetzungen sind die Vertrautheit des Anästhesisten mit der Methode, die Beachtung der Kontraindikationen, die korrekte technische Durchführung, eine lückenlose Überwachung und die Einhaltung der durch die Physiologie gesetzten Grenzen. Der technische Aufwand und der Zeitbedarf sind nur unwesentlich höher als bei normotensiver Anästhesie. Aufwendige präoperative Vorbereitungen sind nicht notwendig. Bei Beachtung der genannten Bedingungen ist nicht mit einer Erhöhung der anästhesiebedingten Morbidität oder Mortalität zu rechnen. Nur bei fehlerhafter Indikation oder Anwendung überwiegen die Risiken der Methode den Nutzen.

Literatur

1. Barbier-Böhm G, Desmonts JM, Couderc E, Moulin D, Prokocimer D, Oliver H (1980) Comparative effects of induced hypotension and normovolaemic haemodilution on blood loss in total hip arthroplasty. Br J Anaesth 52: 1039
2. Csongrady A, Ponz-Gonzalez L (1980) Intraoperative Hypotension mit Nitroglycerin in der HNO-Chirurgie. Anaesthesist 29: 261
3. Donald JR (1982) Induced hypotension and blood loss during surgery. J Roy Soc Med 75: 149
4. Endrich B, Franke N, Peter K, Messmer K (1987) Induced hypotension: action of sodium nitroprusside and nitroglycerin on the microcirculation. Anesthesiology 66: 605
5. Fahmy NR (1985) Haemodilution and hypotension. In: Enderby GEH (ed) Hypotensive anaesthesia. Livingstone, Edinburgh London Melbourne New York, p 164
6. Fredin H, Gustavson C, Rosberg B (1984) Hypotensive anaesthesia, thrombophylaxis and postoperative thromboembolism in total hip arthroplasty. Acta Anaesthesiol Scand 28: 503
7. Guggiari M, Dagreou F, Lienhart A, Gallais S, Mottet P, Philippon J, Viars J (1985) Use of nitroglycerine to produce controlled decreases in mean arterial pressure to less than 50 mm Hg. Br J Anaesth 57: 142
8. Lam AM (1984) Induced hypotension. Can Anaesth Soc J 31: S56
9. Lam AM (1988) Monitoring methods during induced hypotension. Curr Opinion Anaesthesiol 1: 101
10. Modig J (1988) Regional anaesthesia and blood loss. Acta Anaesthesiol Scand [Suppl 89] 32: 44
11. Pasch T (1983) Möglichkeiten und Grenzen der kontrollierten Hypotension. Anästh Intensivmed 24: 399
12. Pasch T (1987) Indikation zur kontrollierten Hypotension. In: Just OH, Krier C (Hrsg) Aktuelle Anästhesie und Intensivmedizin (INA Bd 61). Thieme, Stuttgart New York, S 86
13. Pasch T, Huk W (1986) Cerebral complications following induced hypotension. Eur J Anaesthesiol 3: 299
14. Pasch T, Schulz V (1981) Vasodilatatoren in Anästhesie und Intensivmedizin: Natrium-Nitroprussid oder Nitroglyzerin? Intensivbehandlung 6: 148
15. Pasch T, Schulz V, Hoppelshäuser G (1983) Nitroprusside-induced formation of cyanide and its detoxication with thiosulfate during deliberate hypotension. J Cardiovasc Pharmacol 5: 77
16. Pasch T, Kleierl-Lindner C, Götz H, Pichl J (1986) Untersuchungen über den überschießenden Blutdruckanstieg nach kontrollierter Hypotension und seine Verhütung durch Captopril. Anaesthesist 35: 66
17. Petrozza PH (1990) Induced hypotension. Int Anesthesiol Clin 28: 223
18. Salem MR (1978) Therapeutic uses of ganglionic blocking drugs. Int Anesthesiol Clin 16/2: 171
19. Sollevi A (1988) Hypotensive anesthesia and blood loss. Acta Anaesthesiol Scand [Suppl 89] 32: 39–42
20. Sperry RJ, Longnecker DE (1988) Regional blood flow changes during induced hypotension. Curr Opinion Anaesthesiol 1: 94
21. Spiess BD (1990) Anesthetic care and blood loss. Anesthesiol Clin North Am 8: 441
22. Woodcock TE, Millard RK, Dixon J, Prys-Roberts C (1988) Clonidine premedication for isoflurane-induced hypotension. Br J Anaesth 60: 388
23. Yamada S, Brauer F, Knierim D, Purtzer T, Fuse T, Hayward W, Lobo D, Dayes L (1988) Safety limits of controlled hypotension in humans. Acta Neurochir [Suppl] 42: 14

Blutsparendes Operieren in der Abdominalchirurgie

L. Lehr, C. Schuhmacher, J. R. Siewert

Dem Operateur kommt durch Indikationsstellung und chirurgische Technik im perioperativen Verbrauch von Blut und Blutkomponenten eine Schlüsselrolle zu.

Bei weitestgehender Konstanz dieser Faktoren, etwa im Rahmen einer einzelnen chirurgischen Klinik mit standardisierter operativer „Schule", stellt sich andererseits die Frage nach dem Einfluß der Art der durchzuführenden Resektion und des Resektionsausmaßes, das in der onkologischen Chirurgie wieder durch das Stadium der tumorösen Grunderkrankung diktiert wird.

Eigene Untersuchungen

Analysiert wurde der perioperative Blutverbrauch von 506 Patienten mit typischen abdominalchirurgischen Standardeingriffen (Tabelle 1). Als perioperative Phase wurde die Zeitspanne von Operationsbeginn bis 48 h postoperativ definiert. Würde man dagegen nur den intraoperativen Konservenbedarf berücksichtigen, könnte eine ungenügende Substitution unter der Operation, die jedoch am 1. oder 2. postoperativen Tag auf der Station kompensiert werden muß, einen zu geringen Blutbedarf vortäuschen. Daß zumindest bei komplexeren Eingriffen die Indikation zur Bluttransfusion vom Anästhesisten sehr unterschiedlich gesehen werden kann, zeigen zum Operationsende zwischen den einzelnen Patienten stark differierende Hämoglobin- und Hämatokritwerte. Eine Verlängerung des Auswertungszeitraumes andererseits würde bedeu-

Tabelle 1. Zusammensetzung des untersuchten Patientengutes

Eingriff	Anzahl (n)
Cholezystektomie	51
Strumaresektion	38
Splenektomie elektiv	18
Radikale Sigmaresektion	32
Anteriore Rektumresektion	46
Abdominoperineale Rektumamputation	42
Totale Gastrektomie	86
Leberresektion	193
Gesamt	506

ten, daß auch Blutverluste durch postoperative Spätkomplikationen miterfaßt würden.

Ergebnisse

Cholezystektomie

Obwohl nur die Hälfte der Patienten an einem unkomplizierten Gallenblasensteinleiden litt, während die andere Hälfte steinbedingte Komplikationen wie akute oder nekrotisierende Cholezystitis, Choledocholithiasis, Schrumpfgallenblase etc. aufwies (Tabelle 2), wurde in keinem Fall eine Bluttransfusion nötig.

Tabelle 2. Indikationen zur Cholezystektomie

Indikation	Anzahl (n)
Cholezystolithiasis	32
+ Choledocholithiasis	8
Akute Cholezystitis	6
Chronische Cholezystitis	5
Gesamt	51

Da somit der postoperative Hämoglobin- und Hämatokritwert nicht durch Bluttransfusionen moduliert wurde, ist der beobachtete Abfall von 14,1 g/dl bzw. 44 % auf 12,4 g/dl bzw. 38,5 % für die Aussage verwertbar, daß es sich dabei um einen tolerablen, keinesfalls durch Blutprodukte kompensationspflichtigen Abfall handelt.

Strumaresektion

Auch hier wurde in keinem Fall eine Bluttransfusion nötig; gleichgültig, ob es sich um einseitige oder beidseitige Eingriffe bis hin zur totalen Thyreoidektomie handelte (Tabelle 3). Ebenso stellt der Hämoglobin- bzw. Hämatokritabfall von maximal 14,0 g/dl bzw. 42,8 % auf 12,5 g/dl bzw. 38,4 % keine Indikation zur Substitution mit Blutkomponenten dar.

Splenektomie

Die Erfassung beschränkte sich auf elektive Splenektomien, zur einen Hälfte mit idopathischer Thrombozytopenie (M. Werlhof), zur anderen mit M. Hodgkin und Indikation zur Staging-Laparotomie als Grundkrankheit (Tabelle 4). Die Notfalloperation bei traumatischer Milzruptur stellt wegen der Unmöglichkeit der Abgrenzung zu Blutverlusten infolge von Begleitverletzun-

Tabelle 3. Indikationen zur Strumaresektion

Indikation	Anzahl (n)
Einseitig:	
Hemithyreoidektomie,	
subtotale Resektion,	
Adenomenukleation	16
Beidseitig:	
totale Thyreoidektomie,	
subtotale Resektion	22
Gesamt	38

Tabelle 4. Indikationen zur elektiven Splenektomie. Milzgewicht: 140–720 g (entblutet, Pathologie)

Indikation	Anzahl (n)
Idiopathische Thrombozytopenie	9
(M. Werlhof)	
M. Hodgkin	7
Hereditäre Sphärozytose	1
Milzzyste	1
Gesamt	18

gen, etwa im Rahmen eines Polytraumas, und auch wegen des operationstaktisch ganz anderen Vorgehens eine völlig andere Situation dar.

80 % dieser Eingriffe benötigten keine Konserven. In 2 Fällen wurde bereits bei Operationsbeginn, wohl in Erwartung einer größeren Blutung, ein Erythrozytenkonzentrat infundiert, auf das retrospektiv aufgrund des Hämoglobin- und Hämatokritverlaufes aber durchaus hätte verzichtet werden können. Damit erhöht sich die Zahl der eigentlich ohne Blutbedarf durchführbaren elektiven Splenektomien auf 90 % (Abb. 1).

Aus dem Gewicht der exstirpierten Milz ließ sich keine Beziehung zum Blutverlust ableiten. Es betrug entblutet, in der Pathologie gewogen, zwischen 140 und 720 g. Entscheidend erscheint uns bei der elektiven Splenektomie ein operationstaktisch völlig anderes Vorgehen als in der Blutungssituation. Die Milz bleibt zunächst völlig unangetastet in situ, es wird vielmehr zuerst die Bursa omentalis eröffnet, und Milzarterie sowie Milzvene werden selektiv aufgesucht und dargestellt. Nach exakter Identifizierung der Abgrenzung zum Pankreasschwanz wird dann zunächst die Arterie unterbunden, um den Blutzufluß zur Milz zu drosseln, aber gleichzeitig noch den venösen Rückstrom zu ermöglichen und damit den Blutverlust im Operationspräparat zu verringern. Nach einer Wartezeit von 5–10 min wird erst die Vene ligiert und schließlich die Milz aus ihren retroperitonealen Verwachsungen und von der linken Kolonflexur gelöst.

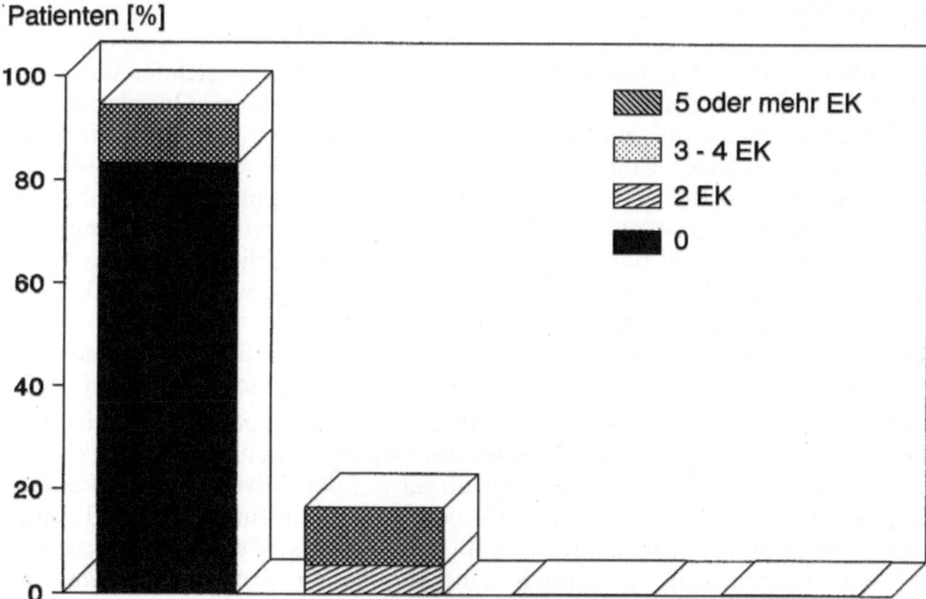

Abb. 1. Blutbedarf bei Splenektomie (*EK* Erythrozytenkonserven)

Bei Vorliegen einer splenogenen Thrombozytopenie wird Thrombozytenkonzentrat – falls überhaupt nötig – erst nach erfolgter Splenektomie transfundiert. Aus transfusionsimmunologischer Sicht ist dazu die gleichzeitige therapeutische Gabe von Immunglobulin zu empfehlen.

Die Frage der Milzerhaltung spielt im Gegensatz zur traumatischen Milzruptur in diesem Krankengut logischerweise keine Rolle. Ist bei der Staging-Laparotomie bei M. Hodgkin nur eine diagnostische Entnahme von Milzgewebe indiziert, führen wir diese als anatomische, kontrollierte Polresektion durch. Dazu wird zuerst die Milz mit dem Pankreasschwanz so mobilisiert, daß sie praktisch in die Laparotomiewunde zu liegen kommt. Dann werden selektiv die Polgefäße aufgesucht und ligiert. Die Resektionslinie wird etwas polwärts der sich durch Dunkelblaufärbung des Gewebes abzeichnenden Demarkationslinie gelegt. Die Durchtrennung des Parenchyms erfolgt mit dem elektrischen Messer unter gleichzeitiger digitaler Kompression des zentralwärts gelegenen Parenchyms. Die Resektionslinie wird mit dem Infrarotkoagulator verschorft und anschließend ein entsprechend zugeschnittenes Stück Kollagenvlies mit Fibrinkleber aufgeklebt. Größere, u.U. pulsierend spritzende Gefäße werden selektiv umstochen, eine Alternative ist eine Versorgung mit U-förmig gestochenen Matratzennähten z.B. mit Kollagenband. Schließlich werden Pankreasschwanz und Milz in ihre anatomische Region reponiert und die Milz mit hochgeschlagenem Netz bedeckt oder locker eingehüllt.

Radikale Sigmaresektion

Als „radikal" wird die Sigmaresektion in unserer Definition bezeichnet, wenn sie als Karzinomoperation unter Durchtrennung der A. mesenterica inferior distal des Ursprungs des aufsteigenden Astes der A. colica sinistra erfolgt, somit die Entfernung des distalen Colon descendens, des gesamten Colon sigmoideum und des proximalen Rektum incl. der mesenterialen Lymphknoten beinhaltet und außerdem noch zusätzlich eine Lymphadenektomie retrograd entlang des Stumpfes der A. mesenterica inferior bis zur Aorta einschließt. Die V. mesenterica inferior wird ebenfalls möglichst zentral, d.h. idealerweise am Pankreasunterrand, ligiert und durchtrennt.

Diese gegenüber der obsoleten Segment- oder Manschettenresektion gesteigerte Radikalität bedingt für sich keineswegs einen erhöhten Blutbedarf, weil die Präparation entlang präformierter, gefäßarmer, peritonealer Trennlinien im entfalteten, z.T. transparenten Mesenterium erfolgt, in dem Gefäße zu sehen oder zumindest zu palpieren sind, oder direkt auf der Adventitia der stammnahen Gefäße. Entsprechend waren 80 % der Eingriffe im Tumorstadium T_1 und T_2 ohne Transfusionsbedarf möglich (Abb. 2). Anders wird die Situation, wenn der Tumor im Stadium T_3/T_4 durch seine Infiltration in die Umgebung ein Verlassen der präformierten Dissektionsschichten nötig macht und ggf. eine erweiterte Resektion unter Mitnahme von Nachbarorganen wie retroperitoneale Muskulatur, Ovar etc. erfordert. Dann war in 70 % die Transfusion von 2 Erythrozytenkonzentraten nötig.

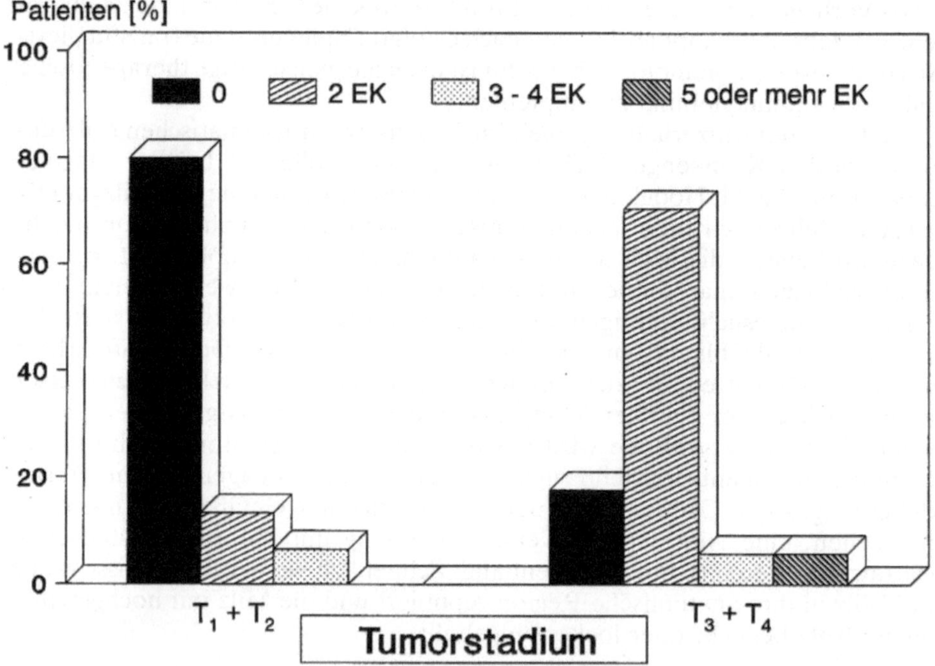

Abb. 2. Blutbedarf bei radikaler Sigmaresektion

Anteriore Rektumresektion

Obwohl auch im kleinen Becken anatomische Grenzlinien und -schichten vorhanden sind, denen die chirurgische Präparation folgen muß, ist doch insgesamt die Weichteilwunde größer als etwa bei der Sigmaresektion, woraus sich wohl erklärt, daß bei dieser Operation bereits im Tumorstadium T_1 und T_2 in 50 % die Transfusion von 2 Erythrozytenkonzentraten notwendig wurde (Abb. 3). Der eigentlich wiederum erwartete höhere Blutbedarf für die Tumorstadien T_3 und T_4 ist nicht festzustellen. Der Grund dafür ist, daß in dieser Gruppe 22 T_3-Tumoren nur 6 T_4-Tumoren gegenüberstehen, also eine deutliche Minderrepräsentanz organüberschreitender Tumoren vorliegt. Diese Selektion ist indikationsbedingt, weil beim T_4-Stadium wegen der hohen Wahrscheinlichkeit eines Lokalrezidivs bevorzugt eine abdominoperineale Rektumamputation vorgenommen wird, denn danach ist eine aggressivere adjuvante Therapie (intraoperative Afterloading-Bestrahlung, postoperative externe Bestrahlung) weniger komplikationsbelastet möglich, und ein Tumorrezidiv manifestiert sich erst später klinisch (etwa als Ileus) als dies der Fall ist, wenn in den Tumorbereich eine Anastomose zu liegen kommt. T_3-Tumoren werden aber wegen der vorgegebenen anatomischen Situation im Becken genauso operiert wie alle anderen organbegrenzten Tumoren, das sind T_1- und T_2-Tumoren, und dies ist auch onkologisch adäquat.

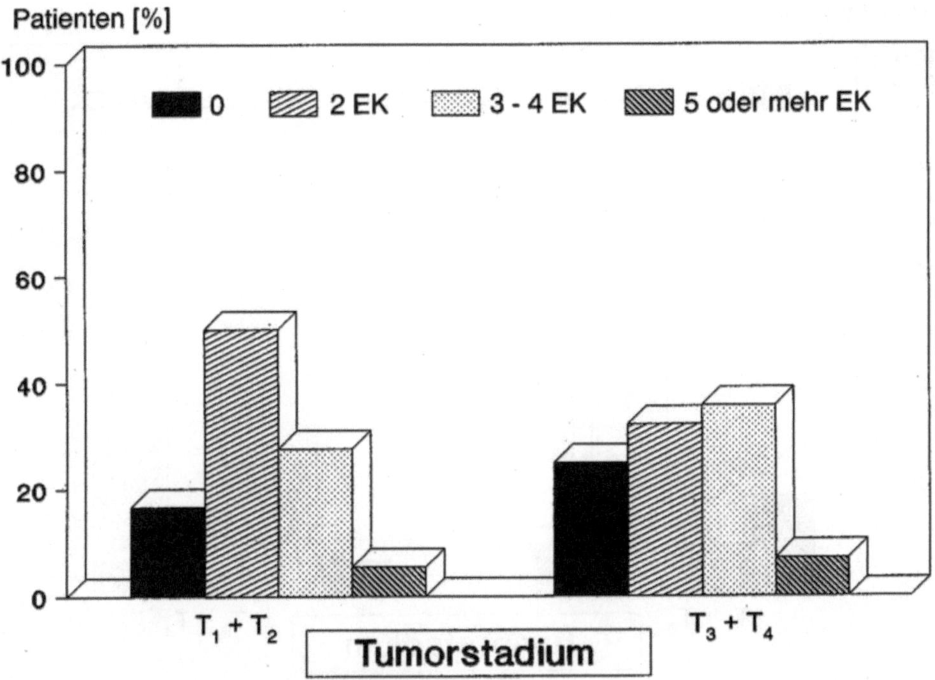

Abb. 3. Blutbedarf bei anteriorer Rektumresektion

Abdominoperineale Rektumamputation

Die große Exstirpationshöhle, die ausgedehnte Weichteilwunde des Beckenbodens und des Periproktiums machten in 60 % der Fälle eine Transfusion von 3–4 Erythrozytenkonzentraten schon im Tumorstadium T_1 und T_2 nötig (Abb. 4). Wie bereits oben ausgeführt, bedingt die indikatorische Selektion von organüberschreitenden T_4-Tumoren zu dieser Operation eine erhöhte Häufigkeit der Resektionserweiterung auf Nachbarorgane (Harnblase, Uterus, Vaginalhinterwand, Prostata) und von Weichteilgewebe oder knöchernen Strukturen der Beckenwand. Deshalb waren 60 % dieser Eingriffe nur unter dem Verbrauch von 4–6 Blutkonserven möglich.

Blutungen aus dem Beckenbereich gehören zu den chirurgisch-technisch schwierigsten und deshalb zu Recht gefürchteten Komplikationen. Die einfachste Methode zur Stillung von venösen Blutungen, Kapillarblutungen aus Resektionsflächen und Knochendefekten ist eine straffe Tamponade, z.B. mit Clauden-Gaze oder Bauchtüchern, die 48–72 h belassen werden kann, um dann in einer neuerlichen Narkose zuzüglich Durchführung einer Wundtoilette entfernt zu werden. Gelingt es allerdings nicht, einen Abschluß der Peritonealhöhle gegen das kleine Becken durch Vernähen des Peritoneums herzustellen, weil etwa wegen Tumorinfiltration das Bauchfell in diesem Bereich großflächig reseziert werden mußte, kann es wegen der dann vorliegenden freien Kommunikation zwischen Bauch- und Beckenhöhle schwierig sein, die Tamponade

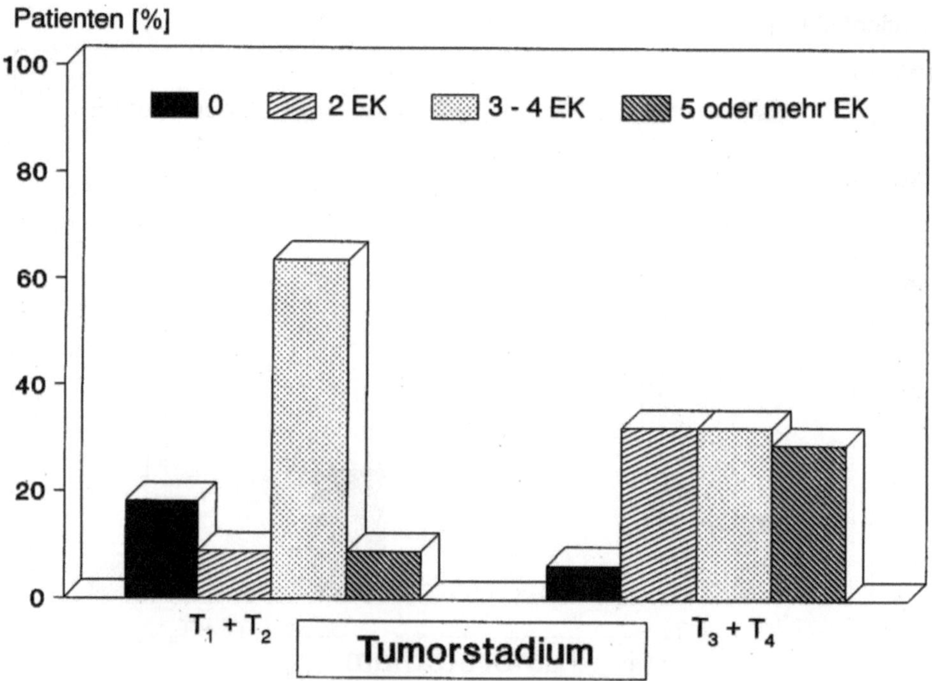

Abb. 4. Blutbedarf bei abdominoperinealer Rektumamputation

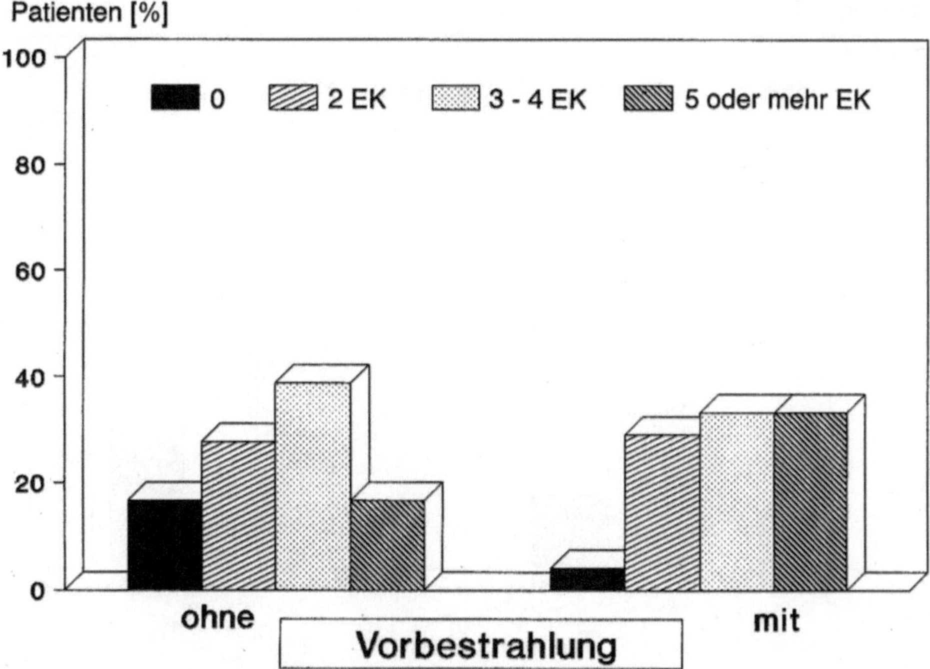

Abb. 5. Einfluß einer Vorbestrahlung auf den Blutbedarf bei abdominoperinealer Rektumamputation

unter ausreichenden Druck zu setzen. Dann ist die ein- oder auch beidseitige Ligatur der A. iliaca interna zu erwägen, eine Maßnahme, deren Wirksamkeit und Komplikationspotential (Wundheilungsstörung bis zur Nekrose durch Ischämie im Perinealbereich, Harnblasennekrose?) aber unterschiedlich bewertet wird. Meist ist das Problem ja eine venöse Blutung aus dem präsakralen Venenplexus. Hier haben sich bei uns reißzweckenähnliche Stahlstifte bewährt, die durch Einstechen in den Knochen des Kreuz- oder Steißbeins verankert werden und mit ihrer Kopfscheibe das blutende venöse Gefäß komprimieren. Sie werden auf Dauer in situ belassen.

Eine Vorbestrahlung von T_3- und T_4-Tumoren (in der Regel 40 Gy) führte zwar zu keiner Verminderung des perioperativen Blutverbrauchs, erhöhte ihn andererseits aber auch nicht (Abb. 5).

Totale Gastrektomie

Die totale Gastrektomie bei Tumoren (T_1 und T_2) bedurfte in 30 % der Fälle der Transfusion von 2, in 40 % von 3–4 Erythrozytenkonzentraten (Abb. 6). Bei T_3- und T_4-Tumoren erhöhte sich der Bedarf auf 3–4 Konserven in 40 % der Fälle und 5 und mehr Konserven in 30 %, weil die Organüberschreitung des Tumors

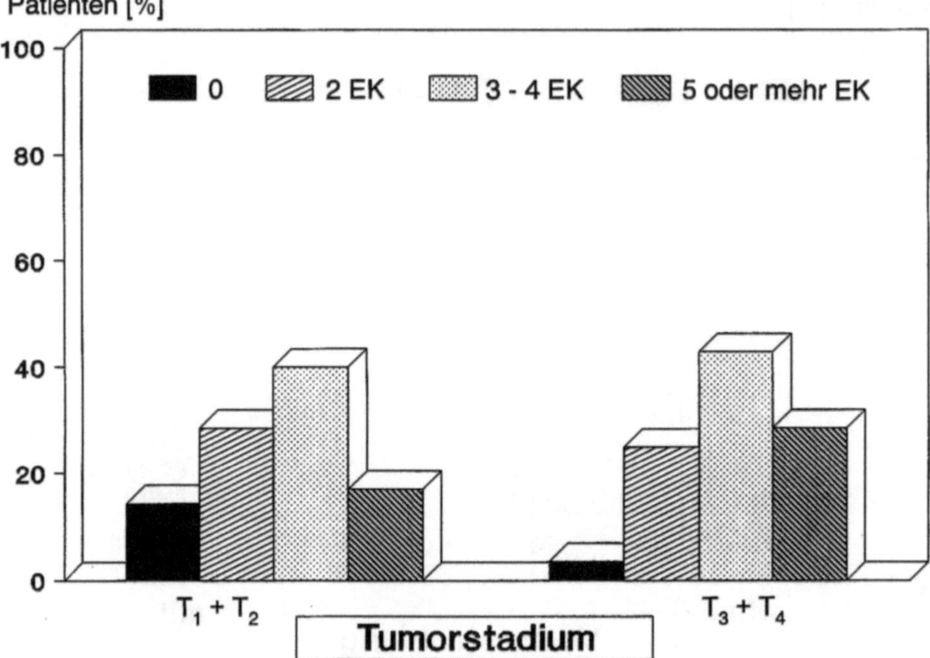

Abb. 6. Blutbedarf bei totaler Gastrektomie

eine Resektionsausweitung notwendig machte (17mal Pankreaslinksresektion mit Splenektomie, 10mal transhiatale distale Ösophagusresektion, 6mal Dünndarm- oder Querkolonsegmentresektion, 3mal Resektion eines infiltrierten linkslateralen Lebersegmentes.

Die totale Gastrektomie beinhaltet im eigenen Vorgehen regelmäßig eine Lymphadenektomie in den Compartments I–III. Auch die exakteste Durchführung dieses von uns als wichtig angesehenen Operationsschrittes führte selbst bei mehr als 50 vom Pathologen im Resektionspräparat gezählten Lymphknoten zu keinem zusätzlichen Transfusionsbedarf. Entscheidend ist nach unserer Ansicht dabei, daß die Präparation zur Lymphadenektomie direkt auf der Gefäßwand von Aorta, A. gastrica sinistra, A. lienalis und A. hepatica als Leitgebilde erfolgt.

Dauerte der Eingriff länger als 4 h, war der Blutbedarf erhöht (Abb. 7), wohl weil sich in dieser Gruppe die Fälle mit Resektionserweiterung wegen T₃- und T₄-Tumor häufen.

Übrigens lag bei 8 Patienten (10 %) eine präoperative Anämie mit einem Hämoglobinwert von unter 10,5 g/dl vor, was bereits präoperativ die Indikation zu einer Bluttransfusion stellen ließ.

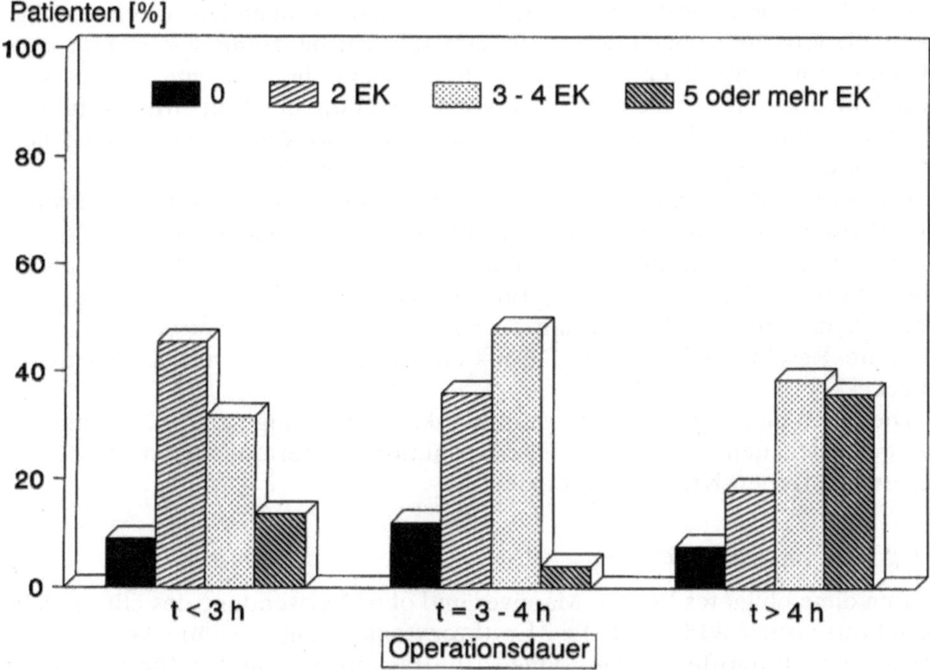

Abb. 7. Abhängigkeit des Blutbedarfs von der Operationsdauer bei totaler Gastrektomie

Leberresektion

Leberresektionen galten wegen der Gefahr der unkontrollierten Eröffnung großer Gefäße, der diffusen großflächigen Blutungstendenz aus dem durchtrennten Parenchym und der in der Brüchigkeit des Lebergewebes gelegenen Schwierigkeit der Blutstillung durch Naht als Eingriffe mit hohem Transfusionsbedarf bis zur Massentransfusion und deshalb auch als entsprechend gefährlich.

Neue operationstaktische Strategien und apparativ-technische Entwicklungen haben hier in den letzten Jahren einen Wandel gebracht.

Obligate einleitende Maßnahme ist bei uns bei allen Eingriffen an der Leber zunächst die vollständige Mobilisierung der entsprechenden Leberhälfte von ihren peritonealen Anheftungen an Zwerchfell oder Retroperitoneum, so daß sie praktisch vollständig in die umgekehrt T-förmig (Oberbauchquerschnitt mit Verlängerung in der Medianen an den Processus xiphoideus) angelegte Laparotomiewunde luxiert werden kann. Obligat ist außerdem das Anschlingen des Ligamentum hepatoduodenale in einem Tourniquet, so daß ggf. ein Pringle-Manöver, d.i. die Drosselung des Blutzuflusses durch A. hepatica und V. portae, ausgeführt werden kann. Bei wegen zentralem Tumorsitz besonderer Größe des Tumors etc. schwierig erscheinenden Hemihepatektomien wird außerdem großzügig die Indikation gestellt, die infrahepatische V. cava suprarenal und die suprahepatische V. cava ggf. intrathorakal anzuschlingen, um während blutungsgefährdeter Operationsphasen die Leber komplett ausklemmen zu können. Die nicht zirrhotische Leber toleriert Ischämiephasen bis zumindest 60 min problemlos, ein temporärer Anstieg der leberspezifischen Enzyme erwies sich innerhalb von 7 Tagen als reversibel. Vor Drosselung der Blutzufuhr verabreichen wir 500 mg–1 g Urbason, ohne allerdings die Notwendigkeit einer solchen Medikation am eigenen Krankengut belegen zu können.

Ein wesentlicher apparativ-technischer Gewinn ist nach unserer Erfahrung die Verwendung eines Ultraschalldissektors zur Parenchymdurchtrennung. Damit ist es möglich, alle kanalikulären Strukturen im Parenchym gezielt zu isolieren und selektiv mittels Ligatur oder Durchstechung zu versorgen. Das Parenchym wird anschließend mit dem Infrarotkoagulator verschorft und die gesamte Resektionsfläche mit Fibrinkleber besprüht und mit Kollagenvlies abgedeckt.

Die durch die, je nach Eingriffsgröße eskalierend, eingesetzte Kombination der beschriebenen Verfahren erzielte Reduktion des perioperativen Blutbedarfes ist im eigenen Krankengut eindeutig.

Atypische („wedge") Resektion

Waren ohne obligates Pringle-Manöver und ohne Verwendung des Ultraschalldissektors noch in 80 % der Fälle 2 Erythrozytenkonzentrate nötig, können jetzt 80 % der Eingriffe völlig ohne Bluttransfusion durchgeführt werden (Abb. 8).

Lebersegmentresektion

Waren hier früher in 60 % der Fälle 2 Erythrozytenkonzentrate und in 20 % 3 oder mehr nötig, bedurften die Patienten jetzt in 75 % der Fälle überhaupt keiner Transfusion und in 25 % 2 Konserven, während höhere Transfusionsvolumina nie mehr beobachtet wurden (Abb. 9).

Hemihepatektomie

Ohne Pringle-Manöver und Anschlingen der infra- sowie suprahepatischen V. cava sowie konventioneller Präparation mit dem elektrischen Messer und Finger-fracture-Technik benötigten 25 % der Patienten 3–4 und 50 % mehr als 5 Konserven (Abb. 10). Unter Ausschöpfung der modernen Möglichkeiten war bei 70 % der Patienten die Transfusion von nur 2 und nur bei je 7 % von 3–4 bzw. 5 und mehr Konserven nötig.

Diskussion

Mittelschwere Eingriffe wie Cholezystektomie, Strumaresektion, elektive Splenektomie, aber auch Vagotomie und Zweidrittelmagenresektion sollten heute in aller Regel ohne Blutbedarf möglich sein.

In der Karzinomchirurgie von Kolon, Sigma und Rektum scheint das Tumorstadium der wesentliche determinierende Faktor zu sein. Glücklicher-

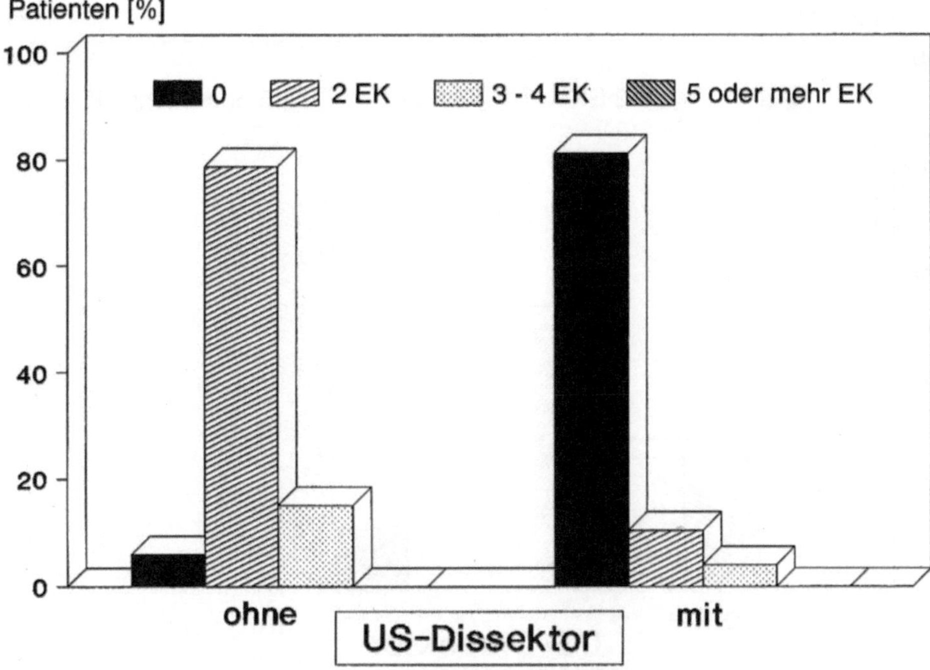

Abb. 8. Blutbedarf bei atypischer („wedge") Resektion der Leber

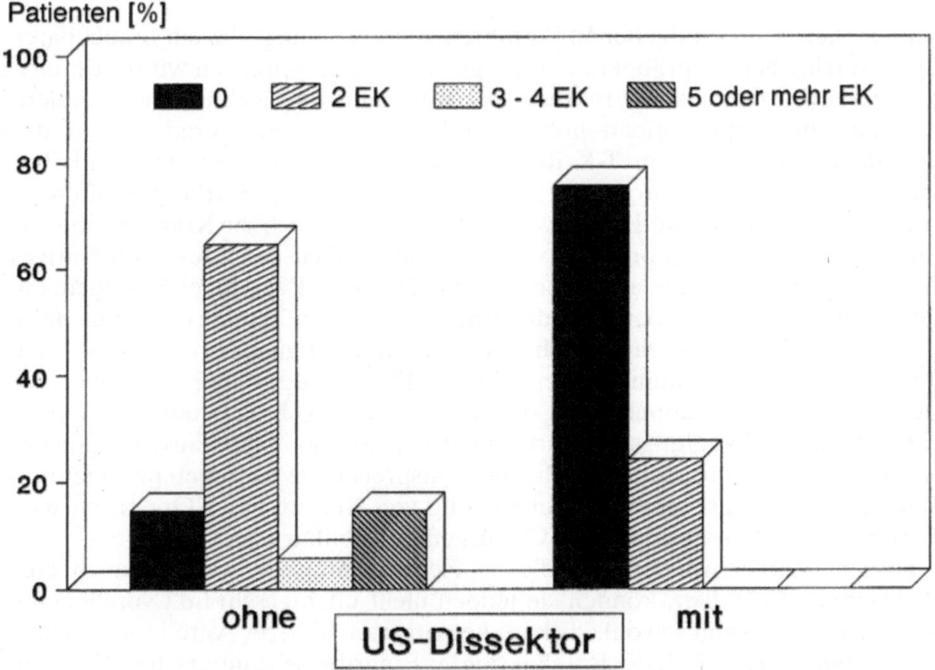

Abb. 9. Blutbedarf bei Segmentresektion der Leber

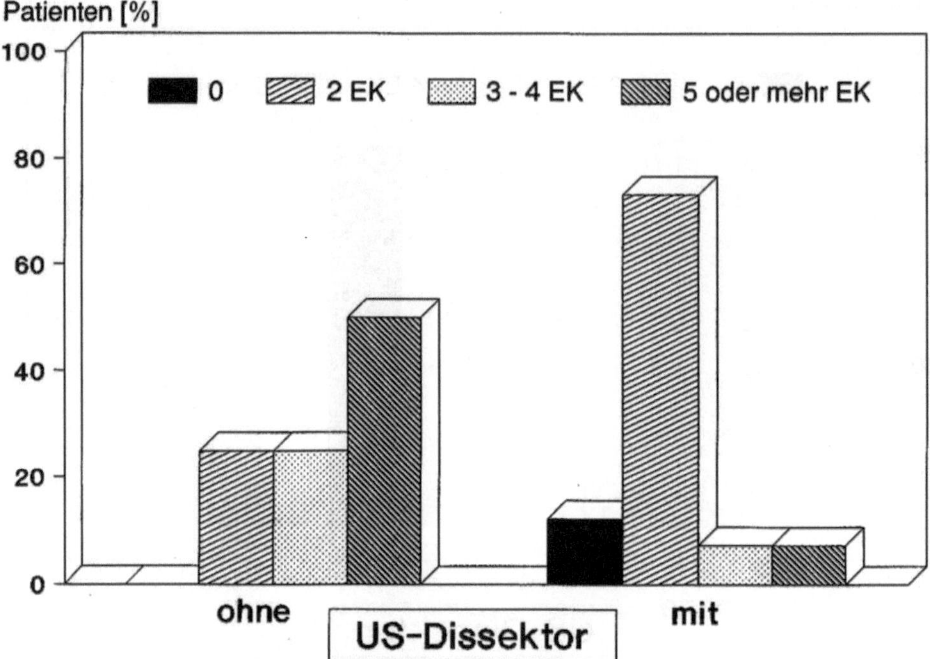

Abb. 10. Blutbedarf bei Hemihepatektomie in Abhängigkeit von der Operationstechnik

weise stehen heute bildgebende Verfahren zur Verfügung, die ein brauchbares Tumorstaging bereits präoperativ ermöglichen. Dabei sprechen wir im Bereich des oberen Gastrointestinaltraktes sowie von Sigma und Rektum insbesondere der Endosonographie einen hohen Stellenwert zu, weil gerade sie in der Klassifizierung nach dem T-Kriterium am verläßlichsten ist, während ihre Schwäche in der N-Einteilung für den perioperativen Blutbedarf offenbar weniger ins Gewicht fällt. Häufig wird natürlich auch noch die Kombination mit einem Computertomogramm sinnvoll sein. Ein möglichst exaktes präoperatives Tumorstaging ist deshalb, abgesehen davon, daß es die Basis für eine zeitgemäße Entscheidungsfindung über die Indikationsstellung zu additiven und adjuvanten chemo- und strahlentherapeutischen Behandlungsmöglichkeiten liefert, auch für die Operationsplanung unverzichtbar. Da nur der Operateur über die Gesamtschau der präoperativen diagnostischen Ergebnisse und der darauf aufbauenden Behandlungsalternativen verfügt, ist ihm in der Einschätzung des perioperativen Blutbedarfes auch eine entsprechende Kompetenz einzuräumen. Die situationsgerechte Bereitstellung von Blut zu einer Operation wird immer nur im Konsens mit dem Chirurgen beurteilbar sein.

So sehr Zahlen wie unsere, die an Zentren erhoben werden, auch eine Richtschnur darstellen, können sie jedoch nicht uneingeschränkt verallgemeinert werden. So kann sowohl das Krankengut (z.B. höherer Anteil fortgeschrittener Tumoren) als auch die Radikalität der Eingriffe sehr unterschiedlich sein. Dazu können sich auch innerhalb derselben Klinik durch Änderung der

Zuweisungspraxis, Schwerpunktbildung, Optimierung der chirurgischen Technik oder einfach nur durch einen Lernprozeß auch zeitliche Änderungen ergeben. Das Ausmaß des perioperativen Blutverlustes sollte daher als Qualitätskriterium jeder chirurgischen Einrichtung betrachtet werden und klinikspezifische Unterschiede durch eine regelmäßige klinikinterne Dokumentation des Blutverbrauches bei typischen Operationen dokumentiert und daraus in 1- bis 2jährigen Abständen ggf. notwendige Konsequenzen gezogen werden. Nicht zuletzt müßte ein zunehmender Blutverbrauch auch dem Kostenträger gegenüber ökonomisch vertreten werden können. Wie sehr allein die Weckung des Problembewußtseins für jede Bluttransfusion – von der Gefährdung für den Patienten bis zu Kostenaspekten – den Blutbedarf vermindert, zeigt die Statistik des Blutdepots unseres Hauses, wonach im Jahre 1989 um 15 % Erythrozytenkonzentrat und 25 % FFP weniger ausgegeben wurden als noch 1988.

Für die Erzielung des therapeutisch und damit auch prognostisch optimalen Zieles, d.i. bei malignen Tumoren die R_0-Resektion, gleichwertige operative Alternativverfahren, die sich aber in ihrem Blutbedarf entscheidend unterscheiden, gibt es in aller Regel nicht. Vielmehr ist die Grundlage jedes blutsparenden Operierens eine gute operative Technik. Diese kann nicht in wenigen Worten erklärt werden, sondern ist das Ergebnis jahrelanger operativer Tätigkeit und Erfahrung. Die erreichbare Perfektion ist nicht zuletzt auch individuell geprägt.

Ein wesentlicher Punkt ist das Finden der „richtigen" Präparationsschicht oder Resektionslinie. Oft handelt es sich hierbei um anatomische Grenzen mit embryologisch entstandenen Grenzlinien bzw. -flächen mit entsprechend geringer Vaskularisation, weshalb die Dissektion hier den geringsten Blutverlust verursacht. Deshalb ist v.a. in der onkologischen Chirurgie die Präparation direkt auf der Wand eines wichtigen Gefäßes (A. hepatica, A. mesenterica superior, A. und V. iliaca) häufig der sicherste Weg. Der Chirurg darf keinesfalls die Einstellung vertreten, eine solche vitale Struktur möglichst gar nicht zu sehen, denn dann wäre er weit genug davon entfernt, um sie nicht zu verletzen. Im Gegenteil, nur die übersichtliche Darstellung bietet die Möglichkeit, Läsionen nicht nur zu erkennen, sondern auch kontrolliert und rasch zu versorgen. Entsprechend wichtig ist in manchen Fällen das Anschlingen zentraler, großer Gefäße, um eine Blutungskontrolle binnen Sekunden sicherzustellen. Der nächste diesbezügliche Schritt ist die Vornahme einer temporären Organischämie, wie z.B. bei der Leber beschrieben, durch Anschlingen und Drosselung der infra- und suprahepatischen V. cava mit zusätzlichem Pringle-Manöver.

Bei manchen Organexstirpationen wird sinnvollerweise die präliminäre zentrale Gefäßligatur an den Anfang der Operation gestellt, wie etwa bei der elektiven Splenektomie. Manchmal bieten auch Tumoren diese Möglichkeit, z.B. die der Nebenniere. Die präoperative Embolisation (z.B. Hämangioperizytom) oder Chemoembolisation (z.B. Leberzellkarzinom) verfolgt dasselbe Ziel, die Verringerung der intraoperativen Blutungstendenz; dazu wird eine Größenabnahme und Demarkation gegenüber dem Nachbargewebe erhofft, doch ist der tatsächliche Gewinn bisher nicht objektiv quantifiziert.

An technischen Hilfsmitteln zur Blutstillung wird eine Vielzahl von Koagulationsinstrumenten und gerinnungsaktiven pharmazeutischen Präparaten angeboten. Der einzelne Chirurg bevorzugt aber in der Regel nur einige wenige alternative Methoden. So verwenden wir an parenchymatösen Organen (Leber, Milz) meist zunächst den Infrarotkoagulator, ggf. ergänzt durch Besprühen der Resektionsfläche oder eines dekapsulierten Areals mit Fibrinkleber, und legen darauf eine Lage Kollagenvlies. Das Zurücklassen größerer Mengen von gerinnungsaktiven Fremdmaterialien wie Surgicel, Tabotamp etc. lehnen wir ab, da wir sie für infektionsgefährdend halten. Wenn eine befriedigende Blutstillung zum Operationsende etwa wegen Gerinnungsproblemen nicht zu erzielen ist (zentrale traumatische Leberruptur, Sakralhöhle), bevorzugen wir eine Blutstillung durch Druck in Form einer straffen Tamponade mit Bauchtüchern („package"). Diese muß natürlich nach 48 bis längstens 72 h wieder entfernt werden, in der Zwischenzeit ist aber Zeit für eine Normalisierung der Gerinnungsverhältnisse. Außerdem besteht bei der Tamponadenentfernung die Möglichkeit, durch Lavage der gesamten Bauch- oder Wundhöhle Blutreste und Koagel zu entfernen, die wegen der Infektionsgefahr ohnehin ein hohes Komplikationspotential besitzen.

Ein didaktisch schwer zu vermittelnder und auch von jedem Chirurgen individuell variierter Punkt ist die optimale Abstimmung des zeitlichen Aufwandes („timing") zwischen Präparation und Blutstillung, so daß einerseits die Operation nicht zu lange dauert, aber auch der Blutverlust im Rahmen bleibt. Bei der Exstirpation größerer Tumoren in beengten räumlichen Verhältnissen (z.B. Becken) ist oft die Verfolgung einer sog. „Vorwärtsstrategie" richtiger, da erfahrungsgemäß eine befriedigende Blutstillung so lange nicht gelingt, bis durch die Entfernung des Tumors entsprechende Übersicht und Manipulationsraum gewonnen ist. Sinnvollerweise wird man auch hier die Möglichkeit einer temporären Ischämie, z.B. durch kurzfristiges Abklemmen der suprabifurkalen Aorta und Kava, vorbereiten. Wenn apparativ-technische Neuerungen, wie in der Leberchirurgie der Ultraschalldissektor, offensichtlich eine geringere Gefährdung des Patienten versprechen, stellt sich die Frage, ob solche Eingriffe in Häusern, in denen diese sehr kostspieligen Hilfsmittel nicht zur Verfügung stehen, überhaupt durchgeführt werden sollen, ja dürfen. Zumindest müßte nach der Rechtsprechung der Patient über eine solche „Minderausstattung" aufgeklärt werden, zur Durchführung der Operation unter diesen Bedingungen sein ausdrückliches Einverständnis erklären, oder, falls er dies wünscht, ihm ein entsprechendes Zentrum genannt werden. Ein kritischer Punkt dabei ist, daß die Entwicklung natürlich nicht stillsteht. So leistet uns zunehmend die intraoperative Sonographie der Leber mit der Möglichkeit, die Beziehung eines Tumors zu großen Pfortader- oder Lebervenenästen exakt festzustellen, hervorragende Dienste.

Ein bisher ungelöstes Problem in der Einschätzung des perioperativen Blutbedarfes stellen viele retroperitoneale Tumoren dar. Natürlich wird man versuchen, durch Computertomographie die Umgebungsbeziehung abzuklären (große Gefäße, Urogenitaltrakt, knöcherne Bauchhöhlenbegrenzung) und darauf ggf. weitere diagnostische Schritte aufbauen. Auch wird man anstreben, durch Angiographie festzustellen, ob der Tumor nur von einigen wenigen größeren Gefäßen versorgt wird, die möglicherweise einer zentralen präliminären Ligatur zugänglich sind, oder ob eine völlig bizarre Vaskularisation vorliegt. Trotzdem ist man vor unangenehmen Überraschungen nicht gefeit, etwa wenn ein zunächst gekapselt erscheinender Tumor an einer Stelle während der Manipulation aufbricht und es zu einer profusen Blutung aus dem Tumorgewebe kommt. Ganz allgemein kann man sagen, daß links von der Aorta gelegene retroperitoneale Tumoren leichter operabel sind, weil linke Niere, Milz und Pankreasschwanz keine absoluten Resektionshindernisse darstellen, während median und rechts gelegene Prozesse durch Infiltration der Mesenterialwurzel, von Duodenum und Pankreas, Pfortader, Leberhilus und V. cava die resektiven Möglichkeiten sowohl anatomisch rascher erschöpfen lassen als auch ein wesentlich höheres Risiko einer massiven Blutung beinhalten.

Somit ergibt sich nicht selten die Situation, daß von den bereitgestellten Konserven gar keine benötigt wird, weil der Eingriff als diagnostische Laparotomie beendet werden muß, für den Fall einer Massenblutung andererseits aber auch eine Menge von 4–6 Konserven nicht ausreicht. Notwendig ist deshalb bei solchen Eingriffen auch intraoperativ eine enge Kommunikation mit dem Anästhesisten über das Ziel, den Fortgang und die aktuell mögliche Gefährdung des Patienten. Gegebenenfalls muß die Operation vorübergehend gestoppt werden, um die rechtzeitige Beschaffung von zusätzlichen Konserven noch vor dem Eintreten der Blutungskomplikation zu ermöglichen.

Nahezu noch bedrohlicher, weil noch schlechter vorhersehbar, ist eine vergleichbare Blutungskomplikation im Fachgebiet der Thoraxchirurgie: hier entsteht bei Lobektomien der Lunge und auch Pneumonektomien praktisch nie ein substitutionspflichtiger intraoperativer Blutverlust. Kommt es aber zu einer präparativ bedingten Verletzung der herznahen Gefäße oder zum Abgehen einer Ligatur an einem kurzen intraperikardial versorgten Lungenvenen- und Pulmonalarterienstumpf, so kann der Blutverlust so massiv sein, daß binnen Minuten eine Reanimationssituation eintritt.

Der Stellenwert von fremdblutsparenden Methoden ist in der Abdominalchirurgie noch ungeklärt. Tatsache ist wohl, daß gerade bei den Operationen, die von der Zahl her am häufigsten sind, wo selten limitierende Begleiterkrankungen bestehen, wo auch das Alter selten einen begrenzenden Faktor darstellt und wo auch eine gewisse Dringlichkeit des Eingriffes nicht gegeben ist, so daß die Patienten leicht z.B. zur Eigenblutspende motiviert werden könnten (das sind die Cholezystektomie und die Strumaresektion sowie die einfachen Magenresektionen), in der Regel gar keine Bluttransfusion nötig ist (Tabelle 5).

Die intraoperative maschinelle Autotransfusion, die wir selbst im Rahmen der Wirbelsäulen- und Hüftchirurgie regelmäßig einsetzen, verbietet sich zumindest vorläufig noch bei onkologischen Eingriffen und auch bei Operationen mit Darmeröffnung.

Mit der normovolämischen Hämodilution haben wir Erfahrungen an jungen Patienten mit kontinenzerhaltender Kolektomie oder Proktokolektomie wegen familiärer Polyposis. Unser Eindruck war, daß durch eine Art hyperdyname Kreislaufsituation mit erhöhter Gewebeperfusion die intraoperative Blutungstendenz deutlich erhöht war. Einen wissenschaftlich fundierten Beweis dazu, insbesondere auch zur Klärung der Frage einer veränderten Gerinnungsfunktion, können wir nicht liefern.

Tabelle 5. Präoperative Bereitstellung von Blut

	Eryzothrytenkonzentrat (n)
Cholezystektomie	0
Strumaresektion	0
Splenektomie elektiv	0–2
Sigmaresektion	
$T_1 + T_2$	0
$T_3 + T_4$	2
Anteriore Rektumresektion	
$T_1 + T_2$	2
$T_3 + T_4$	4
Abdominoperineale Rektumamputation	
$T_1 + T_2$	4
$T_3 + T_4$, Vorbestrahlung	6
Totale Gastrektomie	4
Leberresektion mit US-Dissektor	
Wedge-Resektion	0
Segmentresektion	0
Hemihepatektomie	2–4

Die theoretischen Vorteile einer Eigenblutspende erkennen wir uneinge-schränkt an. Das Verfahren wird auch grundsätzlich unseren Patienten angebo-ten, und die organisatorischen Voraussetzungen dafür sind in unserem Blutde-pot geschaffen. Allein von der benötigten Transfusionsmenge kommen dafür aber wohl nur Patienten mit geplanter Sigmaresektion und anteriorer Rektum-resektion in Frage. Sicherlich sind z.B. durch das Bocksprungverfahren auch 4 und 6 Eigenblutkonserven zu gewinnen, andererseits besteht beim Karzinom-leiden aber auch eine gewisse Dringlichkeit des Eingriffes, und die berechtigten Bedenken des Patienten, ob nicht während einer 4- bis 6wöchigen Wartefrist eine entscheidende Tumorprogression eintreten kann, können sicherlich nicht guten Gewissens zerstreut werden.

Um sich dem Vorwurf einer unbilligen Verzögerung der Operation nicht aussetzen zu müssen, ist es somit unbedingt nötig, eine etwaige Eigenblutspende in den Gang der präoperativen Diagnostik zu integrieren. Ob überhaupt, wenn ja wann, und mit welchem geschätzten Blutbedarf eine Operation nötig wird, kann aber früh genug nur der Operateur beurteilen. Nur er kann wirklich rechtzeitig die Weichen zu einer Eigenblutspende stellen, die Grundaufklärung des Patienten mit Einholen des prinzipiellen Einverständnisses zu dieser Maßnahme vornehmen und das Für und Wider für jeden individuellen Fall mit dem Patienten diskutieren. Selbstverständlich wird er die weitere Organisation und Durchführung in der Regel in die Verantwortlichkeit eines transfusionsme-dizinischen Dienstes delegieren. Völlig unakzeptabel ist sicherlich, wenn der Patient erst im Rahmen der Narkoseprämedikation mit dieser Methode konfrontiert wird.

Ein spezielles Problem der onkologischen Chirurgie stellt außerdem noch dar, daß sich die Situation innerhalb von 2–4 Wochen durchaus entscheidend ändern kann, etwa durch Manifestwerden einer Tumorstenose mit rasch zunehmender Ernährungsstörung und Gewichtsverlust oder Ileus, durch eine Blutung aus dem Tumor etc. Der Patient wird die Schuld an der u.U. nötigen völligen Änderung des Behandlungsplanes bis hin zur Notoperation mit entsprechend erhöhter Komplikationsmöglichkeit oder nur mehr eingeschränkt möglicher Radikalität sicherlich in erster Linie dem Chirurgen zuschreiben. Nicht zuletzt ist dieser als Behandlungsführender auch immer erster Ansprechpartner für den Patienten bei allen logistischen und organisatorischen Problemen, auch wenn diese eigentlich z.B. im Bereich der Blutbank gelegen sind. Eine Konkurrenzsituation unter den Disziplinen mit gegenseitiger Schuldzuweisung oder sich widersprechender Argumentation ist unbedingt zu vermeiden und könnte die Methode ungerechtfertigt diskreditieren.

Obwohl wir jedem unserer Patienten die Möglichkeit der Eigenblutspende anbieten und – wie gesagt – in unserem Blutdepot auch alle Voraussetzungen dafür geschaffen haben, ist die Akzeptanz zur Eigenblutspende von seiten der Patienten eher gering. Mit dem Wissen um ein Karzinomleiden und der grundsätzlichen Entscheidung zur Operation steht meist der Wunsch des Patienten nach einem unverzüglichen Operationstermin im Vordergrund. Nicht zuletzt predigt ja die Medizin seit Jahrzehnten die Vorteile der Frühdiagnose und Frühbehandlung für die prognostischen Aussichten. Als Zentrum haben wir außerdem eine große Zahl von Patienten, die von überregional anreisen. Hier ergeben sich Schwierigkeiten bei der Übernahme der Reisekosten durch die Kassen für die ambulante Vorstellung und Probleme der Verkehrstüchtigkeit nach der Eigenblutspende. Schließlich ergibt sich im Gespräch mit dem Patienten meist, daß das Vertrauen in die Qualitätskontrolle von homologen Blutkonserven offenbar so groß ist, daß die Angst vor einer Infektion durch Hepatitis oder gar Aids hinter der der akuten Bedrohung durch den wachsenden Tumor klar zurücktritt.

Eher von geringerer Bedeutung scheint die Zahl der objektiv-medizinischen Kontraindikationen gegen eine Eigenblutspende zu sein. Sie liegt nach einer bei uns durchgeführten Erhebung an 100 Patienten bei etwa 20 %, davon entfallen etwa 10 % auf eine präexistente Tumoranämie.

Fremdblutsparende Operationstechniken in der Akuttraumatologie

H.P. Friedl, O. Trentz

Themenabgrenzung

Im akuten Traumamanagement sind bewährte Methoden zur Einsparung von Fremdblut im Gegensatz zum chirurgischen Elektiveingriff nur eingeschränkt anwendbar.

Die vorliegende Arbeit befaßt sich im besonderen mit den speziellen Rahmenbedingungen in der Akuttraumalogie. Nicht berücksichtigt werden Maßnahmen zur Einsparung von Blut, die aufgrund günstigerer Voraussetzungen ausschließlich beim elektiven chirurgischen Eingriff zum Einsatz kommen.

Die allgemeine Thematik wird im weiteren unter folgenden Gesichtspunkten diskutiert:

1. klinische Rahmenbedingungen in der Traumatologie,
2. Stellenwert der allogenen Massentransfusion,
3. operationstaktische Überlegungen:
   - präoperative Planung des Eingriffs,
   - intraoperative Operationstaktik,
   - postoperative Weiterbehandlung,
4. technische Verfahren.

Klinische Rahmenbedingungen in der Traumatologie

Die rasche Verfügbarkeit AB0-kompatibler Blutkonserven ermöglichte in den vergangenen Jahren die frühzeitige und bedarfsgerechte Transfusion allogenen Blutes beim Schwerverletzten. Im Verbund mit anderen bedeutsamen Neuerungen – die Modernisierung der Rettungsmittel, die drastische Verkürzung der Rettungszeiten und das standardisierte interdisziplinäre diagnostisch-therapeutische Vorgehen seien nur stichpunktartig erwähnt – sind selbst schwere Massenblutungen in einer Reihe von Fällen beherrschbar geworden [23].

Der „frühe Tod" nach schwerem Polytrauma trat unter diesen verbesserten Rahmenbedingungen mehr und mehr in den Hintergrund. In der Postprimärphase trug nicht zuletzt die Weiterentwicklung chirurgischer und supportiver intensivmedizinischer Verfahren zu einer deutlichen Senkung der Gesamtletalität und zur Verlängerung der Überlebenszeiten in letztlich doch letal endenden Fällen bei [24].

Der primäre Behandlungserfolg bei polytraumatisierten Patienten wird jedoch häufig durch das Auftreten schwerer Komplikationen in Frage gestellt. Sieht man von Verletzungskonstellationen ab, die mit dem Überleben nicht vereinbar sind (z. B. akutes Verbluten, schwerste Hirnverletzung), so sind sekundäre, erst Tage nach der Verletzung auftretende Komplikationen – wie beispielsweise das mit einem *sekundären Immundefektsyndrom* einhergehende progressive septisch-toxische Multiorganversagen (MOV, engl. MOF: „multisystem organ failure") [2, 6, 13] – heute die hauptsächlichen Todesursachen.

Die Pathogenese und Kausalitätskette dieses sekundären Immundefektsyndroms für die Entwicklung posttraumatischer Komplikationen ist bislang ungeklärt; neuere wissenschaftliche Ansätze sehen v. a. in den initialen Frühveränderungen nach *Trauma* und *hämorrhagischem Schock* die entscheidenden pathophysiologischen Triggermechanismen späterer Komplikationen.

Stellenwert der allogenen Massentransfusion

In diesem Zusammenhang belegen zahlreiche klinische Hinweise den ätiologischen Stellenwert allogener (Fremd-)Bluttransfusionen für die Pathogenese posttraumatischer Komplikationen. So ist z. B. bekannt, daß Patienten nach der Massentransfusion allogenen Blutes für gewöhnlich eine mehr oder weniger ausgeprägte immunologische Abwehrschwäche gegenüber konkomitierenden Infektionen durch opportunistische Keime ausbilden [3].

Unklar ist bislang sowohl das Ausmaß und die klinische Relevanz dieses Transfusions„neben"effektes als auch die Frage, ob die oben dargestellten Beobachtungen in einem kausalen Zusammenhang zum Transfusionsereignis stehen.

Kommt diesem Transfusionseffekt Bedeutung zu, so wäre zu erwarten, daß er innerhalb noch festzulegender Grenzen dosisabhängig, d. h. von der Menge und Antigenität allogen-immunkompetenten Blutes abhängt und somit nach Massentransfusion am ausgeprägtesten in Erscheinung tritt.

Aus den 60er Jahren existieren diesbezüglich vereinzelt Berichte über erste tierexperimentelle Untersuchungen. So beschrieben *Goodman u. Congdon* 1961 an Nagetieren das Auftreten einer Graft-versus-host-Reaktion nach Applikation von allogenem Fremdblut [7]. *Collins* et al. berichteten 1966 von einem ähnlichen Effekt an höheren Säugetieren [4].

Transplantationsimmunologische Ergebnisse neueren Datums [15, 20 u. a.] dokumentieren die bessere Transplantatakzeptanz bei allogen-nierentransplantierten Patienten infolge eines protrahierten immunsuppressiven Effektes nach allogener Fremdbluttransfusion (sog. „donor specific transfusion", DST).

Eigene Versuche[1] mit HLA-inkompatiblem Vollblut von Sprague-Dawley (SpD)- und Long-Evans(L/E)-Ratten beschäftigten sich mit den inflammatorischen Akutphasenreaktionen des humoralen Abwehrsystems auf eine gemein-

---

[1] Mit Unterstützung durch die Deutsche Forschungsgemeinschaft, Projekt: FR 744/1-1.

same Inkubation von immunologisch inkompatiblem Vollblut allogener Versuchstiere.

Meßparameter waren die plasmatische Xanthinoxidase-/Xanthindehydrogenaseaktivität [nmol gebildeter Harnsäure/ml Plasma/min] und die hämolytische Komplementaktivität (CH50) durch gekreuzte Immunelektrophorese mit sensibilisierten Schafserythrozyten. Die durchgeführten Versuche erbrachten zusammenfassend folgende *Ergebnisse*:

1. Die gemeinsame Inkubation von allogenem Vollblut genetisch unterschiedlicher Versuchstierspezies führt bereits während der ersten 30 min der Inkubation zu einer statistisch signifikanten Komplementaktivierung (vgl. Abb. 1).
2. Analog zu der oben genannten Komplementaktivierung findet sich eine signifikante Zunahme der plasmatischen Xanthinoxidaseaktivität, die *nicht* durch eine Xanthindehydrogenasekonversion erklärbar ist (vgl. Abb. 2).
3. Die in den Inkubaten bereits makroskopisch beobachtbare Hämolyse ist O_2-Radikalenabhängig. Ausdruck der O_2-Radikalenproduktion und -wirkung ist der gezeigte (signifikante) Anstieg von Fluoreszenzprodukten und konjugierten Dienen im Inkubationsplasma (Ergebnisse nicht abgebildet).

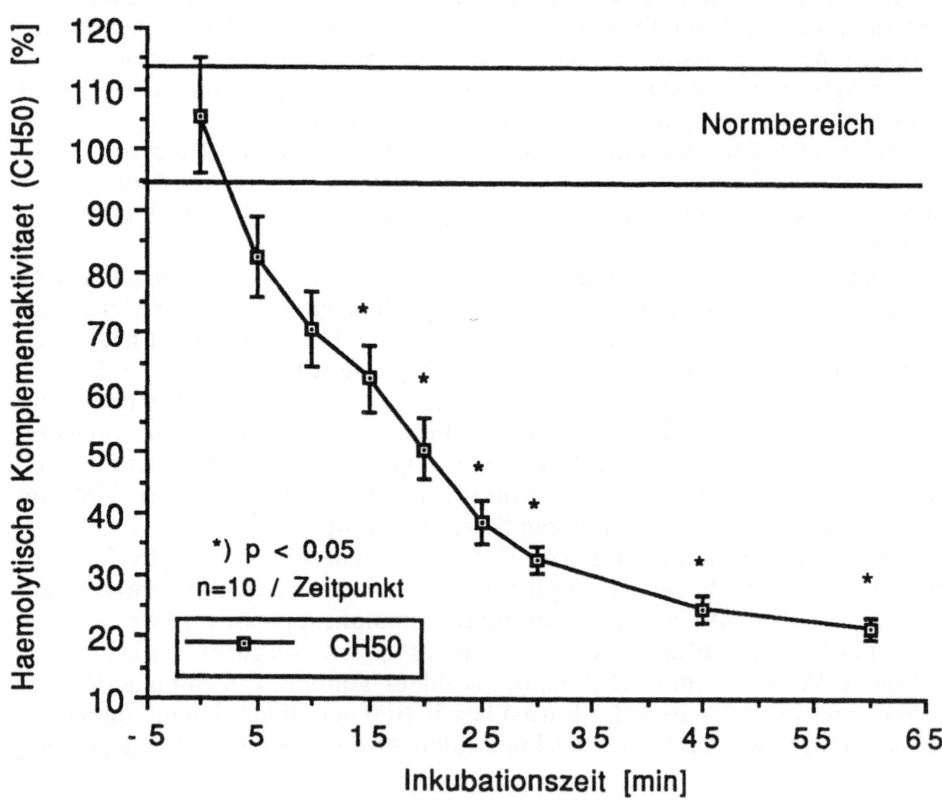

Abb. 1. Hämolytische Komplementaktivität im Plasma nach Inkubation von SpD vs. L/E-Vollblut

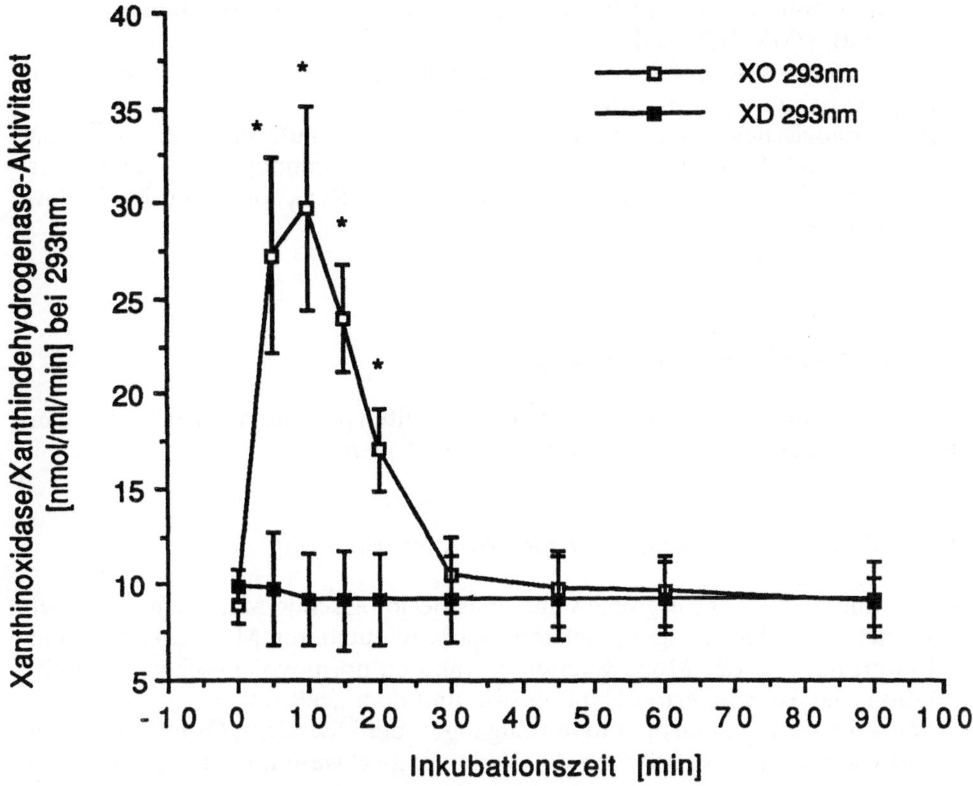

Abb. 2. Plasmatische Xanthinoxidase-/Xanthindehydrogenaseaktivität [nmol/ml/min] nach Inkubation von SpD vs. L/E-Vollblut (n = 10/Zeitpunkt, p <0,05)

Zusammenfassend läßt sich aus heutiger Sicht sagen, daß die ungünstige immunologische Grundkonstellation beim Traumapatienten zur Entwicklung posttraumatischer Komplikationen (Sepsis, Multiorganversagen) prädisponiert und experimentellen und klinischen Erfahrungen zufolge mit der Menge und der Qualität transfundierten Fremdblutes korreliert.

Das operative Vorgehen in der Akuttraumatologie des Mehrfachverletzten muß diesen speziellen Bedingungen im besonderen Maße Rechnung tragen.

Zur *Einsparung von Blut in der Akuttraumatologie* müssen folgende Gesichtspunkte berücksichtigt werden:

– präoperative Planung des Eingriffs,
– die intraoperative Operationstaktik und
– die postoperative Weiterbehandlung.

Ziel dieser Maßnahmen ist eine Senkung des Fremdblutbedarfs über eine *Minimierung des perioperativen Blutverlustes.*

Eine *Senkung des Fremdblutbedarfs* ist über die genannten Aspekte hinaus aus folgenden Gründen wünschenswert:

- erhöhtes Infektions- und Transfektionsrisiko (Hepatitis B, Hepatitis-non-A-non-B, CMV, EBV, HIV...).
- Transfusionszwischenfälle durch „mismatching" oder irreguläre Antikörper aufgrund einer nicht erfaßten AB0-Disparität,
- immunologisches „impairment" des Empfängers aufgrund der obligaten HLA-/MHC-II-Disparität und der „Verbrauchsimmunopathie" humoraler und zellulärer Systeme bis zur Graft-versus-host-Reaktion unter den Bedingungen der Massentransfusion.

Operationstaktische Überlegungen

Die im folgenden genannten Gesichtspunkte sollten perioperativ bedacht und in die Planung des weiteren Vorgehens miteinbezogen werden.

Maßnahmen im Rahmen der präoperativen Planung

- Abstimmung des chirurgischen und anästhesiologischen Managements unter spezieller Berücksichtigung der intraoperativ nutzbaren Möglichkeiten zum Blutersatz, v. a. der Möglichkeiten zur akuten normovolämischen Hämodilution, der kontrollierten Hypotension und dem „cell saving";
- Wahl eines geeigneten operativen Zuganges, der Übersicht, Organexposition und vollständige Bilanzierung der Verletzungsschwere und eine präliminäre Blutungskontrolle erlaubt;
- ggf. Einplanung einer temporären Sektoren- oder Quadrantentamponade mit Bauchtüchern oder Rollgazen während der ersten orientierenden Exploration;
- ggf. Einplanung eines mehrzeitigen Vorgehens (geplanter „2nd look") bei diffusen Blutungen und Blutstillung mit temporärer Textiltamponade;
- korrektes Timing und zeitliche Limitierung der erfahrungsgemäß blutungsintensiven Präparationsphasen (z. B. an epiduralen Plexus in der Wirbelsäulenchirurgie).

Intraoperative Maßnahmen

- Hochlagerung;
- Anbringen einer Blutsperre (Tourniquet);
- Umstechungsligatur;
- Kapselnaht;
- Tamponade diffuser Blutungen ± gerinnungsaktivierende Wundauflagen (z. B. Kollagenvlies etc.);
- Naht- und Clipligaturen von Blutgefäßen;
- Elektro-/Infrarot-/Laserkoagulation;
- Fibrinklebung;

- temporäres thorakales „cross-clamping"/subdiaphragmale Aortenklemmung/präliminäre Ballonokklusion großer Gefäße unter Berücksichtigung der Ischämie-/Reperfusionsproblematik;
- gezielte Einstromsperre der Gefäßeintritte an Leberpforte, Milzhilus oder Nierenstiel z. B. in Form des *Pringle*-Manövers;
- Resektionsdebridement vs. anatomische Resektion bei Verletzungen parenchymatöser Bauchorgane (Finger-fracture-Technik, stumpfe Dissektion, Einsatz des CUSA-Gerätes);
- angiographische Embolisation;
- intraoperatives „packing", temporärer Bauchdeckenverschluß mit Ethizip, geplanter „2nd look" zur definitiven Blutstillung;
- Recycling von intraoperativen Blutverlusten über „cell saving" bei Eingriffen in nichtkontaminierten Operationsgebieten.

Postoperative Maßnahmen

- Reexploration des Situs im geplanten „2nd look";
- gezielter Einsatz von Überlaufdrainagen anstelle der konventionellen Redonsaugdrainagen;
- geeignete Wundabdeckung mit externer Kompression;
- Korrektur der posttraumatischen Hyperkoagulabilität ohne Suppression des Gerinnungspotentials auf subnormale Niveaus: strenge Indikationsstellung für eine Antikoagulation mit Cumarinderivaten;
- „cell saving" aus Redondrainagen.

Technische Verfahren

Voraussetzungen für eine rasche und definitive intraoperative Blutstillung ist ein operativer Zugang, der ausreichend Übersicht gewährt. Abgesehen von kleineren und oberflächlichen Blutungen, die entweder spontan bzw. nach kurzer Kompression stehen, oder aber direkt übernäht, umstochen, koaguliert oder geklebt werden können, erfordert die definitive Blutstillung einer schwereren Blutung aus Stammarterien oder parenchymatösen Organen häufig eine präliminäre Blutungskontrolle in Form einer *temporären Einstromdrosselung.*

Eine solche Blutungskontrolle unterliegt prinzipiell einem Zeitlimit, wobei die bekannten Toleranzgrenzen der warmen Ischämie und die Erfahrungswerte aus der Transplantationschirurgie nicht unkritisch auf die akute Traumasituation übertragen werden dürfen. Einstromsperren bis zu 1 h sind mit Sicherheit tolerabel und für die meisten Versorgungsverfahren ausreichend. Durch topische Kühlung mittels Berieselung des Organs mit gekühlter Ringer-Lösung oder Einschlagen in damit getränkte Bauchtücher ist eine lokale Hypothermie von 27–32 °C zu erreichen und dadurch eine deutlich verlängerte Ischämietoleranz [17]. Weiterhin sollte die Einstromsperre möglichst selektiv sein, um so nur ein kleines Stromgebiet den zu erwartenden Reperfusionsschäden auszusetzen.

Dennoch kann die Verletzungskonstellation gelegentlich eine *läsionsferne Aortenblockade* durch thorakales *„cross-clamping"*, subdiaphragmale Aortenklemmung oder intraaortale *Ballonokklusion* erfordern, etwa unter Reanimationsbedingungen oder vor Entlastung einer prall vollgebluteten Bauchhöhle bei schon desolater Hämodynamik. *Millikan u. Moore* [14] haben 1984 die Leistungsfähigkeit dieses Vorgehens in einer großen konsekutiven Traumaserie bewiesen.

Ziel einer *präliminären Blutungskontrolle* ist neben Zeitgewinn, Organverkleinerung und Blutersparnis die exakte Schadensbilanzierung, die sichere definitive Blutstillung unter weitgehendem Organerhalt und in Extremsituationen der unmittelbare Lebenserhalt.

Als Methoden der Blutungskontrolle stehen an erster Stelle die manuelle oder Tamponadenkompression des Organs, dann die gezielte Einstromsperre durch digitale Kompression, Abklemmen oder Schlingendrosselung der Gefäßeintritte an Leberpforte, Milzhilus oder Nierenstiel. Diese Verfahren in Form des *Pringle-Manövers* [19] oder der Kontrolle des Nierenstiels vor Eröffnen der Gerota-Faszie müssen zum sicheren Repertoire jedes Chirurgen gehören, der frische Abdominaltraumen versorgt.

Bei schweren zentralen Leberverletzungen mit Beteiligung der intrahepatischen V. cava inferior muß gelegentlich die Blutungskontrolle bis zur *kompletten vaskulären Isolation* und hämodynamischen Ausschaltung der Leber oder zum Einlegen eines intrakavalen Shunts eskaliert werden. Selbst in der Hand ausgesprochener Organspezialisten steigt die Letalität bei solchen Manövern in der akuten Traumasituation auf über 75 % an [16]. Die Primärpublikation des Kavashunts durch *Schrock et al.* [21] basierte auf Leichenversuchen und dem klinischen Einsatz in einem Fall mit letalem Ausgang.

Die *Ballonokklusion der Aorta*, von *Hughes* [10] inauguriert, ist insbesondere bei Kombinationsverletzungen mit mehreren Blutungsquellen als brauchbare Alternative zur temporären Blutungskontrolle anzusehen.

Zur *definitiven Blutstillung* steht eine breite Methodenpalette zur Verfügung: Naht-, Koagulations- und Klebeverfahren, die diversen Resektionstechniken, die Arterienligatur, die temporäre Tamponade mit programmiertem Nachdebridement beim „2nd look".

Neben der Zuverlässigkeit bei der primären Blutstillung sollten Chancen zum Organerhalt, geringe Nekrosenbildung, Vermeidung septischer Komplikationen und eine niedrige Rate an Leck- und pathologischer Shuntbildung zur Beurteilung der Leistungsfähigkeit der Verfahren herangezogen werden. Unter diesen Kriterien dürften heute tiefgreifende Matratzennähte, etwa mit Kollagenbändern, nur noch ausnahmsweise zu vertreten sein. Von den Nahtverfahren kommen gezielte Umstechungen von isolierten Gefäßen unter direkter Sicht mit feinem atraumatischem Nahtmaterial in Frage sowie adaptierende Kapselnähte, evtl. mit Teflonplättchen, Netzzipfeln oder Kollagenvlies unterlegt. In Einzelfällen kann eine mobilisierte Milz durch straffes Einhüllen in ein Vicrylnetz so komprimiert werden, daß sich Nähte erübrigen (Splenorrhaphie).

Die *Elektrokoagulation* ist möglich bei kleineren oberflächlichen Läsionen, hat aber den Nachteil, daß die Elektrode leicht am Schorf kleben bleibt und ihn beim Wegziehen wieder ablöst.

Die *Infrarotkontaktkoagulation* [8, 9] muß heute als das effektivste Standardverfahren zur Blutstillung an Leber, Niere und Milz angesehen werden. Bis hin zu mittleren Läsionen kann sie als Solitärmaßnahme eingesetzt werden, bei größeren tiefreichenden Verletzungen kann sie auf größeren Resektionsflächen nach den gezielten Umstechungen zur flächendeckenden Versiegelung mit Vorteil genutzt werden. Die verschieden geformten Koagulationssonden lassen sich gut auf blutende Flächen andrücken, sofern diese glatt sind. Die Lichtimission schafft Koagulationstiefen bis zu 8 mm.

Auch der *Heißluftkoagulator* kann mit seinem laminaren Heißluftstrom oberflächliche Koagulationsnekrosen bilden, wobei dieses Gerät im Gegensatz zum Infrarotkoagulator auch bei zerklüfteten Riß- oder Resektionsstellen eingesetzt werden kann.

Mehr und mehr werden heute bei diesen Indikationen auch *Laser* verschiedener Provenienz zur Koagulation und zum präzisen blutungsarmen Schneiden eingesetzt. Breitere klinische Erfahrungen beim akuten Trauma liegen bisher nicht vor.

Die *Fibrinklebung* hat sich bewährt zum Abdichten kleiner und mittlerer Rupturstellen, wobei die Sprayapplikation und das Versiegeln mit Kollagenvlies die Versorgung wesentlich erleichtert. Das gleiche Vorgehen ist ein probates Adjuvans auf Resektionsflächen. Die Applikation erfordert jedoch bluttrockenes Gewebe. In den USA ist die Nutzung von mikrokristallinem Kollagen (Avitene) weit verbreitet. Alle Klebeverfahren erfordern letztlich eine Einstromdrosselung und Kompression bis zum Auspolymerisieren (bluttrockene Klebeflächen).

Unter den *Resektionsverfahren* können die sog. *anatomischen Resektionen* als Pol- oder Segmentresektion oder als Lobektomie in der Hand des Organspezialisten und unter Nutzung des Ultraschallmessers (CUSA) gute Resultate liefern. Bei tiefen Leberverletzungen sind diese Techniken jedoch selbst in großen Zentren mit einer Letalität von über 50 % belastet [16]. Dies ist v. a. darauf zurückzuführen, daß das akute Trauma keine Zeit läßt und die hämodynamische Situation keine Möglichkeit für ein sonographisches Mapping der Resektionsebenen erlaubt.

Günstiger sind die Ergebnisse der *atypischen Resektionen* und des sog. *Resektionsdebridements*, wobei nicht nach anatomischen Grenzen, sondern nach der traumabedingten Situation avitales Parenchym debridiert wird, tiefe Zerfallshöhlen durch Erweiterung bzw. Keilresektionen eröffnet werden. Das Resektionsdebridement erfolgt in der Finger-fracture-Technik [17] – der Parenchymdigitoklasie –, mit dem CUSA-Gerät oder aber auch als stumpfe Dissektion mit dem Skalpellgriff: Gefäße, Gallengänge etc. werden isoliert gefaßt und mit feinen Umstechungsligaturen versorgt.

Pachter u. Spencer [16] empfehlen die Plombierung der Resektionshöhlen mit einer vitalen, gestielten Netzplastik, wir selbst bevorzugen die Versiegelung mit Fibrinkleber und Kollagenvlies, einem Infrarotkoagulationsschorf oder die Tamponade mit Rollgazen und deren Entfernung mit einem „2nd look".

In den letzten Jahren hat die *Tamponade* bei den schweren Leberverletzungen wieder eine Renaissance erfahren [5], in Deutschland vor allem auf Empfehlung von *Pichlmayr u. Neuhans* [18]. Insbesondere bei zentralen, sternförmigen

Berstungen hat sich das Verfahren bewährt. Dabei darf die Tamponade *nicht in die Ruptur hinein* plaziert werden, sondern ringsum, seitlich und ggf. auch an die Unter- und Rückseite der Leber, so daß die Ruptur in sich komprimiert wird. Bei den erforderlichen programmierten Revisionen werden u. U. wiederholte Debridements und erneute Tamponaden erforderlich. Dieses Vorgehen empfiehlt sich auch für Fälle, bei denen eine Weiterverlegung in ein Zentrum angebracht erscheint [1].

Die von *Mays* [12] propagierte *Ligatur einer Leberlappenarterie* gilt heute als nicht mehr empfehlenswert – so eine Mitteilung eines Expertengremiums der Deutschen Gesellschaft für Chirurgie aus dem Jahre 1981 [11]. Muß sie als *Ultima ratio* dennoch einmal durchgeführt werden, sollten auftretende Lappennekrosen durch baldige Lobektomie saniert werden.

Ist ein parenchymatöses Organ weitgehend zerstört oder gestattet die Gesamtsituation eines Polytraumatisierten nicht längerdauernde organerhaltende Eingriffe, so kann eine Niere oder die Milz *exstirpiert* werden. *Cox u. Siegel* [5] konnten in etwa 50 % der Milzverletzungen organerhaltend verfahren, *Trunkey* [22] in einem Drittel seiner Fälle.

Bei totalem Verlust des Leber- bzw. Nierenparenchyms sind in Einzelfällen auch Transplantationen denkbar – sofern Blutung und Sepsis primär überlebt werden.

Literatur

1. Calne RY, McMaster P, Bentlow BD (1979) The treatment of major liver trauma by primary packing with transfer of the patient for definitive treatment. Br J Surg 66: 338
2. Cerra FB (1987) The hypermetabolism organ failure complex. World J Surg 11: 173–181
3. Collins JA (1987) Recent developments in the area of massiv transfusion. World J Surg 11: 75–81
4. Collins JA, Hechtman HB, Theobald TJ et al. (1966) Treatment by transfusion of severe general radiation injury in dogs. Transfusion 6: 134–142
5. Cox EF, Siegel JH (1987) Blunt trauma to the abdomen. In: Siegel JH (ed) Trauma. Livingstone, New York Edinburgh London Melbourne
6. Dunn DL (1987) Immunotherapeutic advances in the treatment of gram-negative bacterial sepsis. World J Surg 11: 233–240
7. Goodman JW, Congdon CC (1961) Blood-marrow mixtures in irridated mice. Arch Pathol 72: 18–26
8. Guthy E (1981) Die Behandlung der verletzten Milz. Langenbecks Arch Chir 354: 173
9. Guthy E, Brölsch C, Neuhaus P, Pichlmayr R (1984) Infrarot-Kontakt-Koagulation an der Leber: Technik – Taktik – Ergebnisse. Langenbecks Arch Chir 363: 129
10. Hughes CW (1954) Use of an intra-aortic balloon catheter tamponade for controlling intra-abdominal hemorrhage in man. Surgery 36: 65
11. Kern E, Pichlmayr R, Schriefers KH (1981) Ergebnisse einer Umfrage über die Hepatica-Unterbindung. Mitt Dtsch Ges Chir 1: 14
12. Mays ET (1972) Lobar dearterialization for exsanguinating wounds of the liver. J Trauma 12: 397
13. Miller SE, Miller CL, Trunkey DD (1982) The immune consequences of trauma. Surg Clin North Am 62/1: 167–181
14. Millikan JS, Moore EE (1984) Outcome of resuscitative thoracotomy and descending aortic occlusion performed in the operating room. J Trauma 24: 387

15. Opelz G, Terasaki PI (1978) Improvement of kidney graft survival with increased numbers of blood transfusions. N Engl J Med 299/15: 799–803
16. Pachter HL, Spencer FC (1979) Recent concepts in the treatment of hepatic trauma. Ann Surg 190: 423
17. Pachter HL, Spencer FC, Hofstetter SR, Coppa GF (1983) Experience with the finger fracture technique to achieve intra-hepatic hemostasis in 75 patients with severe injuries of the liver. Ann Surg 197: 771
18. Pichlmayr R, Neuhaus P (1986) Chirurgische Therapie der Leberruptur. In: Siewert JR, Pichlmayr R (Hrsg) Das traumatisierte Abdomen. Springer, Berlin Heidelberg New York Tokyo
19. Pringle JH (1908) Notes on the arrest of hepatic hemorrhage due to trauma. Ann Surg 48: 541
20. Salvatierra O, Amend W, Vincenti F et al. (1981) Pretreatment with donor-specific blood transfusions in related recipients with high MLC. Transplant Proc XIII/1: 142–149
21. Schrock T, Blaisdell FW, Methewson C JR (1968) Management of blunt trauma to the liver and hepatic veins. Arch Surg 96: 698
22. Trunkey DD (1982) Spleen. In: Blaisdell FW, Trunkey DD (ed) Abdominal trauma. Thieme-Stratton, New York
23. Tscherne H, Regel G, Sturm JA, Friedl HP (1987) Schweregrad und Prioritäten bei Mehrfachverletzungen. Chirurg 58: 631–640
24. Tscherne H, Sturm JA, Regel G (1987) Die prognostische Bedeutung der Frühversorgung am Beispiel des Unfallpatienten. Langenbecks Arch Chir 372: 37–42

Präoperative Eigenblutspende

P. M. Osswald, A. Lorentz

Rechtliche Voraussetzungen

Die gesetzlichen Grundlagen der Eigenblutspende beruhen auf den Richtlinien zu Blutgruppenbestimmung und Bluttransfusion des wissenschaftlichen Beirates der Bundesärztekammer, Abs. 9, Eigenblutspende und Eigenbluttransfusion. Dieses Kapitel wurde am 5. 11. 1987 in die Richtlinien eingefügt. Es regelt die Herstellung und Lagerung von Eigenblutkonserven, die Voraussetzung der Eigenblutspende, die Durchführung von Spende und Retransfusion, die Verwendung nicht benötigter Eigenblutkonserven und die Vereinbarung mit dem Spender über den Haftungsausschluß, die Zeitdauer der Aufbewahrung und die Vernichtung von Eigenblutkonserven. Nach § 2 des Arzneimittelgesetzes Abs. 1 handelt es sich selbstredend bei der Eigenblutspende um die Herstellung eines Arzneimittels, das nach § 13 des Arzneimittelgesetzes Abs. 1 und 2 der Anzeigepflicht unterliegt. Die Eigenblutspende ist solange nicht genehmigungspflichtig, solange sie vom selben Ärzteteam in derselben Klinik durchgeführt wird und solange das Eigenblut auch demselben Patienten in derselben Klinik retransfundiert wird. (s. auch S. 6 in diesem Buch)

Indikation – Kontraindikation

Die „American Association of Blood Bank" (AABB) hat Definitionen zur Durchführung der präoperativen Eigenblutspende erarbeitet:

> – wöchentliche Spende bis zu 3 Tage präoperativ,
> – vorausplanbare Operationen 4–6 Wochen,
> – erwarteter Blutverlust >1 000 ml.

Hierbei wird eine wöchentliche Spende bis zu 3 Tage präoperativ empfohlen, wobei ein Hämatokrit von 34 % nicht unterschritten werden sollte. Somit kann in diesem autologen Spendeprogramm innerhalb von 2–5 Wochen 49 % des Blutbedarfs in aller Regel abgedeckt werden. In zahlreichen Untersuchungen wurde vom erfolgreichen Einsatz der Eigenblutspende, auch bei sog. Risikopatienten wie Patienten mit koronarer Herzerkrankung, Schwangeren und Patienten extremer Altersgruppen berichtet [1, 17, 39, 51]. Das Ausmaß der

Spende orientiert sich an dem Ausgangshämoglobinwert. Wenn mehr als 10–12 % des Blutvolumens abgenommen bzw. gespendet werden, empfiehlt sich eine zusätzliche Volumengabe nach Spende. Die Beurteilung der Spendetauglichkeit erfolgt in Abhängigkeit von den Vorerkrankungen. Im allgemeinen sind neben der Anamnese, der körperlichen klinischen Untersuchung und der Erstellung eines Blutbildes keine weiteren Untersuchungsverfahren erforderlich. Nicht übersehen werden dürfen die vorliegenden Venenverhältnisse, da sich nur mit einer Kanüle von 16 Gauge problemlos brauchbare Blutkonserven entnehmen lassen.

Eine Indikation zur präoperativen Eigenblutspende besteht bei allen elektiven Eingriffen, bei denen die Notwendigkeit von Bluttransfusionen wahrscheinlich ist. Die Voraussetzungen zur Teilnahme am Eigenblutspendeprogramm sind elektive in einem Zeitraum von 4–6 Wochen vorausplanbare Operationen. Der zu erwartende Blutverlust sollte mindestens 1 000 ml betragen. Einsatzgebiete sind im Bereich der Gefäß- und Herzchirurgie sowie der Orthopädie zu sehen. Daneben kann die Eigenblutspende in der Lungenchirurgie, in der plastischen Chirurgie sowie bei gynäkologischen Operationen zum Einsatz kommen. Da Uteruskontraktionen während einer autologen Transfusion beobachtet wurden [10], sollte man während der Schwangerschaft die Indikation zur Eigenblutspende mit Zurückhaltung stellen.

Durchführung (Zeitintervalle, Technik, Überwachung, Menge, Lagerung, Probleme, logistische Voraussetzungen)

Am Institut für Anästhesiologie und operative Intensivmedizin und in der Orthopädischen Klinik der Fakultät für klinische Medizin Mannheim der Universität Heidelberg wird seit 1987 die Eigenblutspende praktiziert. Vornehmlich werden Patienten, die sich einem endoprothetischen Hüftgelenkersatz unterziehen bzw. bei denen ein Austausch der Endoprothese vorgenommen wird, in das Eigenblutspendeprogramm aufgenommen. In dieser Zeit wurden bei 753 Patienten 2 186 Behandlungen durchgeführt und 1 438 Eigenblutkonserven gespendet.

Die Patienten werden nach ihrer ersten ambulanten Vorstellung auf die Möglichkeit der Eigenblutspende und deren Nutzen aufmerksam gemacht. Sie erhalten dann einen Termin zur ersten Eigenblutspende, der ca. 4 Wochen vor der geplanten stationären Aufnahme liegt. Es wird angestrebt, pro Patient 3 Eigenblutkonserven mit 450 ml zu gewinnen, wobei grundsätzlich 2 Spenderegime angeboten werden:
– Spenderegime 1: wöchentliche Abnahme
– Spenderegime 2: 2mal wöchentliche Abnahme.

Die Patienten erhalten ein Merkblatt, in dem sie sich über die Eigenblutspende informieren können und das anamnestische Fragen enthält. Dieses Merkblatt stellt zugleich die Einverständniserklärung dar [2].

Vor jeder Eigenblutspende wird der Blutdruck gemessen, Hämoglobin und Hämatokrit werden bestimmt. Orientierende Laboruntersuchungen, ein Elek-

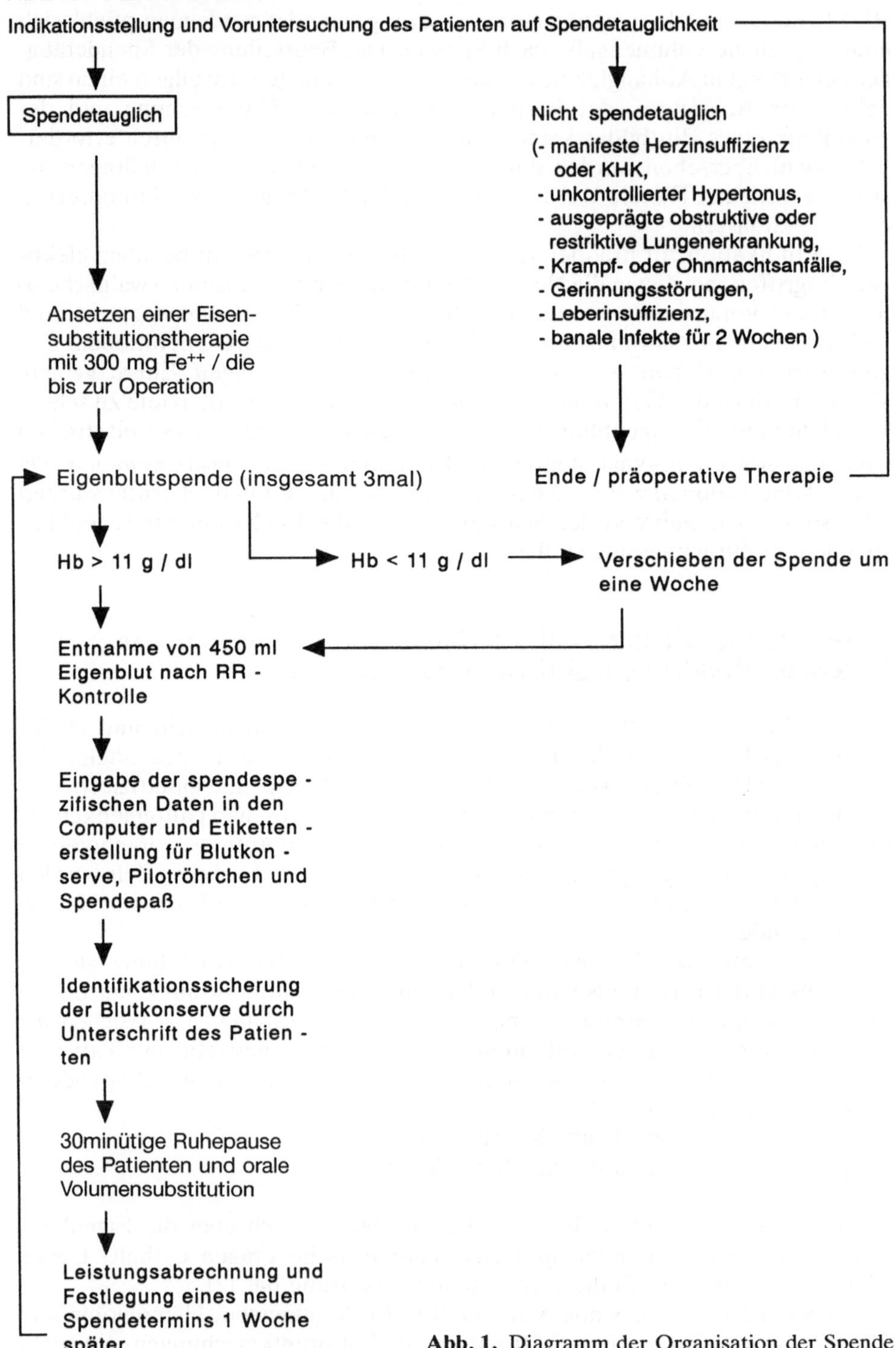

Abb. 1. Diagramm der Organisation der Spende

trokardiogramm, in einzelnen Fällen eine Röntgenaufnahme des Thorax ergänzen die Untersuchung vor der ersten Spende. Ein Hämoglobinwert unter 11 g/dl wird als relative Kontraindikation zur Spende von Eigenblut angesehen und bedarf ggf. einer Verschiebung der Eigenblutspende [43] (Abb. 1).

Die Technik der Eigenblutabnahme unterscheidet sich im wesentlichen nicht von der herkömmlichen Blutabnahme, wie sie zur Blutspende routinemäßig praktiziert wird. Nach bequemer Lagerung des Patienten und Anlegen der Staubinde wird die Einstichstelle chirurgisch desinfiziert und mit einem sterilen Abdecktuch bedeckt. Zur Punktion werden Mundschutz, Haube und sterile Handschuhe angelegt. Die Punktion erfolgt mit einer großlumigen Kanüle (16 Gauge), die über einem Plastikschlauch fest mit dem handelsüblichen 500-ml-Plastikbeutel mit CPDA-Stabilisator verbunden ist. Um das Eindringen von Luft in den Beutel auszuschließen, wird der Plastikschlauch vor der Punktion mit einer Klemme abgeklemmt und erst wieder geöffnet, wenn zurückfließendes Blut die i. v. Lage der Kanüle anzeigt. Der Plastikbeutel wird auf einer Schüttelwaage plaziert. Ist die gewünschte Menge (450 ml) erreicht, wird die Armstauung aufgehoben und die Kanüle entfernt. Mit dem noch im Schlauch verbliebenen Blut wird mittels Schnelltest die Blutgruppe bestimmt. Dies wird auf einem Aufkleber vermerkt. Dieser wird dem Patienten zur Unterschrift vorgelegt und anschließend mit dem Schnelltestheftchen an den das Eigenblut enthaltenden Beutel fixiert. Der Patient wird aufgefordert, noch auf der Liege Mineralwasser zu trinken und 30 min, bei Patienten mit kardiovaskulären Risiken auch länger, zu ruhen. Ein Ausgleich des Volumenverlustes durch i. v. Gabe von 500–1000 ml einer Elektrolytlösung oder Haemaccel erfolgt dann, wenn sich beim Patienten Zeichen einer Hypotension oder Schwindelgefühl bemerkbar machen.

Der CPDA-1-Stabilisator erlaubt bei 4 °C erschütterungsfreier Lagerung eine 5wöchige Aufbewahrung der Vollblutkonserve. Das Verhältnis des Citratphosphatdextraseadenin-1-Stabilisators zum Blutvolumen in der Konserve sollte lt. Empfehlung der „American Association of Blood Banks" (1981) 1:7 betragen, weswegen das jeweilige Abnahmevolumen nur geringfügig von 450 ml abweichen sollte; „undercollected units" können bis 260 ml gelagert werden.

Dokumentation

Abnahmemenge, Blutgruppe, Blutdruck und Hämoglobinwerte vor und nach der Eigenblutspende werden dokumentiert. Hierzu werden neben einem dazu erstellten Softwareprogramm 2 Karteikarten benutzt. Eine Karteikarte ist zum Verbleib in der Eigenblutspendekartei bestimmt, die andere wird dem Patienten mitgegeben. Der mit der Eigenblutspende befaßte Arzt unterschreibt auf den Karteikarten und dem Aufkleber an der Konserve. Der Patient identifiziert seine Konserve und unterschreibt ebenfalls auf dem Aufkleber der Konserve und auf der Karteikarte (Abb. 2).

Das Blutgruppenlabor erhält von jeder Eigenblutspende eine Blutprobe zur Blutgruppentypisierung. Zusätzlich wird auf irreguläre Antikörper getestet. Um Verwechslungen noch unwahrscheinlicher zu machen, werden dem Pati-

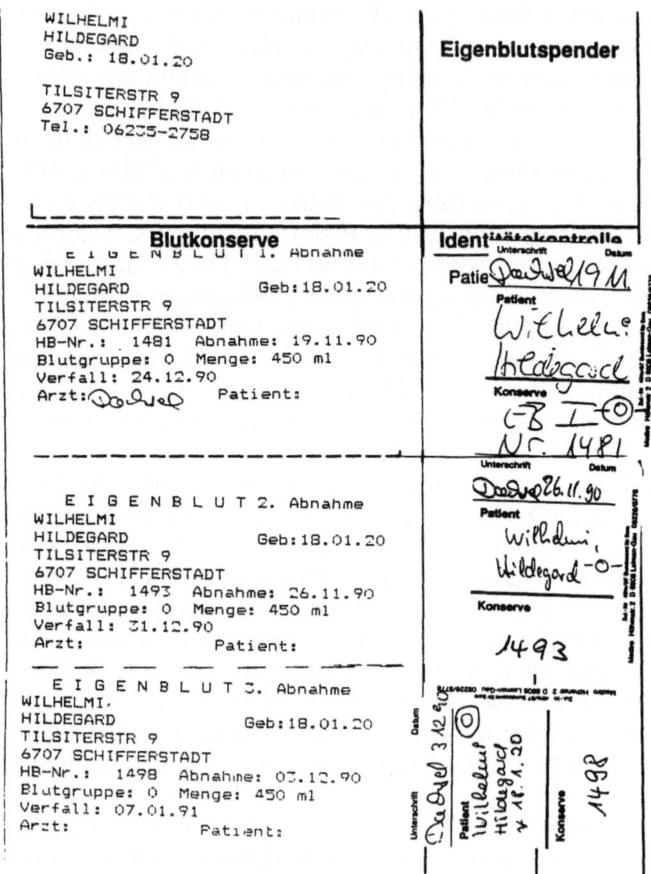

Abb. 2. Identifikation der Blutkonserven durch Unterschrift

enten die für ihn bestellten Eigenblutkonserven unmittelbar präoperativ zur Identifizierung seiner Unterschrift vorgelegt, und es wird vor der Transfusion des Patienten und der Konserven ein Blutgruppenschnelltest (Bedsidetest) durchgeführt.

Die Eigenblutkonserven sind streng getrennt von Fremdblutkonserven aufzubewahren, sie dürfen nach den Richtlinien der Bundesärztekammer wegen der Gefahr der Krankheitsübertragung nicht homolog transfundiert werden [30].

Tiefkühlkonservierung

Neben dem beschriebenen Ablauf der Eigenblutspende mit Flüssiglagerung gibt es als alternatives Verfahren die Möglichkeit der Kryopräservierung der Erythrozyten mit der Low-glycerol-fast-freezing-Technik (flüssiger Stickstoff). Die Erythrozyten werden nach Zentrifugation bei ca. −165 °C tiefgefroren [25].

Diese Methode ist wegen des nicht zu unterschätzenden technischen Aufwandes nur bei speziellen Indikationen angezeigt, so z. B. wenn der Operationstermin bzw. der damit verbundene Transfusionstermin nicht eindeutig festgelegt werden kann oder seltene Blutgruppen bzw. besondere Antikörper vorliegen [8].

Präoperative Eisengabe

Eine Entnahmemenge von 450 ml Blut bedeutet einen Eisenverlust von 210–240 mg entsprechend 6–9 % des Körpereisenbestandes beim Mann bzw. bei der Frau. Um den Stellenwert der präoperativen oralen Eisengabe im Rahmen der Eigenblutspende zu beleuchten, untersuchten wir 44 Patienten, die sich im Rahmen einer Operation zur Implantation einer Hüftgelenksendoprothese einer Eigenblutspende unterzogen. Wir teilten die Patienten nach Zufallsauswahl in 2 Gruppen, wobei den Patienten der Gruppe 1 die Einnahme von 150 mg Fe^{++} bereits 4 Wochen vor der Eigenblutspende verordnet wurde. Die Patienten der anderen Gruppe erhielten die Eisentherapie nur von Beginn der Eigenblutspende an bis zum Operationstermin. Die Menge an bereitgestellten Eigenblutkonserven, die Hämoglobinkonzentration, Serumeisen und Serumferritinkonzentrationen unterschieden sich bei beiden Gruppen nicht. Das Depoteisen im Knochenmark zum Zeitpunkt der Operation ließ sich ebenfalls in beiden Gruppen nicht unterschiedlich, nämlich bei etwa 85 % der Patienten nur in Spuren, nachweisen. Aufgrund dieser Ergebnisse kann man wohl sagen, daß die orale Eisengabe vor der Eigenblutspende die Eisenbilanz in diesen beiden untersuchten Patientengruppen nicht verbessert hat. Ergänzend sei hier bemerkt, daß gastrointestinale Begleiterscheinungen recht häufig zu verzeichnen waren. Magenschmerzen wurden ebenso wie Diarrhöen bei jeweils 4,5 % der untersuchten Patienten vorgefunden, Übelkeit und Obstipation fanden sich in je 6,8 % der Fälle. Die orale Gabe von 150 mg Fe^{++} pro Tag während der Eigenblutspende reicht bei wöchentlicher Spende nicht aus, um den Verlust an Eisen zu ersetzen. Allerdings hat sich die Erniedrigung des Eisens nicht als limitierender Faktor bei der Spende erwiesen.

Stellenwert des Verfahrens im Gesamtkonzept

Die Leistungszahlen unserer Eigenblutambulanz sind:

- ca. 2 000 orthopädische Eingriffe pro Jahr;
- ca. 450 Totalendoprothesen (TEP) pro Jahr;
- 52,7% aller Eingriffe erfolgten 1990 ohne homologe Transfusion;
- 1988–1990 wurden 1 506 Konserven gespendet;
- Wirksamkeit autologer Transfusionsverfahren:
  Untersuchung an 64 Patienten (TEP);
- Anteil eingesetzter Verfahren (TEP).

In der klinischen Praxis ist es wichtig, die verfügbaren autologen Transfusionsverfahren während der Hüftgelenkchirurgie in ihrer Wirksamkeit beurteilen zu können [3, 6, 12, 19–24, 26, 31, 33].

Wir untersuchten 64 konsekutive Patienten, die sich der Implantation einer Hüftgelenkendoprothese unterzogen. Diese Patienten wurden nach Zufallsauswahl in Gruppen eingeteilt, nämlich in eine Gruppe, die als autologes Transfusionsverfahren die präoperative Eigenblutspende erhielt; in eine Gruppe, bei der die präoperative Hämodilution zum Einsatz kam und in eine Gruppe, bei der intra- und postoperativ der „cell saver" eingesetzt wurde. Bei den Patienten, die präoperativ Eigenblut spendeten, wurde im wöchentlichen Abstand eine Konserve von 450 ml abgenommen und die Abnahme von 3 Konserven angestrebt [35, 51]. Rund $2/3$ dieser Eingriffe wurden in rückenmarksnaher Leitungsanästhesie durchgeführt. Die allgemeinen Daten waren in den Gruppen vergleichbar. Wir konnten zeigen, daß von den gewählten autologen Transfusionsverfahren bei diesem Patientengut die präoperative Eigenblutspende das wirksamste Verfahren war, um homologe Transfusionen einzusparen. In der Gruppe, in der die Eigenblutspende zum Einsatz kam, konnte bei 14 von 16 Patienten eine homologe Transfusion vermieden werden, in der Gruppe, in der die Hämodilution zum Einsatz kam, nur bei 1 von 16 Patienten, und in der Gruppe, bei der der „cell saver" zum Einsatz kam, konnte bei 8 von 16 Patienten eine homologe Transfusion vermieden werden. Die Wirksamkeit der präoperativen Hämodilution zur Reduktion des homologen Transfusionsbedarfs ist limitiert. Die Autotransfusion mit dem Zellseparator kann etwa 50 % des Blutverlustes während der Hüftgelenkchirurgie ersetzen und 70 % des Blutverlustes, der postoperativ aus den Drainagen verloren geht [24].

Die Effizienz der Kombination von präoperativer Eigenblutspende und intra- bzw. postoperativer Autotransfusion überprüften wir in einer Untersuchung an 104 Patienten. 69 % der Patienten, bei denen beide Verfahren zur Anwendung kamen, kamen am Operationstag ohne Fremdblutgabe aus. Demgegenüber kamen bei alleinigem Einsatz des „cell saver" nur 25 % aller untersuchten Patienten ohne Fremdblut aus.

Die Wirksamkeit der Eigenblutspende mit Flüssiglagerung zur Vermeidung homologer Transfusionen wurde in einer Untersuchung an weiteren 67 Patienten belegt, bei denen ein endoprothetischer Gelenkersatz vorgenommen werden sollte. Auch hier wurde die Abnahme von 3mal 1 Konserve in wöchentlichen Abständen mit einem Hb-Grenzwert vor der Spende von 11 g/dl angestrebt. Bei dieser Untersuchung konnte gezeigt werden, daß Eigenblutspenden gut bei Altersgruppen möglich sind, in der eine Operation zum künstlichen Gelenkersatz erforderlich wird. Es handelt sich um ein risikoarmes Verfahren. Auch konnten wir in dieser Untersuchung zeigen, daß der Bedarf an homologen Transfusionen in der Hüftgelenkchirurgie dann weiter verringert werden kann, wenn zusätzlich rückenmarksnahe Anästhesieverfahren verwendet werden.

In einer anderen Untersuchung an 104 Patienten unseres Krankengutes wurde die Wirksamkeit der Kombination der Autotransfusion mit der Eigenblutspende bei Patienten, die sich einem Prothesenwechsel der Hüftgelenkendoprothese unterzogen, untersucht. In dieser Untersuchung konnte gezeigt werden, daß sich die beiden autologen Transfusionsverfahren nicht nur problemlos miteinander kombinieren ließen, sondern daß gerade eine Kombination speziell der präoperativen Eigenblutspende mit dem intra- und postoperativen Einsatz des Zellseparators den größten Effekt zur Einsparung von Fremdblut bietet. Bei 82 % der Patienten, bei denen diese beiden Verfahren in Kombination zur Anwendung kamen, konnte die Gabe von homologen Transfusionen vermieden werden.

Die Wirksamkeit eines aggressiven Spenderegimes bei der präoperativen Eigenblutspende, nämlich die 2mal wöchentliche Abnahme von Blut, sollte mit dem üblichen Verfahren verglichen werden. Hierzu wurden von uns 40 Patienten untersucht, bei denen nach einer Zufallsauswahl die Hälfte der Patienten im üblichen wöchentlichen Abnahmeintervall behandelt wurde und die andere Hälfte der Patienten mit kurzem Spendeintervall. Die Patienten waren von ihren allgemeinen Daten vergleichbar. Bei allen Patienten, die mit kurzem Spendeintervall behandelt wurden, konnte eine 3malige Eigenblutspende realisiert werden. 20 Patienten spendeten innerhalb von 7 Tagen, 1 Patient innerhalb von 14 Tagen die angestrebte Menge von 1 200 ml Eigenblut. Von den Patienten, die im langen Abnahmeintervall (1mal wöchentlich) behandelt wurden, erreichten 17 Patienten dieses Ziel innerhalb von 14 Tagen, 3 Patienten benötigten 21 Tage. Bei einem vergleichbaren Ausgangshämoglobinwert beider Gruppen von 13,5 bzw. 13,9 g/dl resultierte bei der Patientengruppe mit langem Spendeintervall ein präoperativer Ausgangs-Hb von 12,5 g/dl und bei der Patientengruppe, die mit kurzem Spendeintervall behandelt wurde, ein präoperativer Ausgangs-Hb von 13,3 g/dl. Dieser Unterschied ist signifikant ($p < 0,03$). Somit steht die Patientengruppe, die sich dem aggressiven Spenderegime unterzogen hatte, bei gleicher Menge gespendeter Konserven präoperativ mit einem besseren Ausgangshämoglobinwert da, was sich auf die Menge des eingesparten Fremdblutes günstig auswirkt.

Erythropoetin

Regelverhalten des Erythropoetins

Das Ausmaß der Erythropoese ist vom Grad der Anämie abhängig und wird durch die Höhe des Serumerythropoetinspiegels repräsentiert. Dies gilt nicht, wenn eine Bildungsstörung wie bei der renalen Anämie vorliegt. Um die Wirksamkeit wiederholter Blutspenden auf den Serumerythropoetinspiegel zu untersuchen, haben Kickler u. Spivak bei 42 Eigenblutspendern eine Serumerythropoetinspiegelbestimmung jeweils vor Spende im Verlauf des Blutspendeprogrammes durchgeführt [28]. Bei ihren Patienten wurde anfänglich 2mal wöchentlich, später nach Auftreten einer Anämie nur noch 1mal wöchentlich 450 ml Blut abgenommen. Es entwickelte sich bei ca. 50 % der Patienten trotz parenteraler Eisensubstitution von 300 mg Eisensulfat 3mal tgl. eine Anämie, die mit einem Hämatokrit bei Männern <41 % und bei Frauen <36 % definiert war. Die Serumerythropoetinspiegel stiegen in dieser Untersuchung nur unwesentlich an. Die Erythropoetinausgangswerte waren bei Männern und

Frauen gleich. Die Frauen wurden jedoch schneller anämisch und konnten nicht bei jedem vorgesehenen Termin einer Eigenblutspende spenden.

Um einen Eisenmangel als Ursache der Anämieentwicklung auszuschließen, wurden in dieser Untersuchung bei einer 2. Gruppe zusätzlich Eisenstatus und Retikulozyten bestimmt. Als Marker der Eisenspeicherung wurde freies Erythrozytenprotoporphyrin gewählt [47]. Es zeigte sich ein nur geringer Anstieg des Serumerythropoetinspiegels bei Ausbildung einer mäßiggradigen Anämie, ohne daß ein Eisenmangel festgestellt werden konnte.

In einer eigenen Untersuchung mit einer engmaschigen Bestimmung der EPO-Spiegel beobachteten wir 12 Patienten, die in Vorbereitung einer Hüftoperation am Eigenblutspendeprogramm teilgenommen hatten. Ziel dieser Untersuchung war es, 4 Spenden von 450 ml Blut bei einem durchschnittlichen Spendeintervall von einer Woche zu erhalten [35]. Erythropoetin wurde mittels eines Radioimmunessays bestimmt [13]. Begleitend erhielten die Patienten 3mal tgl. 50 mg 2wertiges Eisen. An den ersten beiden Terminen konnten alle 12 Patienten eine Konserve spenden, am 3. Termin 10 und am 4. Termin 8 Patienten. Die wiederholten Blutentnahmen führten zu einem Abfall der Hämoglobinkonzentration von 14,3 g/dl auf 11,7 g/dl. Die Plasmaerythropoetinkonzentration vor der 1. Spende lag im Mittel bei 17,8 ± 5,1 mU/ml, die Erythropoetinserumkonzentration zeigte jeweils einen Tag nach der Spende einen Konzentrationsgipfel, gefolgt von einem mäßiggradig erhöhten Niveau bis zur nächsten Spende. Die Peaks lagen im Mittel zwischen 25–43 mU/ml. Trotz der Eisensubstitution fielen sowohl der Serumferritin- als auch der Serumeisenspiegel deutlich ab [36].

Verfolgt man das Verhalten von Erythropoetin im Verlauf der Operationen zur Implantation oder zum Austausch einer Hüftgelenkendoprothese, kommt man zu einem ähnlichen Bild. Wir hatten dies bei 10 Patienten, die vor ihrer Operation im Eigenblutspendeprogramm waren, untersucht. Dabei fiel der Hämoglobinwert von 12,3 g/dl präoperativ bis zum Ende der Operation auf 10,2 g/dl ab. Von diesem niedrigsten Wert stieg das Hämoglobin durch Transfusion der gespendeten Eigenblutkonserven und durch die gesteigerte Erythropoese während 14 Tagen postoperativ kontinuierlich auf 12,3 g/dl an. Durch den beobachteten Hämoglobinabfall steigt die Erythropoetinkonzentration im Serum von präoperativ 26 mU/ml auf 64 mU/ml bis zur 24. postoperativen Stunde an und fällt in den nächsten 12 h bis auf 38 mU/ml ab. In dieser Höhe bleibt die Erythropoetinkonzentration bis zum 7. Tag postoperativ und erreicht am 10. Tag die präoperativen Ausgangswerte. Die gleichzeitige Bestimmung eines schnellen und eines langsamen Akutphasenparameters (CRP und Fibrinogen) zeigt, daß reparationsbedingte entzündliche Vorgänge bis zum Ende der Untersuchung bestehen, jedoch läßt die gute Korrelation zwischen Hämoglobinverhalten und dem Verhalten des Serumerythropoetins vermuten, daß posttraumatische Vorgänge in der Anfangsphase nach großen Operationen für das Ausmaß der Erythropoetinbildung keine große Rolle spielen (Abb. 3, 4). Denkbar wäre allerdings, daß durch die reparativen Vorgänge stimulierende Makrophagen für die bleibende Erhöhung des Erythropoetinspiegels über mehrere Tage verantwortlich zu machen sind. Von dem Verhalten von Patienten unter Hämodialyse weiß man, daß nach operativen Eingriffen bei diesen

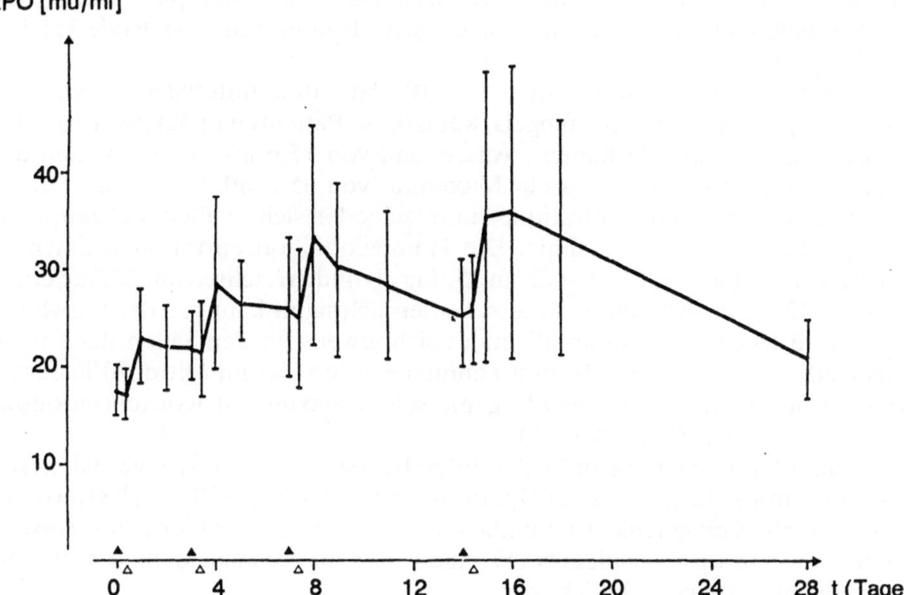

Abb. 3. Regelverhalten des Erythropoetins bei Spende

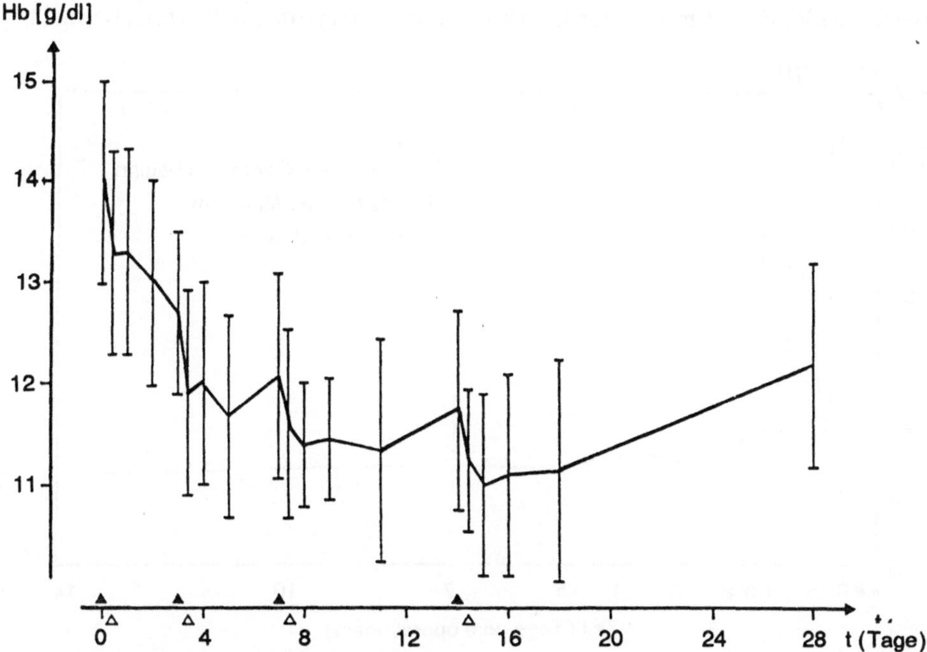

Abb. 4. Verhalten des Hämoglobinwertes bei Spende

Patienten eine höhere Erythropoetindosis zur Dauertherapie erforderlich ist. Dies läßt spekulieren, ob hier spezifische Inhibitoren eine Rolle spielen könnten [15].

In einer weiteren Untersuchung an 10 Patienten untersuchten wir das Verhalten des Erythropoetinspiegels, wenn diese Patienten in 3tägigen Abständen zur Eigenblutspende kamen. Ausgehend von 17,6 mU/ml zu Beginn der Studie konnten wir am 6. Tag ein Maximum von 35,8 mU/ml sehen. Die so bestimmten Hormonkonzentrationen unterschieden sich zu allen Meßzeitpunkten signifikant von der Basislinie. Die Hämoglobinkonzentrationen fielen zu Anfang von 14,1 g/dl auf 11,0 g/dl am 15. Tag ab und erreichten am 28. Tag einen Wert von 12,2 g/dl. Alle Werte unterscheiden sich signifikant von der Basislinie. Der größte Konzentrationsabfall findet sich jeweils an den Tagen der Eigenblutspende. 5 min nach den Blutentnahmen wurden hier im Mittel 70 % der im Intervall bis zur nächsten Spende gemessenen maximalen Konzentrationserniedrigung erreicht ([11], Abb. 5).

Bei einer Untersuchung an 14 Patienten beobachteten wir das Verhalten des Serumerythropoetinspiegels bei Operationen mit geringem Blutverlust, so z. B. Eingriffen am Kniegelenk. Erstaunlicherweise konnten wir hier einen Anstieg des Serumerythropoetinspiegels erkennen, der im Ausmaß dem Anstieg bei einer Eigenblutspende ähnlich war.

In allen diesen kliniknahen Untersuchungen hat sich gezeigt, daß die mäßiggradige Anämie, die während der Eigenblutspende auftritt, die Erythropoese via Erythropoetinfreisetzung nur geringfügig stimuliert. Bewegen sich die Blutverluste bis zu einem Hämoglobin von 10,5 –11 g/dl, so wird die Erythropoese auf das 1,5fache gesteigert [9]. Je stärker der Hämoglobinabfall, desto größer der Stimulus der Erythropoese via Erythropoetinfreisetzung [14].

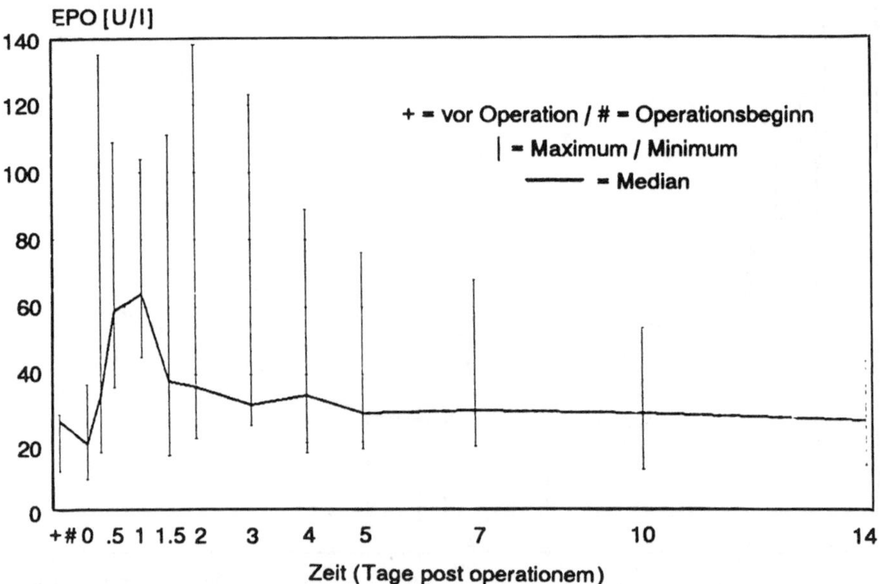

Abb. 5. Regelverhalten des Erythropoetins im postoperativen Verlauf (n = 10)

Inwieweit Adaptationsvorgänge in den erythropoetinproduzierenden Zellen und/oder Kompensationsmechanismen für den O_2-Transport hier erklärend herangezogen werden können, ist offen und muß überlegt werden. Eine zusätzlich interessante Beobachtung ist das starke Abfallen der Hämoglobin-konzentration schon 1 h nach der Eigenblutspende, die wohl eine kompensatorische Flüssigkeitsverschiebung vom extravasalen Raum des Gefäßsystems bedeutet. Die Vermutung, daß das Blutvolumen während der Eigenblutspendephase über den anfänglichen Wert hinaus zunimmt, ergibt sich aus der Beobachtung, daß die Hämoglobinkonzentrationserniedrigungen zwischen den Spenden im Verlauf der Studie immer kleiner werden. Zwar wurde ein solches Verhalten in diesem Zusammenhang bei wöchentlichen Abnahmeintervallen der Eigenblutspende bisher nicht beschrieben, doch weiß man, daß Patienten mit ausgeprägten chronischen Anämien deutlich erhöhte Plasmavolumina aufweisen.

Rekombinantes Erythropoetin

Das Hormon Erythropoetin stand bis 1986 nicht zur therapeutischen Anwendung zur Verfügung. Durch gentechnologische Herstellung gelang es, Erythropoetin zu einem neuen einsatzfähigen Arzneimittel zu entwickeln.

Erythropoetin ist ein Glukoprotein mit einem apparenten Molekulargewicht von 32 000–40 000. Der Proteinanteil des Moleküls beträgt ca. 58 % und besteht aus 165 Aminosäuren. Die 4 Kohlenhydratketten sind über 3 N-glykosidische und eine O-glykosidische Bindung mit dem Protein verknüpft.

Erythropoetin wird gentechnologisch aus rekombinierten Ovarialzellen des chinesischen Hamsters gewonnen. Die Produktion erfolgt durch Fermentation mit anschließender chromatographischer Reinigung. Das so gewonnene rekombinante humane Erythropoetin (rh-EPO) ist in seiner Aminosäuren- und Kohlenhydratzusammensetzung identisch zu EPO, das aus dem Urin anämischer Patienten isoliert wurde. Die biologische Wirksamkeit von rh-EPO wurde an verschiedenen Tiermodellen in vivo (polyzythämische Mäuse) nachgewiesen. In vitro (Maus/Milzzellkultur) wurde nach Inkubation mit rh-EPO ein erhöhter ^{3}H-Thymidineinbau in die erythroiden kernhaltigen Milzzellen festgestellt. Mit Hilfe von Zellkulturen menschlicher Knochenmarkszellen konnte gezeigt werden, daß rh-EPO spezifisch die Erythropoese stimuliert und die Bindung megakariozytärer Zellen nicht beeinflußt [16]. Weder bei in-vivo-Studien mit bis zu 3wöchiger rh-EPO-Gabe noch im Ames-Test wurden toxische Eigenschaften von rh-EPO beobachtet. Auch in dem erwähnten Test mit menschlichen Knochenmarkszellen wurden keine zytotoxischen Anzeichen gesehen. Die Wirksamkeit und Sicherheit wurde bisher in mehreren größeren Studien bei Patienten mit einer renalen Anämie festgestellt [4, 58], wobei sich ein dosisabhängiger Anstieg des Hämatokrits gezeigt hat. Die empfohlene initiale Dosis liegt bei diesen Patienten bei 3mal 40 U/kgKG und Woche.

Erythropoetin besitzt nach i. v. Gabe eine terminale Halbwertszeit von ca. 9 h [27, 29]. Die Halbwertszeit nach subkutaner Gabe liegt bei ca. 18 h wesentlich höher [37], was eher auf diese protrahierte rh-EPO-Resorption, die noch parallel zur Elimination verläuft, als auf eine verlangsamte EPO-Elimination zurückzuführen ist.

Applikation von rh-EPO während präoperativer Eigenblutspende

Levine et al. [32] untersuchten in einer randomisierten Studie bei 12 Pavianen die Wirksamkeit von rh-EPO im Rahmen eines aggressiven Eigenblutspendeprogrammes. Aggressiv bedeutet in diesem Zusammenhang, daß 3mal pro Woche über einen Zeitraum von 5 Wochen Blut (200 ml) abgenommen wurde, wenn der Hämatokrit > 30 % betrug. Die Tiere erhielten an den Studientagen entweder 750 U/kgKG rh-EPO oder Placebo. Nach jeder Gabe wurde zusätzlich Eisen-Dextran-Komplex i. v. substituiert. Die Tiere der EPO-Gruppe konnten deutlich mehr Blut spenden. Der Unterschied wurde ab der 2. Studienwoche signifikant. Nach 5 Wochen hatten die Tiere der EPO-Gruppe 3,5 mehr Bluteinheiten als die Kontrollgruppe gespendet (35 %). In der EPO-Gruppe sah man früher einen Anstieg der Retikulozyten, die Hämatokritwerte lagen in der EPO-Gruppe mit 30–35 Vol% immer etwas höher als in der Vergleichsgruppe.

Goodnough et al. [18] berichteten über 47 Patienten, die in Vorbereitung eines elektiven orthopädischen Eingriffs in ein Eigenblutspendeprogramm einbezogen waren. Sie erhielten randomisiert Erythropoetin oder Placebo i. v. 2mal wöchentlich für 3 Wochen. Das mittlere gespendete Erythrozytenvolumen lag in der EPO-Gruppe um 41 % über dem der Placebogruppe (961 ml bzw. 683 ml). Deutlich wird der Unterschied auch, wenn man die Anzahl der gespendeten Einheiten pro Patient betrachtet. In der Erythropoetingruppe konnten mit Ausnahme eines Patienten alle Patienten 4 oder mehr Blutspenden durchführen, wohingegen in der Placebogruppe 7 Patienten dazu nicht in der Lage waren. Während der 3wöchigen Studienperiode war ein niedriger Hämatokrit (<34 %) der einzige Grund, Patienten von der Spende auszuschließen. Dieses wurde 13mal in der EPO-Gruppe und 45mal in der Placebogruppe beobachtet. Die Häufigkeit der unerwünschten Begleiterscheinungen war in den beiden Patientenkollektiven gleich. Müdigkeit, Schwindel, Kopfschmerzen, Brechreiz und Diarrhö wurden berichtet, Blutdruckveränderungen wurden nicht beobachtet.

Vlasses et al. [57] und Maeda [38] berichteten ebenfalls kürzlich über den Einsatz von rh-EPO während der Eigenblutspende. Beide berichteten über eine schnellere Regeneration des Blutverlustes unter EPO-Gabe. Alle Autoren glauben, daß der Einsatz von rh-EPO im Rahmen der Eigenblutspende sinnvoll ist, da die Patienten mehr Blutkonserven spenden können und einen höheren präoperativen Hämoglobingehalt aufweisen, so daß insgesamt das Risiko, eine homologe Konserve zu benötigen, deutlich vermindert wird.

Aus den in den letzten 3–4 Jahren durchgeführten klinischen Prüfungen [34, 35, 40, 41] ist bei keinem Patient eine EPO-Antikörperbildung bekannt. Die bisher beobachteten unerwünschten Begleiterscheinungen bei Patienten mit terminaler Niereninsuffizienz, wie z. B. Hypertonie, sind sicher nicht auf weitgehend gesunde Patienten im Rahmen der präoperativen Eigenblutspende übertragbar, zudem dann Erythropoetin nur über einen kurzen Zeitraum gegeben wird.

Zukünftige Aspekte

Auch wir können diese Ergebnisse anhand eigener entsprechender Untersuchungen bestätigen. Sicherlich werden nicht alle zur Eigenblutspende kommenden Patienten Erythropoetinsubstitutionen benötigen. Die Gabe von Erythropoetin wird nach unserer Einschätzung einigen Patientenkollektiven vorbehalten bleiben müssen. Dazu zählen bisher weibliche Patienten über 70 Jahre, Patienten mit präoperativer Anämie, Patienten mit Tumoranämie oder aber Patienten, bei denen die Eigenblutspende nicht durchzuführen ist.

Kosten-Nutzen-Analyse

Das Problem einer Kosten-Nutzen-Analyse zum Einsatz von Blutsparmaßnahmen in der operativen Medizin ist darin zu sehen, daß die miteinander zu vergleichenden und aufzurechnenden Zahlen und Daten nur in einigen Punkten einen tatsächlichen Vergleich zulassen. Auch müssen betriebswirtschaftliche und volkswirtschaftliche Aspekte gegeneinander abgewogen werden.

Die nachfolgenden Berechnungen beziehen sich ausschließlich auf Operationen zur Implantation oder zum Austausch von Hüftgelenkendoprothesen an der Orthopädischen Klinik der Fakultät für Klinische Medizin Mannheim am Klinikum Mannheim.

Bei der nachfolgenden Berechnung wurde zwischen Kosten, die für die Klinik zur Erstellung des Eigenblutes anfallen und zwischen Kosten, die für die Patienten in Form von Wegekosten und Zeitaufwand entstehen, unterschieden. Die Kostenberechnung bezieht sich auf die Menge gespendetes Eigenblut pro Einheit.

Klinikseitige Kosten

Zur Ermittlung der Personalkosten wird man die Zeiten bei der Durchführung der Blutentnahmen zu berücksichtigen haben. Aufgrund einer entsprechenden Ermittlung in unserer Eigenblutambulanz ergeben sich folgende Zeiten:
- Gespräch und Untersuchung   19,3 min,
- Blutentnahme   11,94 min,
- Restzeit   8,61 min,
- Leerzeit   1,28 min,
- Vor- und Nacharbeiten   6,67 min.

Der durchschnittliche Gesamtaufwand pro Blutentnahme beträgt somit

47,83 min.

Dabei werden die Patienten nicht parallel bzw. überlappend behandelt. Bei Anwesenheit nur von einem Arzt und von einer Krankenschwester bei den Blutentnahmen würden sich aus den durchschnittlichen Lohnkosten je Blutentnahme

$$DM\ 61,01$$

berechnen.

Die Material- und Laborkosten betragen

$$DM\ 64,82$$

je Einheit. Darin sind ein Drittel der Kosten für Spartocinepulver berechnet. Die Lagerungskosten berechnen sich aus den Anschaffungskosten für einen Kühlschrank und dessen Nutzungsdauer und Stromverbrauch. Daraus ergeben sich als Gerätekosten pro Tag

$$DM\ 5,70.$$

Bei der Zahl der anfallenden Konserven pro Monat und einer durchschnittlichen Lagerungszeit von 28 Tagen ergeben sich als durchschnittliche Lagerungskosten pro Konserve

$$DM\ 4,43.$$

Der Gesamtbetrag für die klinikseitigen Kosten berechnet sich aus diesen Werten zu

$$DM\ 129,01.$$

Patientenseitige Kosten

In die Berechnung der patientenseitigen Kosten gehen ein:

– die durchschnittlich einfache Entfernung zur Klinik, in unserem Fall

$$15,5\ km,$$

– die durchschnittlich einfache Wegezeit, in unserem Fall

$$28,03\ min,$$

– die durchschnittliche Klinikaufenthaltszeit, in unserem Fall

$$92,22\ min.$$

Eine entsprechende Berechnung, bezogen auf das durchschnittlich verfügbare Einkommen pro Einwohner und entsprechende Ausfallzeiten, würde ergeben:

– für die Wegekosten

$$DM\ 10,85,$$

– für den Zeitaufwand

$$DM\ 40{,}13.$$

Diese Werte müssen natürlich insofern relativiert werden, als daß sie wie oben genannt auch in Zusammenhang mit der homologen Blutspende auftreten. Hinzu kommt, daß es sich aufgrund der Altersstruktur zum überwiegenden Teil um nicht mehr im Erwerbsleben stehende Patienten handelt.

Zur Kostenberechnung des Einsatzes des Autotransfusionsgerätes müssen die Festkosten und die variablen Kosten pro Geräteeinsatz ermittelt werden. Die Kosten für das mittels Zellseparator aufbereitete Blut setzen sich zusammen aus anteiligen Gerätekosten, Materialkosten und Personalkosten. Aufgrund der uns bekannten Anschaffungskosten und der im Jahr 1988 durchgeführten Anzahl der Geräteeinsätze berechnet sich pro Einsatz ein Betrag von

$$DM\ 41{,}65.$$

Hinzu kommt der Gesamtpreis für Materialkosten pro Einsatz mit

DM 297,27 und
DM 29,62 Lohnkosten

entsprechend 34,39 min des Personaleinsatzes.

Die Dauer der Arbeitszeiten wurde folgendermaßen ermittelt:
- Reservoirvorbereitung   5,36 min,
- „cell saver"-Vorbereitung   5,12 min,
- Spülflüssigkeitwechsel   0,55 min,
- Reservoirentfernen   5,02 min,
- Auffangbeutel leeren   3,18 min,
- „cell saver" reinigen   14,36 min.

Die Gesamtkosten pro „cell saver"-Einsatz belaufen sich demnach auf:

- Gerätekosten   DM 41,65
- Materialkosten   DM 297,27
- Personalkosten   DM 25,40
- Gesamtkosten   DM 364,32.

Da die Kosten pro „cell saver"-Einsatz konstant sind, erniedrigen sich die Kosten pro eingespartem Erythrozytenkonzentrat äquivalent mit steigender Retransfusionsmenge.

Da man davon ausgehen kann, daß patientenseitige Kosten auch bei homologer Transfusion entstehen und diese ohnehin das Kliniksbudget nicht belasten, bleibt allein die Betrachtung der klinikseitigen Kosten. Da bisher in der Orthopädischen Klinik nach Einrichtung der Eigenblutambulanz keine zusätzliche Stelle geschaffen wurde, sondern die Durchführung der Eigenblutambulanz mit dem verfügbaren Personal organisiert wird, müssen die angefallenen Material- und Laborkosten gegen die Kosten der eingesparten Fremdblutmenge aufgerechnet werden. Bei 632 erstellten Eigenblutkonserven im Jahr

1990 wäre dann dem gesparten Betrag entsprechender Fremdbluteinheiten von

DM 58 144.–

ein Aufwand von $^2/_3$ der Materialkosten (abzüglich Kosten für Eisenpräparat) und Lager- und Gerätekosten bei 632 Eigenblutkonserven gegenüberzustellen. Dies wären dann

DM 33 712,98.

Tatsächlich eingespart wurden dann unter diesen Bedingungen

DM 24 432.–

Dabei würde aber davon ausgegangen werden, daß jede gespendete Eigenbluteinheit auch retransfundiert wurde. Eine Analyse unseres Krankengutes ergab, daß 20,3 % aller Eigenbluteinheiten bereits intraoperativ verabreicht wurden und 59,4 % postoperativ im Aufwachraum respektive auf der Wachstation, also knapp 80 % in den ersten 24 h.

Bei der Kostenberechnung des Zellseparators für ein Jahr in unserer Klinik müssen folgende Überlegungen angestellt werden. Nach unseren Untersuchungsergebnissen ist es möglich, mit dem „cell saver"-Einsatz 40–60 % des Fremdblutbedarfes einzusparen. Das bedeutet bei einem mittleren Bedarf an Erythrozytenkonzentrat von 1250 ml je entsprechenden Eingriffs, daß 1–2 Bluteinheiten je „cell saver"-Einsatz im Mittel eingespart werden können. Der dafür veranschlagte Aufwand des „cell saver"-Einsatzes beträgt je Einsatz

DM 365,32,

der mit durchschnittlich 32 Einsätzen pro Monat hochzurechnen wäre. Somit errechnet sich ein Aufwand inklusive der Umlegung der Anschaffungskosten von

DM 139 065,– pro Jahr.

Davon abzuziehen wären die Kosten gesparter Erythrozytenkonzentrate, nämlich

DM 56 007,–.

Es bliebe also ein Aufwand von

DM 83 000,–.

Allein nun die betriebswirtschaftlichen Kosten zusammengerechnet bedeutet dies, daß für den Einsatz der Blutsparmaßnahmen in der Orthopädischen Klinik 1990

DM 83 058,– – DM 24 432,– = DM 58 626,–

aufzuwenden waren.

Bleibt noch die Berechnung der Einsparung von Kosten bei autologen Transfusionen durch Vermeidung übertragbarer Infektionskrankheiten. Die Hepatitis B wird im Mittel mit einer Häufigkeit von 2 Fällen pro 10 000 transfundierter Einheiten angegeben. HIV-Infektionen werden mit einer Frequenz von 1:3 Mio.–1:500000 angegeben. Rechnet man die für die Hepatitis B genannten Zahlenangaben hoch, ergeben sich für die Non-A-non-B-Hepatitis 8–18 Fälle pro 10000 transfundierter Einheiten. Pro 100000 transfundierter Einheiten ergeben sich grob gemittelt folgende Zahlen:

- HIV-Infektionen   0,03–   0,2 Fälle,
- Hepatitiden (Non-A-non-B)   80–200 Fälle,
- chronische Hepatitiden   24–100 Fälle,
- Leberzirrhosen   12– 50 Fälle.

Aufgrund von Schätzwerten kann man für Leberzirrhosen und für HIV-Infektionen jeweils DM 500,– an Kosten für Behandlung und Lohnersatzleistung ansetzen. Die anteiligen Kosten pro transfundierter Einheit würden dann für eine HIV-Infektion DM 0,15–1,00, für Leberzirrhosen DM 60,00–250,00 betragen. Diese Beträge ergeben sich aus der relativen Häufigkeit des Vorkommens solcher Übertragungen und können nur als Einschätzung der Größenordnung angesehen werden.

Bei all den Bemühungen um eine entsprechende Kosten-Nutzwert-Analyse dürfen die Ziele des Einsatzes der Methoden nicht aus dem Auge gelassen werden. Wenn als übergeordnetes Gesamtziel ein höchstmöglicher Gesundheitsstand bei gleichzeitigem Bestreben, Kosten zu senken bzw. so gering wie möglich zu halten, gilt, können wir bei Einsatz von Blutsparmaßnahmen in der operativen Medizin folgende Teilziele ableiten:
- möglichst geringe Kosten,
- Vermeidung der Übertragung gefährlicher Infektionskrankheiten,
- Vermeidung von Unverträglichkeitsreaktionen,
- Vermeidung von Mangel an Bluteinheiten.

Die Handlungsalternativen bestehen dann aus:
- Verwendung von Erythrozytenkonzentraten,
- präoperativer Eigenblutspende,
- intra- und postoperative Autotransfusion,
- Kombinationen der Verfahren,
- sorgfältige Indikationsstellungen.

Nicht vergessen werden darf unter dem Gesichtspunkt einer Kosten-Nutzwert-Betrachtung die Überlegung, inwieweit die Teilnehmer einer Eigenblutspende bereit sind, eigene Aufwendungen auf sich zu nehmen. Eine entsprechende Umfrage bei unserem Patientengut zur subjektiven Bewertung der Eigenblutspende und der Blutsparmaßnahmen überhaupt ergab, daß die Befürchtung einer HIV-Infektion entweder allein oder in Kombination mit anderen Infektionskrankheiten als häufigster Grund in etwa 50 % der Fälle als Motivation an der Teilnahme der Eigenblutspende angegeben wurde.

Berechnungsgrundlagen der Kosten-Nutzen-Analyse

Zur Berechnung der Lohnkosten dienen nachfolgende Angaben (Stadt Mannheim 1988):

Jahreslohnkosten einschließlich Lohnnebenkosten für

- Assistenzärzte   DM 86 309.–,
- Krankenschwester KR5   DM 52 131.–.

Bei 220 Arbeitstagen pro Jahr und 8-h-Arbeitstag ergeben sich daraus für

- Assistenzarzt   DM 49,04/h,
- Krankenschwester   DM 29,62/h,
                         DM 61,01/h.

Die Lagerungskosten errechnen sich aus den auf eine Nutzungsdauer von 10 Jahren umgelegten Anschaffungskosten eines Kühlschrankes und aus dem Stromverbrauch (1 kW/h).

Wege- und Aufenthaltszeit des Patienten dienen als Berechnungsgrundlage für die durchschnittlich aufgewendete Zeit. Das aus dem statistischen Jahrbuch entnommene verfügbare Einkommen je Einwohner der BRD, umgerechnet auf 1 h, beträgt DM 16,18. Für die Berechnung der Fahrtkosten werden DM 0,35 je zurückgelegten Kilometer angesetzt.

Zur Kostenberechnung des „cell saver"-Einsatzes müssen Festkosten und variable Kosten Berücksichtigung finden.

Gerätekosten berechnen sich aus dem Gerätepreis (DM 67 830.–) und der zugehörigen Mehrwertsteuer. Auch hier wird eine Nutzungsdauer von 10 Jahren zugrunde gelegt. Aus Gerätepreis und Nutzungsdauer werden die Annuitätskosten gebildet. Die Summe aller Annuitäten ergibt am Ende der Nutzungsdauer die Investitionssumme zuzüglich ihrer Verzinsung. Hinzu kommen jährliche Wartungskosten, die derzeit mit DM 4 332.– angegeben werden. Die anteiligen Gerätekosten errechnen sich aus der Summe der Gerätekosten dividiert durch die Anzahl der Einsätze.

Materialkosten errechnen sich aus den Kosten für ein Set, bestehend aus Reservoir, Zentrifugeneinsatz, Schläuchen und Kleinteilen. Hinzu kommen Kosten für Heparinlösung und Waschlösung.

Zur Ermittlung der Personalkosten werden die ermittelten Arbeitszeiten mit den Lohnkosten verrechnet.

Die Häufigkeit von Hepatitiden wird mit <2 Fälle pro 10 000 transfundierter Einheiten angegeben (Hepatitis B) oder 10–20 % übertragener Hepatitiden bzw. 80–90 % übertragener Hepatitiden (Non-A-non-B-Hepatitis).

HIV-Infektionen werden in den USA mit 1:150 000 und in Europa mit 1:500 000 angegeben.

Nach den Angaben von Schleinzer et al. [52] ergeben sich folgende Zahlen:

- HIV-Infektionen   0,03– 0,2 Fälle,
- Hepatitiden   80   –200   Fälle,

– chronische Hepatitiden　　24　–100　Fälle,
– Leberzirrhosen　　　　　　12　– 50　Fälle.

Berechnet man nach Schätzung für Leberzirrhosen DM 500 000 an Kosten für Behandlung und für Lohnersatzleistungen, betragen die anteiligen Kosten für jede transfundierte Einheit

– HIV-Infektion　　　0,15–　1,00 DM,
– Leberzirrhosen　　60,00–250,00 DM.

Ermittlung des Umrechnungsfaktors

Zum Vergleich der Kosten muß das Äquivalent für Eigenblut ermittelt werden. Der Umrechnungsfaktor für 450 ml Eigenspendeblut errechnet sich mit 1,046 aus den zu vergleichenden Hämoglobinkonzentrationen. 250 ml Erythrozytenkonzentrat weisen einen Hb von 25,5 g/dl auf. Der von uns ermittelte Wert für gespendetes Eigenblut beträgt Hb = 13,54 g/dl. Danach entsprechen 250 ml Erythrozytenkonzentrat 471 ml Eigenblut.

Bei der Umrechnung von Retransfundat des „cell savers" zu Erythrozytenkonzentrat wird ein mittlerer Hb von 20,5 g/dl [18–23] zugrunde gelegt.

Literatur

1. Blaise G, Jackmuth R (1979) Pre-operative autotransfusion for total hip prosthesis. Acta Anaesthesiol Belg 30: 175
2. Blumenberg D (1984) IAT in der Orthopädie. In: Lawin P, Paravicini D (Hrsg) Hämodilution und Autotransfusion in der perioperativen Phase. Thieme, Stuttgart New York, S 83
3. Blundell J (1818) Experiments on the transfusion of blood by the syringe. Med Chir Trans 9: 57–92
4. Bommer J, Huber W, Tewes G, Ritz E, Wedel S von, Küppers S, Weinrich T, Bommer G (1988) Treatment of polytransfused haemodialysis patients with recombinant human erythropoietin. Contrib Nephrol 66: 131–138
5. Boudreaux JB, Bornside GH, Cohn I (1983) Emergency autotransfusion: partial cleansing of bacterialaden blood by cell washing. J Trauma 23: 31–35
6. Brown AL, Dibenham MW (1931) Autotransfusion: Use of blood from haemothorax. JAMA 96: 1223
7. Brzica S, Pineda A, Taswell H (1976) Autologous blood transfusion. Mayo Clin Proc 51: 723–737
8. Castro O (1982) Autotransfusion: The management option for alloimunnized sickle cell patients? In: Scott RB (ed) Advances in the pathophysiology, diagnosis and treatment of sickle cell disease. Liss, New York pp 117–127
9. Coleman D, Stevens A, Dodge H, Finch C (1953) Rate of blood regeneration after blood loss. Arch Intern Med 92: 341–349
10. Davis R (1979) Banked autologous blood for caesarian section. Anaesth Intensive Care 7: 358–361
11. Duchow J (1990) Plasmaspiegel des Erythropoetins bei präoperativer Eigenblutspende (Flüssiglagerung) mit kurzen Abnahmeintervallen. Promotionsarbeit, Universität Heidelberg (Fakultät f. Klin. Medizin Mannheim)
12. Duncan J (1886) On reinfusion of blood in primary and other amputations. Br Med J 30: 192–193

13. Eckardt KU, Kurtz A, Hirth P, Scigalla P, Wieczorek L, Bauer C (1988) Evaluation of the stability of human erythropoietin in samples for radioimmunoassays. Klin Wochenschr 66: 241–245
14. Erslev A, Wilson J, Caro J (1987) Erythropoietin titers in anaemic, non-uraemic patients. J Lab Clin Med 109: 429–433
15. Eschbach J, Egrie J, Downing M, Browne J, Adamson J (1987) Correction of the anaemia of end-stage renal disease with recombinant human erythropoietin. N Engl J Med 316: 73–78
16. Ganser A, Bergmann M, Vilkers B, Grützmacher P, Scigalla P, Hoelzer D (1989) In vivo effects of recombinant human erythropoietin on circulating human haemopoietin progenitor cells. Exp Hematol 17: 433–435
17. Gilcher RO, Belcher L (1983) Predeposite programme, autologous transfusion. In: Sandler SG, Silvergleid AJ (eds) Autologous transfusion. Arlington, pp 11–22
18. Goodnough L et al. (1989) Increased preoperative collection of autologous blood with recombinant human erythropoietin therapy. N Engl J Med 321: 1163–1168
19. Grant FC (1921) Autotransfusion. Ann Surg 74: 253–254
20. Grove-Rasmussen M, Huggins C (1973) Selected types of frozen blood for patients with multiple blood group antibodies. Transfusion 13: 124–129
21. Hansen E, Martin E, Heim MU (1986) Aktuelle Aspekte der autologen Transfusion. Anaesthesist 35: 577
22. Highmore W (1874) Practical remarks on an overlooked source of blood supply. Lancet I: 89
23. Homann B, Paravicini D (1984) Autotransfusion – Aktueller Standpunkt – Zukunftsaspekte. Anaesthesist 33: 598
24. Homenu WK (1988) Die Bedeutung der intra- und postoperativen Autotransfusion in der endoprothetischen Hüftgelenkschirurgie unter besonderer Berücksichtigung bakterieller Verunreinigungen des autotransfundierten Blutes. Dissertation, Universität Heidelberg (Fakultät f. Klin. Medizin Mannheim)
25. Huggins C (1976) Autologous transfusion: preservation of blood by freezing. In: Dawson RB (ed) Autologous transfusion. Arlington, Va: American Association of Blood Banks, pp 27–36
26. Jaenicke K (1990) Bakterielle Verunreinigungen und deren klinische Bedeutung bei der intra- und postoperativen Autotransfusion mit dem Haemonetics Cell Saver. Dissertation, Universität Heidelberg (Fakultät f. Klin. Medizin Mannheim)
27. Kampf D, Karl A, Passlick J, Pustelnik A, Eckardt KU, Ehmer B, Jakobs C, Baumelou A, Grabensee B, Garl G (1989) Single dose kinetics of recombinant human erythropoietin after intravenous, subcutaneous and intraperitoneal administration. Preliminary results. Contrib Nephrol 76: 100–105
28. Kickler I, Spivak J (1988) Effect of repeated whole blood donations on serum immunoreactive erythropoetin levels in autologous donors. JAMA 260: 65–67
29. Kindler J, Eckardt KU, Ehmer B, Jandeleit K, Kurtz A, Schreiber A, Scigalla P, Sieberth HG (1989) Single dose pharmacokinetics of recombinant human erythropoietin in patients with various degrees of renal failure. Nephrol Dial Transplant 4: 345–349
30. Kretschmer V (1988) Eigenblutspende. Klin Wochenschr [Suppl 15] 66: 23–28
31. Langston H, Milles G, Dalessandro W (1963) Further experiences with autologous blood transfusions. Ann Surg 158: 325
32. Levine E et al. (1988) Recombinant human erythropoetin and autologous blood donation. Surgery 104: 365–369
33. Lonser RE, Taber B (1980) Autologous transfusion in a community hospital. Proceedings of Haemonetics Research Institute Advanced Component Seminar, Boston/MA
34. Lorentz A, Reinhardt M, Andres FJ, Osswald PM, Jani L (1989) Stellenwert der intra- und postoperativen Autotransfusion beim Austausch einer Hüftgelenkendoprothese. Anaesthesist 38: 1–9
35. Lorentz A, Schipplick M, Gmehlin U, Osswald PM, Winter M (1989) Präoperative Eigenblutspende mit Flüssiglagerung bei künstlichem Gelenkersatz. Anaesthesist 38: 480–489

36. Lorentz A, Jendrissek A, Eckardt KU, Schipplick M, Osswald PM, Kurtz A (1991) Serial immunoreactive erythropoietin levels in autologous blood donors. Transfusion 31: 650–654
37. MacDougall I, Roberts D, Neubert P, Dharmasena A, Coles G, Williams J (1989) Pharmacokinetics of recombinant human erythropoietin in patients on continuous ambulatory peritoneal dialysis. Lancet II: 425–427
38. Maeda H et al. (1989) Erythropoietin and autologous blood donation. Lancet II: 284
39. Mann M, Sacks HJ, Goldfinger D (1983) Safety of autologous blood donation prior to elective surgery for a variety of potentially high risk patients. Transfusion 23: 229–232
40. Milles G, Langston H, Dalessandro W (1962) Experience with autotransfusion. Surg Gynecol Obstet 115: 689–694
41. Mollison PL, Engelfriet CP, Contreras M (1987) Blood Transfusion in Clinical Medicine. Blackwell, Oxford
42. Neumayer H, Brockmiller J, Fritschka E, Roots I, Scigalla P, Wattenberg M (1989) Pharmacokinetics of recombinant human erythropoietin after s. c. administration and in long-term i. v. treatment in patients on maintenance haemodialysis. Contrib Nephrol 76: 131–142
43. Osswald PM, Beermamm S, Leven FJ, Lorentz A, Pirwitz A (1990) EBSY – Ein System zur Informationsverarbeitung in der Eigenblutambulanz. Software Kurier 3: 80–82
44. Paravicini D (1986) Intraoperative Autotransfusion. Springer, Berlin Heidelberg New York Tokyo
45. Paravicini D, Lawin P (1983) Intraoperative Autotransfusion gestern, heute, morgen. Anaesthesiol Intensivmed 5: 137
46. Paravicini D, Frisch R, Stinnesbeck B, Lawin P (1983) Intraoperative Autotransfusion bei großen orthopädischen Operationen. Z Orthop 121: 278
47. Piomelli S (1973) Micromethod for three erythrocyte porphyrins: the FEP test. J Lab Clin Med 81: 932–939
48. Ray JM, Flynn J, Biermann AH (1986) Erythrocyte survival following intraoperative autotransfusion in spinal surgery: An in vivo comparative study and 5-year update. Spine 11: 879
49. Reul GJ, Solis RT, Greenberg SD, Mattox L, Whisennand HH (1974) Experience with autotransfusion in the surgical management of trauma. Surgery 76: 546
50. Sandler S, Naiman J, Fletcher J (1987) Alternative approaches to transfusion: autologous blood and directed blood donations. Prog Hematol 15: 183–219
51. Schilling M (1990) Vergleich und Wirksamkeit verschiedener fremdblutsparender Verfahren. Promotionsarbeit, Universität Heidelberg (Fakultät f. Klin. Medizin Mannheim)
52. Schleinzer W, Mehrkens HH, Weindler M, Wollinsky K (1987) Klinisches Konzept der autologen Transfusion: Hämodilution, maschinelle Autotransfusion, Plasmapherese, Eigenblutspende. Anaesthesiol Intensivmed 8: 235
53. Silvergleid AJ (1986) Safety and effectiveness of predeposit autologous transfusions in pre-teenage and adolescent children. Transfusion 26: 580
54. Thies J (1914) Zur Behandlung der Extrauteringravidität. Zentralbl Gynaekol 38: 1191–1193
55. Turner CR (1986) Autologous blood for surgical autotransfusions. J Bone Joint Surg 50 (A): 834
56. Turner RH, Steady HM (1981) Cell washing in orthopedic surgery. In: Hauer JM, Thurer RL, Dawson RB (eds) Autotransfusion. Proceedings of the First International Autotransfusion Symposium. Elsevier, North Holland New York p 43
57. Vlasses P et al. (1989) Initial evaluation of haematopoietic effects of recombinant human erythropoietin in healthy subjects undergoing phlebotomy. Clin Pharmacol Ther 45: 136
58. Winearls C, Oliver D, Pippard M, Reid C, Downing M, Cotes P (1986) Effect of human erythropoietin derived from recombinant DNA on the anaemia of patients maintained by chronic haemodialysis. Lancet II: 1175–1178
59. Wissenschaftlicher Beirat der Bundesärztekammer und des Bundesgesundheitsamtes (Hrsg) (1988) Richtlinien zur Blutgruppenbestimmung und Bluttransfusion. Deutscher Ärzteverlag, Köln

Eigenplasmapherese

H.-H. Mehrkens, P. Geiger, M. Weindler, K. H. Wollinsky, H. Pohland

Einleitung

Unter den verschiedenen Möglichkeiten der autologen Transfusionsmethoden nimmt die Eigenplasmapherese zur präoperativen Gewinnung von autologem Frischplasma i. allg. einen vergleichsweise bescheidenen Platz ein. 1984 empfahl von Finck dieses Verfahren zur Einsparung von Fremdblut bei elektiven Operationen in der Orthopädie [3]. Bei der Inbetriebnahme der Orthopädischen Universitätsklinik im neuerbauten Rehabilitationskrankenhaus Ulm haben wir diese Idee aufgegriffen. Die maschinelle Plasmapherese wurde systematisch in ein umfassendes autologes Gesamttransfusionskonzept integriert, dessen konsequente Befolgung bewirkt hat, daß wir in unserer Klinik praktisch alle elektiven orthopädischen Operationen (mit Ausnahme von septischen und Tumoreingriffen) ohne Fremdblut durchführen können [16, 17] (Abb. 1).

Ausgangspunkt für die Plasmapherese ist die Tatsache, daß im Rahmen der maschinellen Aufbereitung des Wundblutes mittels einer Waschzentrifuge verfahrenstechnisch bedingt das Gesamtplasma verworfen wird [3, 13]. Folglich kommt es bei größeren Blutverlusten zu einem wachsenden, substitutionsbedürftigen Plasmadefizit. Um auch in dieser Situation homologe Blutkomponenten zu vermeiden und auf patienteneigenes Plasma zurückgreifen zu können, stellt die präoperative Plasmapherese logischerweise die ideale Ergänzung zur maschinellen Autotransfusion dar. In der Kombination von aufbereitetem, gewaschenem Erythrozytenkonzentrat und selbstgespendetem Frischplasma wird so ein funktionell und physiologisch vollwertiger Blutersatz ermöglicht [17].

Indikation und Kontraindikation

Indikation:

■ erwarteter Blutverlust >1 000 ml bei elektiven Operationen;

Kontraindikation:

■ dekompensierte Organfunktionsstörungen
   (z. B. Herz/Kreislauf, Lunge, Niere, Leber),
■ Hypovolämie,
■ Hypoproteinämie <60 g/l,
■ Gerinnungsstörungen,
■ akute Infektion/Sepsis.

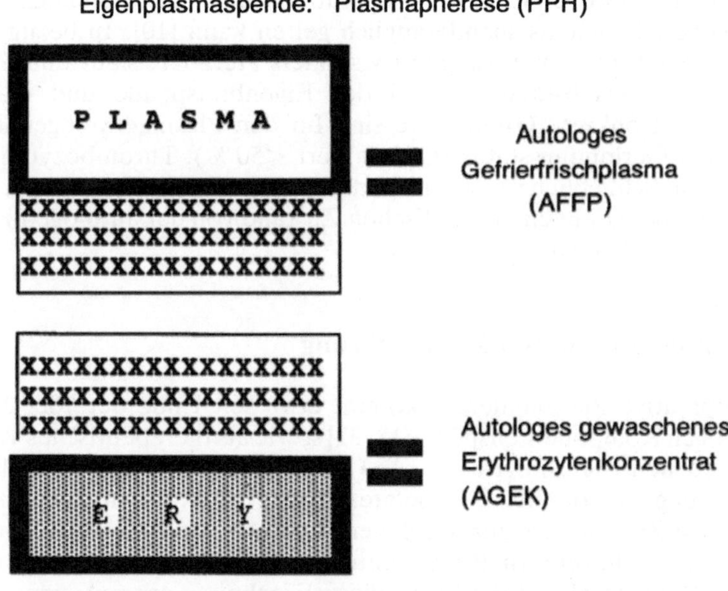

Abb. 1. Schema der maschinellen Autotransfusion und Plasmapherese

Aufgrund dieser Überlegungen ergibt sich ein weiterer Indikationsbereich für die präoperative Eigenplasmapherese. Dabei sollte man die Grenzen bezogen auf den zu erwartenden operativen Blutverlust eher großzügig als zu eng setzen. Daher empfehlen wir, die autologe Plasmaspende bei allen elektiven Operationen mit einem erwarteten Blutverlust von mindestens 1 000 ml durchzuführen. Unsere Erfahrung aus nunmehr 6 Jahren zeigt, daß wir mit dieser Strategie in der Regel Plasma im „Überschuß" gewinnen. Darin sehen wir aber keinen überflüssigen Aktionismus, sondern den großen klinischen Vorteil, daß das nicht zur Aufrechterhaltung der Hämostasekapazität benötigte Eigenplasma als idealer physiologischer Plasma- und v. a. auch Volumenersatz zur Verfügung steht.

Für die Plasmapherese kommen Patienten sämtlicher operativer Disziplinen in Frage, einschließlich Malignompatienten und auch Patienten mit sog. „septischen" Eingriffen, soweit es sich dabei um ein lokal begrenztes Geschehen – wie z. B. bei einer infizierten Hüftgelenkendoprothese – handelt. Altersmäßig gibt es in keiner Richtung feststehende Grenzen. Bei Kindern unter 10–12 Jahren wird man jedoch gemeinsam mit den Eltern sehr sorgsam überlegen, ob die Spendemaßnahme zumutbar erscheint. In unserem Krankengut ist der jüngste Patient 5 Jahre und der älteste 92 Jahre alt.

Kontraindikationen und damit der Ausschluß von der autologen Plasmaspende sind relativ selten, da grundsätzlich davon auszugehen ist, daß ein Patient, der für einen elektiven Eingriff als operations- und anästhesiefähig eingeschätzt wird, generell auch als spendetauglich gelten kann [10]. In bezug auf präexistente Organfunktionsstörungen (besonders Herz-Kreislauf und Respiration) sind ähnliche Maßstäbe wie bei der Eigenblutspende und Hämodilution anzulegen. Konkrete Grenzwerte sind für den Plasmaeiweißgehalt (<60 g/l) sowie den Gerinnungsstatus (Quick-Wert <50 %), Thrombozyten <100 G/l) anzugeben. Schließlich ist unstrittig, daß Patienten mit einer akuten Allgemeininfektion oder gar in einem septischen Zustand von der autologen Plasmaspende auszuschließen sind.

Verfahrenstechnik und Durchführung

Die apparative Plasmapherese kommt etwa seit Ende der 70er Jahre in der homologen Komponentenspende [5, 21] sowie als therapeutisches Verfahren bei verschiedenen neurologischen und internistischen Krankheitsbildern zur Anwendung [8]. Bereits 1977 setzten Harke et al. [9] mit gutem Erfolg die apparative Zytapherese zur autologen Thrombozytenspende vor kardiochirurgischen Eingriffen ein. Im Prinzip knüpfen neuere Arbeiten von Giordano et al. [6] und Boldt et al. [1] direkt an diese Ergebnisse an: mit einer unmittelbar präoperativ durchgeführten Akutplasmapherese wird ein plättchenreiches Frischplasma (PRP) gewonnen, das nach der postoperativen Rückgabe günstige Auswirkungen auf Gerinnung und Thrombozytenfunktion erkennen läßt. Verfahrenstechnisch läßt sich das PRP nur mit einem Zentrifugationssystem gewinnen, das mit niedriger Umdrehungszahl (ca. 4 000 U/min) arbeitet. Bei höherer Zentrifugengeschwindigkeit (ca. 5 000 U/min) wird mit dem gleichen System ein „plättchenarmes" Plasma (PPP) gewonnen [1]. Ohne hier auf alle Einzelheiten der Gerätetechnik näher einzugehen, sei nur erwähnt, daß im wesentlichen 2 Methoden der maschinellen Plasmagewinnung zur Verfügung stehen [8, 9]:
1. diskontinuierliche Zentrifugation (Plasma Collection System PCS, Fa. Haemonetics),
2. diskontinuierliche Membranfiltration (Plasma Poor Monitor, Fa. Organon Teknika).

Ein weiteres ähnliches System stellt das Gerät Autopheresis C, Fa. Travenol, dar. Die technische Durchführung der Plasmapherese ist in Abbildung 2 aufgezeigt.

Die Geräte arbeiten vollautomatisch, wobei rollenpumpengesteuert in alternierenden Entnahme- und Rückgabezyklen die Separation der gewünschten Plasmamenge erfolgt. Derzeit fällt es schwer, einem bestimmten Gerätetyp die absolute Präferenz einzuräumen. Aus den andersartigen Verfahrenstechniken scheinen grunsätzlich keine wesentlichen Qualitätsunterschiede zu resultieren. So bevorzugen wir wegen der Bedienerfreundlichkeit und in der Regel kürzeren zeitlichen Belastung die Zentrifugationsmethode mit der PCS-Maschine der Fa. Haemonetics, auch wenn dieses „plättchenarme" Plasma (PPP) i. allg. mit bis zu ca. 30 G/l einen deutlich höheren Restthrombozytengehalt aufweist als das

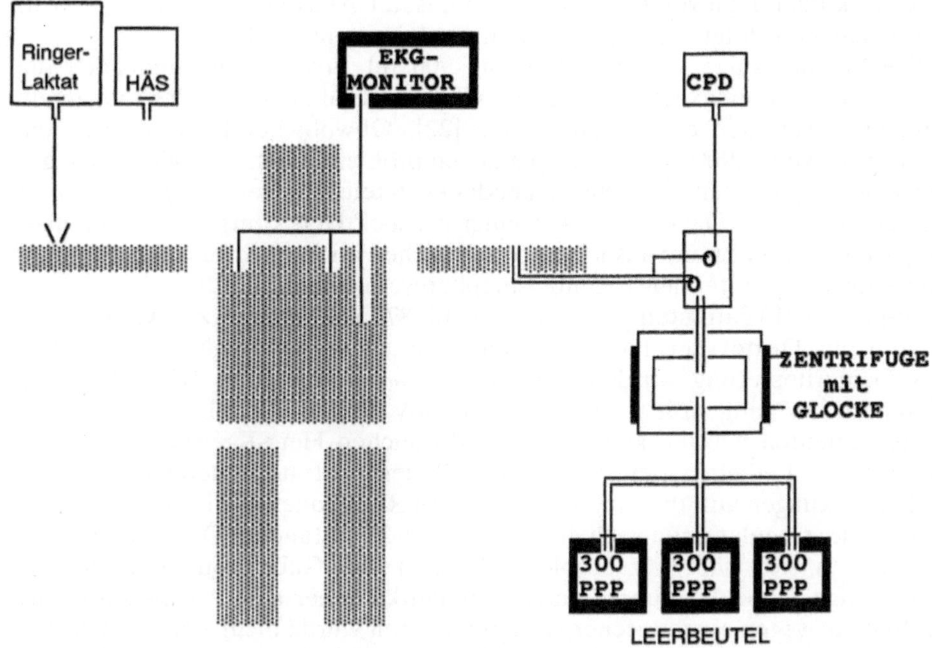

Abb. 2. Technische Durchführung der Plasmapherese (*HÄS* Hydroxyäthylstärke; *CPD* Antikoagulans Citrat-Dextrose-Phosphat, *PPP* Platelets Poor Plasma)

Filtrationsplasma. In der Vergangenheit haben wir in dieser Tatsache jedoch keinerlei erkennbaren Nachteil für das klinische Verlaufsbild feststellen können.

Aus Praktikabilitätsgründen empfehlen wir routinemäßig die Entnahme von 900 ml Plasma pro Einzelspende. Das Plasma wird in Einzelportionen à 300 ml in Plastikbeuteln bei −80 °C schockgefroren und dann bei mindestens −30 °C dauergelagert. Dieses Plasma ist mindestens 1 Jahr haltbar [14]. Stichproben-kontrollen bei uns ergaben selbst nach mehr als 2 Jahren Lagerzeit keine relevanten Aktivitätseinbußen, insbesondere auch nicht beim kritischen Faktor VIII. Vor dem Einfrieren ist mit strengster Sorgfalt eine verwechslungssichere Kennzeichnung der Plasmabeutel vorzunehmen, indem ein doppelter Identi-tätsnachweis durch Unterschrift sowohl des Patienten als auch des überwachen-den Arztes durchgeführt wird.

Die Plasmapherese erfolgt grundsätzlich unter Intensivüberwachungsbedin-gungen (bei uns z. B. im Aufwachraum) mit einem standardmäßigen Herz-Kreislauf-Monitoring einschließlich kontinuierlicher EKG-Überwachung. Wäh-rend der Entnahme erhalten die Patienten über eine Vene des kontralateralen Armes generell 1 000 ml einer Vollelektrolytlösung (z. B. Ringer-Laktat) sowie zusätzlich 500 ml einer kolloidalen Volumenersatzmittellösung nach Beendi-gung der Spende. Darauf folgend begeben sie sich in Begleitung in die Cafeteria, um einen kleinen Imbiß einzunehmen und stellen sich nach ca. 1 h noch einmal zu einer kurzen Kontrolluntersuchung in unserer Anästhesiesprechstunde vor. Anschließend erfolgt die Entlassung in Begleitung nach Hause.

Die Spendemenge von routinemäßig 900 ml Eigenplasma und auch die unbegrenzte Altersakzeptanz stehen nicht in Einklang mit den allgemein gültigen Richtlinien der Plasmaspende [22]. Obwohl bereits von Finck die Entnahme von <900 ml Einzelspende empfohlen hat [3], erschien es uns notwendig, die grundsätzliche Unbedenklichkeit unseres Vorgehens unter Beweis zu stellen. Dazu wurden in einer prospektiven klinischen Studie über einen längeren Zeitraum ausnahmslos sämtliche Patienten erfaßt, die sich einer operationsvorbereitenden Eigenplasmapherese unterzogen [18].

Insgesamt 813 Patienten im Alter von 12 bis 87 Jahren kamen zur Auswertung. Knapp ein Drittel der Patienten war älter als 65 Jahre. Nach der ASA-Risikoeingruppierung wurden immerhin 37 % in Kategorie III und 1 % in Kategorie IV eingeordnet. Trotz des relativ hohen Anteils an alten und Risikopatienten wurden keine lebensbedrohlichen Herz-Kreislauf-Störungen beobachtet. Lediglich bei ca. 6 % der Patienten traten therapiebedürftige Nebenwirkungen auf, die v. a. in vasovagalen Reaktionen sowie gelegentlichen Kreislaufdysregulationen nach der Plasmaspende bestanden. Die Komplikationen ließen sich sämtlich problemlos durch die Gabe von Atropin bzw. kurzfristige Schocklage und Sympathomimetika beherrschen. Eine stationäre Aufnahme wegen eingetretener Komplikationen wurde nicht erforderlich. Die besonders in der Anfangsphase vermehrt beobachteten vasovagalen Reaktionen konnten durch die Reduzierung der Abnahme- und v. a. Rückflußgeschwindigkeit auf <60 ml/min in ihrer Häufigkeit deutlich gesenkt werden.

Als weitere Konsequenz aus dieser Untersuchung erhalten alle Patienten seither grundsätzlich einen kolloidalen Volumenersatz von 500 ml nach Beendigung der Plasmaspende. Sowohl für koronarchirurgische Patienten [2] als auch für unsere orthopädischen Patienten zeigt sich damit, daß auch bei primär

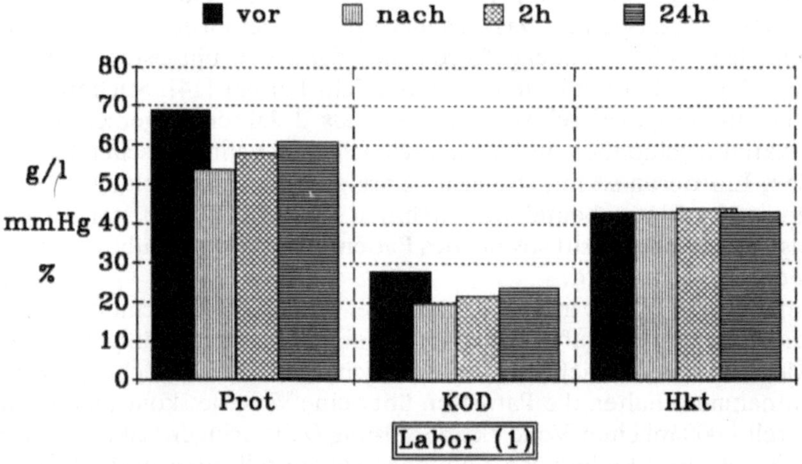

Abb. 3. Gesamteiweiß (Prot), kolloidosmotischer Druck (*KOD*) und Hämatokrit (*Hkt*) vor und nach Plasmapherese

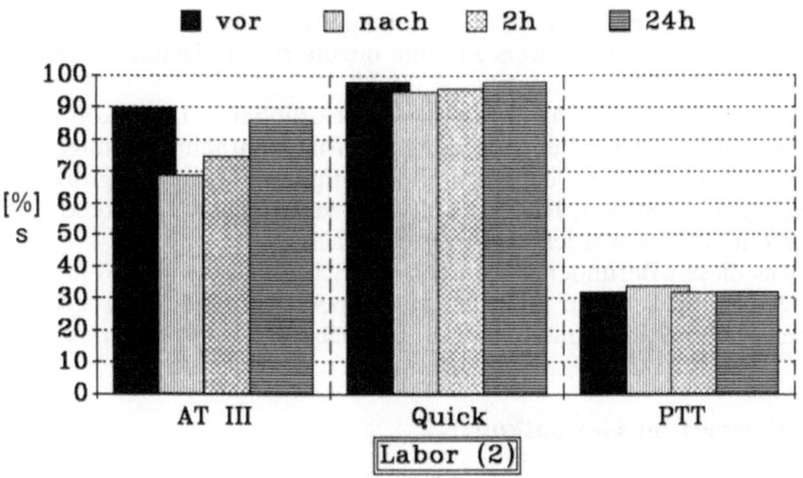

Abb. 4. Antithrombin III (*AT III*), Quick-Wert und partielle Thromboplastinzeit (*PTT*) vor und nach Plasmapherese

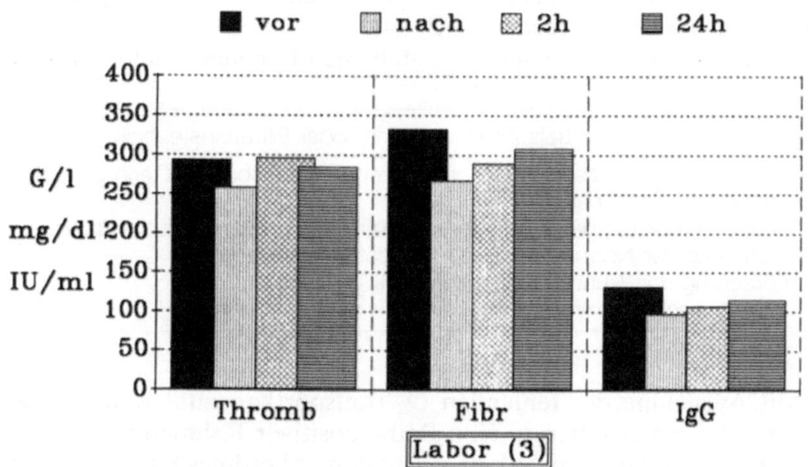

Abb. 5. Thrombozyten (*Thromb*), Fibrinogen (*Fibr*) und IgG vor und nach Plasmapherese

deutlich erhöhten Ausgangsrisiken im Rahmen der Plasmapherese nicht mit einer höheren Nebenwirkungsrate als bei einer normalen Blutspenderpopulation gerechnet werden muß. Damit findet die von Kretschmer geäußerte Befürchtung, daß Häufigkeit und Schwere von Nebenwirkungen bei der Plasmapherese deutlich höher liegen dürften [15], keine Bestätigung. Unsere weiteren eigenen Erfahrungen aus mittlerweile mehr als 5 000 Plasmapheresen sowie auch die Erfahrungen anderer Zentren bieten letztlich keinen begründeten Anhalt für diese Bedenken.

Die von uns im Rahmen der genannten Studie durchgeführten Laborkontrollen ergaben keinen Hinweis auf eine unzulässige Belastung durch die erhöhte Abnahmemenge (Abb. 3–5).

Die unmittelbar nach der Plasmaspende erhobenen Laborkontrollen machen zwar deutlich, daß es bei einzelnen Meßgrößen entnahmebedingt zu relevanten Absenkungen kommt, die jedoch bereits innerhalb von 24 h großenteils wieder ausgeglichen werden. Durch die Spende verursachte, anhaltend kritisch niedrige Laborwerte werden also nicht beobachtet.

Aus diesen Befunden haben wir den Schluß gezogen, daß in der Regel ein Intervall von 7 Tagen zwischen zwei Spendeterminen bzw. zwischen letzter Spende und Operationstermin als ausreichend zu betrachten ist.

Stellenwert im Gesamtkonzept

Im Vergleich zur Eigenblutspende (mit anschließender Flüssigkonservierung des Blutes) bietet die separate maschinelle Plasmaspende zweifellos den Vorteil der weitestgehenden Unabhängigkeit vom Operationstermin. Außerdem ist beim tiefgefrorenen konservierten Plasma auch nicht mit lagerungsbedingten Qualitätseinbußen zu rechnen [12, 14].

Das Prinzip der Plasmapherese stellt sich folgendermaßen dar:

Eigenplasmaspende mittels Zentrifugations- oder Filtrationstechnik:

— autologes Frischplasma (AFFP) mit komplettem Gehalt an Gerinnungsfaktoren und Immunglobulinen,
— Aufrechterhaltung der Hämostasekapazität bei größeren Blutverlusten,
— Sicherung der Normovolämie in der postoperativen Phase,
— Förderung der Wundheilung (Faktor XIII)?
— Infektionsschutz (Immunglobuline)?

Mit Ausnahme der fehlenden O_2-Transportkapazität werden also mit dem Prinzip der Plasmapherese eine Reihe positiver Rahmenbedingungen für den perioperativen Therapieverlauf geschaffen. Allerdings fehlt es zur Zeit noch an verläßlichen Daten, die diese Aussage im einzelnen eindeutig belegen. Einen wesentlichen Faktor in diesem Zusammenhang stellt nach unserer Ansicht die Aufrechterhaltung der Normovolämie in der postoperativen Phase mit Hilfe des autologen Plasmas dar. Damit wird allem Anschein nach eine gesteigerte Anämietoleranz ermöglicht, die sich letztendlich unter rheologischen Gesichtspunkten als günstig im Sinne einer zusätzlichen Thromboembolieprophylaxe erweist.

An postoperativen Komplikationen nach Hüft- und Kniegelenksendoprothesen ergaben sich:

- 0,3 % postoperative Gesamtmortalität,
- 0,0 % tödliche Lungenembolie,
- 1,9 % klinisch manifeste Thrombose der unteren Extremität
- 0,3 % Revisionseingriff wegen Nachblutung,
- 0,9 % Wundhämatom,
- 0,9 % Wundinfektion.

Diese, wenn auch lediglich retrospektiv erhobenen, klinischen Daten über postoperative Komplikationen bei den stark risikobelasteten endoprothetischen Eingriffen [4] machen immerhin deutlich, daß das von uns verfolgte Konzept der kontrollierten limitierten normovolämischen Anämie unter besonderer Verwendung des autologen Frischplasmas als idealer physiologischer Plasmaersatzlösung zur Aufrechterhaltung der Normovolämie sich zumindest nicht nachteilig für die Patienten auswirkt.

Im Rahmen eines abgestimmten Maßnahmekatalogs fällt es naturgemäß schwer, Einzeleffekte genau abzugrenzen. Dieses muß wohl auch für die Eigenplasmapherese und ihr Produkt, das autologe Frischplasma, gelten. Die Abbildung 6 soll beispielhaft aufzeigen, welchen Stellenwert wir dem autologen Frischplasma (AFFP) im Rahmen der gesamten operativen Volumenersatztherapie beimessen.

Unabhängig von der individuellen Verteilung der Schwerpunkte innerhalb eines Konzeptes ist es wichtig, das Gesamtprogramm mit seinen Einzelschritten so durchsichtig zu gestalten, daß es v. a. auch für die Mitarbeiter einfach, klar und möglichst unmißverständlich nachvollziehbar ist. Anhand der Tabellen 1 und 2 sei dies wiederum beispielhaft mit den für unsere Klinik festgelegten Leitlinien demonstriert.

Diese Leitlinien wurden auf der Basis mehrjähriger Erfahrungen im klinischen Alltag erstellt und haben sich in der Vergangenheit gut bewährt. Der Stellenwert des Eigenplasmas im Rahmen des autologen Gesamtkonzeptes kommt in diesen Übersichten deutlich zum Ausdruck. Es ist klar, daß die von uns gesetzten Prioritäten keinen absoluten Verbindlichkeitscharakter haben. Prinzipiell kann aber gelten, daß es unbedingt empfehlenswert ist, eine solche systematische Zuordnung vorzunehmen.

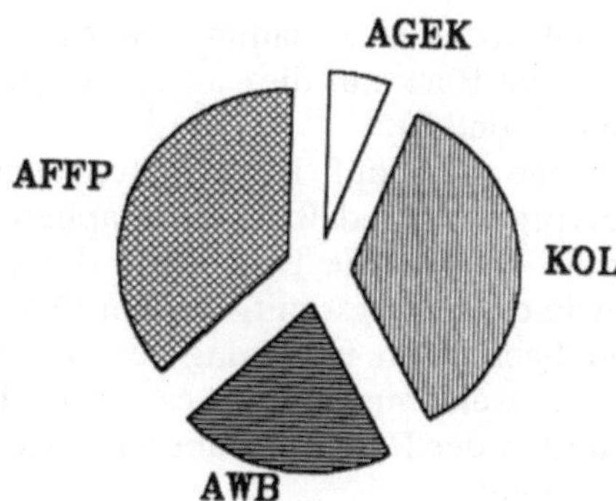

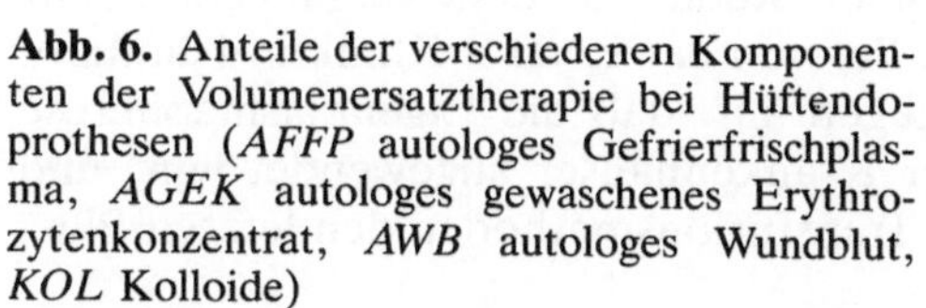

Abb. 6. Anteile der verschiedenen Komponenten der Volumenersatztherapie bei Hüftendoprothesen (*AFFP* autologes Gefrierfrischplasma, *AGEK* autologes gewaschenes Erythrozytenkonzentrat, *AWB* autologes Wundblut, *KOL* Kolloide)

Tabelle 1. Maßnahmen im Rahmen des Konzeptes autologe Transfusion in Abhängigkeit von dem zu erwartenden operativen Blutverlust

Erwarteter Blutverlust	Maßnahmen				
<1 000 ml	Koll. VE	(HD)			
<2 500 ml	Koll. VE	HD	PPH	MAT(B)	
>2 500 ml	Koll. VE	HD	PPH	MAT	EBS

Koll. VE: kolloidaler Volumenersatz,
HD: Hämodilution,
PPH: Plasmapherese,
MAT(B): maschinelle Autotransfusion (Bereitschaft),
EBS: Eigenblutspende.

Tabelle 2. Maßnahmen im Rahmen des Konzeptes autologe Transfusion in Abhängigkeit vom Operationskatalog im Rehabilitationskrankenhaus Ulm (Ausschnitt)

Operation	Maßnahmen			
Tibiakopfosteotomie	(HD)			
Knie-TEP	HD	PPH (1mal)	MAT(B)	
Hüft-TEP	HD	PPH (2mal)	MAT(B)	
Hüft-TEP-Wechsel	HD	PPH (3mal)	MAT	EBS (1mal)
Spondylodese lumbodorsal	HD	PPH (1mal)	MAT(B)	
Skolioseoperation	HD	PPH (3mal)	MAT	EBS (2mal)

HD: Hämodilution,
PPH: Plasmapherese,
MAT(B): maschinelle Autotransfusion (Bereitschaft),
EBS: Eigenblutspende,
TEP: Totalendoprothese.

Daß in diesem Zusammenhang auch ganz andere Gewichtungen möglich sind, zeigt ein Blick auf die „autologe Transfusionslandschaft" in Deutschland ([7], Abb. 7 und 8).

Ohne hier auf Einzelheiten dieser Darstellungen einzugehen, sei nur hervorgehoben, daß die Plasmapherese in der DGAI-Umfrage überhaupt nicht erfaßt wurde. Die Ergebnisse der Kölner Studie aus dem vergangenen Jahr sowie die unlängst mitgeteilten Daten der von der ENDO-Klinik in Hamburg durchgeführten Erhebung zeigen dagegen auf, daß die Eigenplasmapherese bundesweit immerhin in ca. 10 % der Krankenhäuser angewendet wird und damit in der Rangfolge der autologen Transfusionsmethoden den letzten Platz einnimmt.

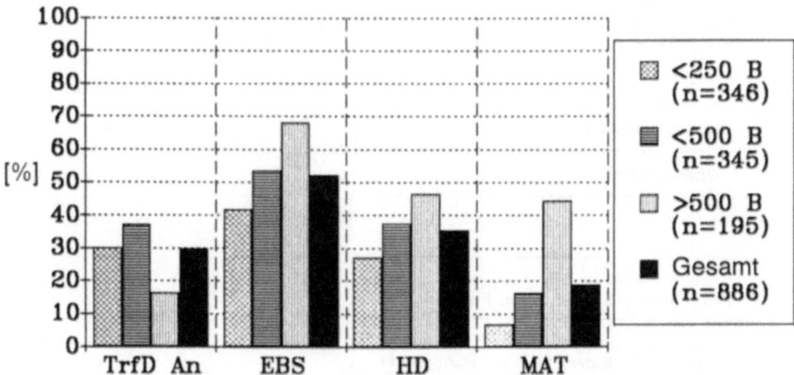

Abb. 7. Autologe Transfusionspraxis in Deutschland basierend auf dem Umfrageergebnis der DGAI zum Stichtag 1. 1. 1989 (*TrfDAn* Transfusionsdienst durch Anästhesie; *EBS* Eigenblutspende; *HD* Hämodilution; *MAT* maschinelle Autotransfusion). (Nach [7])

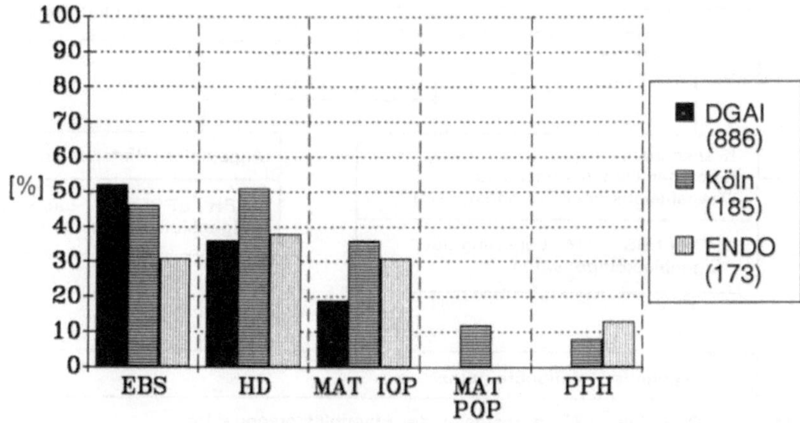

Abb. 8. Autologe Transfusionspraxis in Deutschland basierend auf den Umfrageergebnissen der DGAI [7], der Anästhesiologie der Universität Köln [11] sowie der Anästhesiologie der ENDO-Klinik Hamburg [20]. (*EBS* Eigenblutspende; *HD* Hämodilution; *MAT IOP/POP* maschinelle Autotransfusion intraoperativ/postoperativ; *PPH* Plasmapherese)

Organisation und Kosten

Wie aus den erwähnten Umfragen hervorgeht, besteht bei uns ganz allgemein noch ein erheblicher Ausweitungsspielraum für die autologen Transfusionsmaßnahmen. Jeder, der sich mit diesem Bereich etwas näher befaßt, wird sehr bald feststellen, daß trotz der anerkannten medizinischen Vorteile nicht zuletzt auch Probleme der Organisation und interdisziplinären Kooperation den Anwendungsumfang der autologen Transfusion in der Routine des Klinikalltags entscheidend mitbestimmen. Dies gilt ganz besonders für die operationsvorbe-

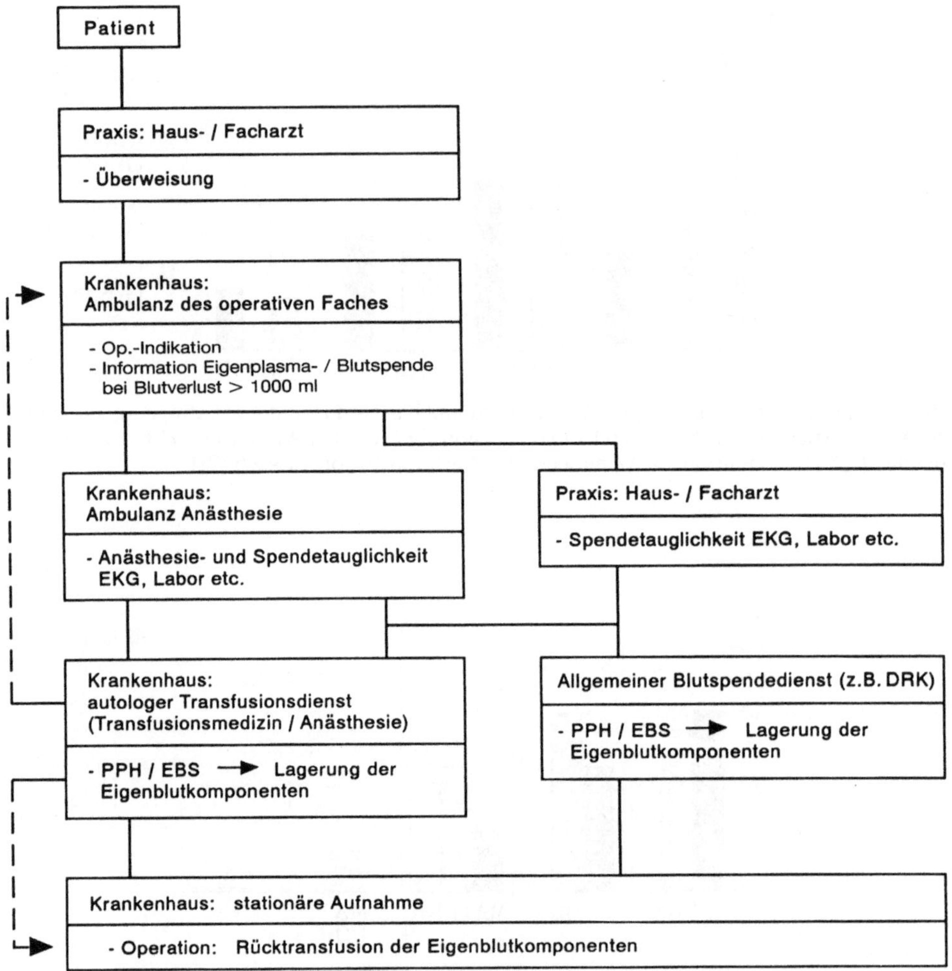

Abb. 9. Organisationsschema Eigenplasma-/Blutspende im Konzept der autologen Transfusion

reitenden Spendemaßnahmen. Mit dem in Abbildung 9 dargestellten Ablaufschema sollen diese Erfordernisse verdeutlicht werden.

Nur eine sinnvolle Zusammenarbeit der Beteiligten (in erster Linie Operateur, Anästhesist und Transfusionsmediziner) bietet die beste Gewähr für ein möglichst reibungsloses Funktionieren einer für diesen Bereich abzustimmenden Vorgehensweise. Unter diesen Gesichtspunkten ist eine krankenhausintegrierte autologe Spendeeinrichtung grundsätzlich einem externen Spendedienst vorzuziehen. Für die Leitung eines solchen autologen Transfusionsdienstes im Krankenhaus kommt naturgemäß in erster Linie ein Transfusionsmediziner in Frage. In Ermangelung eines solchen Fachkollegen sollte diese Aufgabe – unter der Voraussetzung entsprechender Kenntnisse und Erfahrungen – der Anästhesist übernehmen. Letzteres Modell hat sich nicht nur in unserer Klinik ohne Zweifel bewährt.

Je nach den örtlichen Gegebenheiten ist u. U. auch der Haus- oder Facharzt aktiv in den Organisationsablauf der Spendemaßnahme einzubeziehen, indem von ihm die Spendetauglichkeit festgestellt wird, einschließlich der für notwendig erachteten EKG- und Laboruntersuchungen, und er anschließend den Patienten an die in Frage kommende Spendeeinrichtung (Krankenhaus bzw. externer Blutspendedienst) weiterleitet. Wichtig sind auch entsprechende Rückkoppelungen, die vor allen Dingen von der Spendeeinrichtung zum Operateur (Mitteilung über die Beendigung der geplanten Spendemaßnahme) sowie andererseits zum Anästhesisten (Mitteilung über Anzahl und Art der verfügbaren Eigenblutprodukte) erfolgen müssen. Hierzu sollte man sich auf jeden Fall der heutigen Möglichkeiten der elektronischen Datenverarbeitung bedienen, über die wir selbst zur Zeit noch nicht im gewünschten Ausmaß verfügen.

Schließlich noch ein Wort zu der gerade in unseren Tagen besonders auch im Krankenhauswesen unumgänglichen Kostenfrage. Überschlagsmäßig ergeben sich für eine Eigenplasmapherese unter Einbeziehung des erforderlichen Verbrauchsmaterials, der Investitionsmittel und des Personalbedarfs Gesamtkosten in Höhe von ca. DM 216,–. Für die gleiche Plasmamenge von 900 ml müßten derzeit bei einem Grundpreis von DM 30,– pro 100 ml insgesamt DM 270,– an den DRK-Blutspendedienst entrichtet werden. Dieser Kostenvergleich ist allerdings nicht realistisch, da homologes Plasma ausschließlich aus hämostaseologischer Indikation eingesetzt wird. Den Kosten der Eigenplasmapherese auf der einen steht sicherlich auch ein nicht unerheblicher finanzieller Nutzen auf der anderen Seite gegenüber, der zum einen aus der Fremdbluteinsparung und zum anderen aus verminderten Folgekosten (z. B. Hepatitis, Thrombose, Nachblutung, Wundheilung, Infektion) resultiert.

Die folgende Übersicht zeigt Kosten und Nutzen im Überblick:

AFFP 900 ml:	
Verbrauchsmaterial	DM 120,00
Investitionsmittel a) Abschreibung PPH-Maschine (300 Einsätze/Jahr)	DM 20,00
b) Abschreibung Tiefkühlschrank	DM 10,00
Personal	DM 66,00
Summe:	DM 216,00
(Vergleich: 900 ml FFP/DRK	DM 270,00)
Nutzen:	
Fremdbluteinsparung	DM >102,00
Verminderte Folgekosten	DM ?
(Hepatitis, Thrombose, Nachblutung, Wundheilung, Infektion)	

Der finanzielle Nutzen aus den verminderten Folgekosten läßt sich dabei wohl kaum exakt konkretisieren. Immerhin konnten Sommer u. Schöning feststellen, daß sie nach Einführung eines weitgehend dem unseren vergleichbaren autologen Gesamttransfusionskonzepts bei ca. 600 orthopädischen Großeingriffen eine jährliche Kosteneinsparung – nach kritischer Rechnung ihrer Klinikverwaltung – von DM 73.000,– erzielt hatten [19]. Ob allerdings unter Einbeziehung sämtlicher Umstände wirklich insgesamt durch Nutzung autologer Transfusionsmethoden eine Kosteneinsparung zu erzielen ist, muß letztendlich doch bezweifelt werden. Zieht man allen Sach-, Geräte-, Raum- und Personalbedarf in Rechnung, muß wohl eher eine Kostenmehrung kalkuliert werden.

Zusammenfassung

Aufgrund umfangreicher eigener Erfahrungen, die mit denen anderer Zentren voll übereinstimmen, läßt sich zusammenfassend feststellen, daß die Eigenplasmapherese u. E. ein wichtiger und unverzichtbarer Bestandteil eines autologen Gesamttransfusionskonzeptes ist. Im Rahmen des im Rehabilitationskrankenhaus Ulm praktizierten autologen Transfusionskonzeptes (ATU) kommt ihr im Gegensatz zur bundesweiten allgemeinen autologen Transfusionspraxis ein besonders hoher Stellenwert zu, weil das autologe Frischplasma nicht nur zur Aufrechterhaltung der Hämostasekapazität dient, sondern v. a. auch als ideales physiologisches Plasmaersatz- und Volumenmittel zur Sicherung der Normovolämie in der postoperativen Phase verwendet wird (Abb. 10). Mögliche Qualitätsunterschiede, die aus den beiden unterschiedlichen Verfahrenstechniken (Zentrifugation bzw. Membranfiltration) resultieren, scheinen – soweit bisher bekannt – keine wesentliche klinisch relevante Bedeutung zu besitzen. Inwieweit die „Akutplasmapherese" zur Gewinnung eines plättchenreichen Eigenplasmas (PRP) eine sinnvolle Ergänzung oder gar Alternative zu dem Wochen bis Monate vor einer geplanten blutverlustreichen Operation gewonnenen plättchenarmen Plasma (PPP) darstellt, läßt sich gegenwärtig noch nicht definitiv absehen. Diese spezielle Methode scheint eher eine gesonderte Bedeutung für kardiochirurgische Eingriffe zu haben.

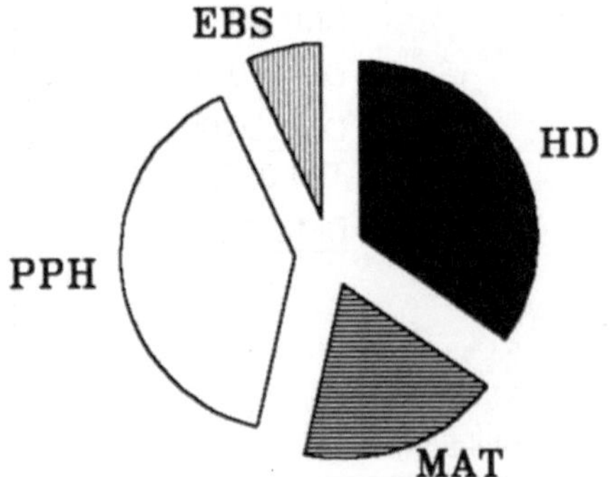

Abb. 10. Konzept der autologen Transfusion im Rehabilitationskrankenhaus Ulm mit anteilmäßiger Aufgliederung der verschiedenen Verfahrenstechniken zur Gewinnung der autologen Blutkomponenten (*HD* Hämodilution; *MAT* maschinelle Autotransfusion; *PPH* Plasmapherese; *EBS* Eigenblutspende)

Wie auch immer die Schwerpunkte für die verschiedenen autologen Transfusionsmethoden nach den jeweiligen individuellen Umständen verteilt sein mögen, wichtig erscheint v. a., daß sie im Rahmen eines abgestimmten Gesamtkonzeptes mit Engagement und in guter interdisziplinärer Kooperation praktiziert werden.

Literatur

1. Boldt J, Bormann B von, Kling D, Jacobi M, Moosdorf R, Hempelmann G (1990) Preoperative plasmapheresis in patients undergoing cardiac surgery procedure. Anesthesiology 72: 282
2. Bormann B von, Boldt J, Schleinzer W, Kling D, Hempelmann G (1988) Hämodynamik unter Spender-Plasmapherese. Anaesthesist 37: 316
3. Finck M von, Eulert J, Heller W, Schorer R (1985) Autotransfusion und operationsvorbereitende Plasmapherese. Anaesthesist 34: 675
4. Francis CW, Marder VJ (1989) Venenthrombose: Prävention nach Hüft- und Knie-Arthroplastik. Die gelben Hefte XXIX. Med. Verlagsgesellschaft, Marburg, S 171
5. Gilcher RO (1986) Plasmapheresis technology. Vox Sang [Suppl 1] 51: 35
6. Giordano GF, Rivers SL, Chung GKT et al. (1988) Autologous platelet-rich plasma in cardiac surgery: effect on intraoperative and postoperative transfusion requirements. Ann Thorac Surg 46: 416
7. Goetz E, Hertel U, Kretz FJ, Eimeren W von (1990) Umfrage zum Nachwuchsbedarf in der Anästhesiologie. Anästh Intensivmed 31: 314
8. Graeme K, Hart HB (1990) Plasmapheresis in Intensive Care. Int Care Wrld 7: 80
9. Harke H, Tanger D, Fürst-Denzer S, Papachrysanthou C, Bernhard A (1977) Einfluß und Rückwirkungen einer präoperativen Thrombozytenseparation auf Aggregatbildung und Blutverlust nach Eingriffen mit extrakorporaler Circulation. Anaesthesist 26: 64
10. Isbister JP (1984) Autotransfusion: An impossible dream? Anaesth Intensive Care 12: 236
11. Kasper SM, Dahlmann H, Gerlich W (1991) Zur Bedeutung der autologen Bluttransfusion in der Bundesrepublik Deutschland. Anaesthesist 40: 594
12. Kellner S, Stöcker U, Fürst G (1985) Untersuchungen zur Stabilität von Gerinnungsfaktoren im Plasma, eingefroren nach 6 und 18 Stunden nach Blutentnahme. Infusionsther Klin Ernähr 12: 208
13. Klaue P, Homann B (1977) Erste Erfahrungen mit der maschinellen Autotransfusion. Anaesthesist 26: 593
14. Körner K, Stampe D (1984) Die Stabilität von Faktoren des Gerinnungssystems im tiefgefrorenen Frischplasma während Lagerung bei −20 °C und −40 °C. Infusionsther Klin Ernähr 11: 46
15. Kretschmer V (1990) Indikation und Risikoabwägung präoperativer Eigenblutspende aus der Sicht des Transfusionsmediziners. Anaesthesist [Suppl 1] 39: 52
16. Mehrkens H-H (1990) Intraoperativer Blutersatz: Alte Notwendigkeit – neue Methoden. In: Lawin P, Anger C (Hrsg) Anästhesiologische Praxis: Alte Fragen – Neue Antworten. Schriftenreihe Intensivmed. Notfallmed. Anästh. Bd 75. Thieme, Stuttgart New York S 184
17. Schleinzer W, Mehrkens H-H, Weindler M, Wollinsky KH, Pohland H (1987) Klinisches Konzept der autologen Transfusion: Hämodilution, maschinelle Autotransfusion, Plasmapherese, Eigenblutspende. Anästh Intensivmed 28: 235
18. Schleinzer W, Mehrkens H-H, Bormann B von, Weindler M, Wollinsky KH (1988) Präoperative Plasmapherese. Klin Wochenschr [Suppl XV] 66: 33
19. Singbartl G, Schleinzer W (1992) Der Einsatz fremdblutsparender Maßnahmen in der BRD – Ergebnisse einer bundesweiten Befragung. In: CAT – Concept Autologe Transfusion. Symposium Fremdblutsparende Maßnahmen in der operativen Medizin, Hamburg, Januar 1991. W. Schleinzer, G. Singbartl (Hrsg) Beitr. Infusionsther., Bd. 29, Karger, Basel München

20. Sommer K, Stein W, Koch H, Schöning B (1991) Autologer Blutersatz – Organisation Technik, Wirtschaftlichkeit. In: Mempel W, Heim MU (Hrsg) Methoden der perioperativen Eigenbluttransfusion. Demeter, Gräfelfing, S. 71
21. Vezon G, Piquet Y, Manier C, Schooneman F, Mesnier F, Moulinier J (1986) Technical aspects of different donor plasmapheresis systems and biological results obtained in collected plasma. Vox Sang [Suppl 1] 51: 40
22. Wissenschaftlicher Beirat der Bundesärztekammer und des Bundesgesundheitsamtes (Hrsg) (1988) Richtlinien zur Blutgruppenbestimmung und Bluttransfusion. Deutscher Ärzteverlag, Köln

Hämodilution

B. von Bormann, M. Friedrich

Einleitung

Anfang der 70er Jahre wurde die Hämodilution als akute isovolämische Hämodilution oder akute normovolämische Hämodilution für den operativen Bereich als einfaches Verfahren zur Einsparung von Fremdblut empfohlen [16, 18, 25]. Anlaß dazu war zu dieser Zeit einerseits eine zunehmende Verknappung an qualitativ hochwertigen homologen Blutprodukten, andererseits die Angst vor den Nebenwirkungen nach Fremdblutgabe.

Die physiologische Basis zur Blutverdünnung fand sich nicht zuletzt in den frühen Jahren der Anwendung der extrakorporalen Zirkulation. Wurden früher bis zu 30 Blutkonserven bereitgestellt, um eine Operation am offenen Herzen unter Anwendung der Herz-Lungen-Maschine durchzuführen, so gibt es heute bereits Kliniken, die bei einer Reihe von Patienten unter Nutzung autologer Transfusionsverfahren gänzlich ohne Fremdblut auskommen [6]. Erster Schritt jedoch war das unblutige „priming" der Herz-Lungen-Maschine durch Auffüllen mit kristalloider Lösung und geringem Anteil künstlicher Kolloide. Nach venöser und aortaler Kanülierung wurde bei Anfahren der Herz-Lungen-Maschine das Blut des Patienten akut bis zu 50 % verdünnt. Im Verlauf der Operation resultierten dann z. T. extreme Hämatokritwerte, wie sie u. a. Cooley et al. [10], Lilleasen u. Stokke [20] und Neptune et al. [29] mitgeteilt haben. Diese Hämatokritwerte waren bei manchen Patienten unter 10 %.

In den Jahren nach ihrer Inaugurierung, v. a. durch Messmer und seine Arbeitsgruppen, konnte sich die Hämodilution als Routinemaßnahme nicht durchsetzen. Gründe hierfür waren unzureichende Kenntnisse der O_2-Physiologie und daraus resultierend falsche Vorstellungen der Therapeuten über die Gefährdung der Patienten durch diese Maßnahme. Des weiteren konnte häufig die notwendige interdisziplinäre Abstimmung nicht erreicht werden.

Im Zusammenhang mit kombinierten Autotransfusionskonzepten ist die Hämodilution innerhalb der letzten 6–8 Jahre „wiederauferstanden". Dies wurde durch das Vorliegen umfangreicher Daten experimenteller und klinischer Art zu den verschiedenen Effekten der Hämodilution begünstigt.

Inzwischen versteht man unter akuter normovolämischer Hämodilution (ANH) im klinischen Sprachgebrauch zweierlei: zum einen die unmittelbar präoperative Entnahme von Eigenblut bei isovolämischem Volumenersatz und zum zweiten die Akzeptanz einer akuten normovolämischen Anämie durch kritische Indikation zur Fremdbluttransfusion.

Physiologische Effekte

Die Auswirkungen einer Blutverdünnung auf Hämodynamik und Mikrozirkulation sind vielfältig beschrieben worden. In einer kontroversen Diskussion um die klinische Anwendbarkeit der Hämodilution als blutsparendes Verfahren sowie als rheologische Therapie besteht weitgehend Einigung, daß die Vorteile einer Blutverdünnung nur dann zum Tragen kommen, wenn Normovolämie gewährleistet ist.

Der Begriff Normovolämie bezeichnet einen Zustand, Isovolämie einen Vorgang. Normovolämie wäre die Konstanz des physiologischen Blutvolumens; Isovolämie hingegen bedeutet den Austausch adäquater Volumina (Blut gegen isoonkotische kolloidale Lösungen) und beschreibt nicht den Volumenzustand des kardiovaskulären Systems.

Unter der unabdingbaren Voraussetzung einer Normovolämie führt die Hämodilution zu wesentlichen Veränderungen im Fließverhalten des Blutes.

Rheologie

Entscheidende dilutionsbedingte Veränderung ist das Absinken der Viskosität des Blutes, das sich wie eine Nicht-Newtonsche Flüssigkeit verhält. Zum einen verändert die Strömungsgeschwindigkeit die Viskosität, zum anderen ändert sich der Anteil korpuskulärer Bestandteile (Hämatokrit).

Die Viskositätsveränderung ist der zentrale Mechanismus, welcher alle Phänomene der Hämodynamik und der Rheologie auslöst. Es ist logisch, daß nur eine Konstanz der Verdünnung eine Konstanz der zirkulatorischen Konsequenzen garantiert. Ein gleichbleibendes zirkulierendes Blutvolumen während der Blutverdünnung ist nur durch kolloidale Lösungen zu gewährleisten [3, 4, 24, 25, 27, 31]. Als Diluenzien kommen künstliche Kolloide (Gelatine, Dextrane, Hydroxyäthylstärke) in Frage. Albumin und Plasmaproteinlösungen scheinen außerhalb der Diskussion: sie sind ohne spezifische Vorteile gegenüber den genannten Kolloiden und trotz des Preisverfalls immer noch ziemlich teuer.

Neben der Blutverdünnung scheint auch das jeweils angewendete Kolloid selbst einen Einfluß auf die Blut- bzw. Plasmaviskosität zu haben. Letzteres ist sicherlich im Bereich der Mikrostrombahn von Bedeutung. Wie Lindblom et al. [21] 1986 berichtet haben, bewirkt eine Dilution in unterschiedlichen Gefäßbezirken offensichtlich auch unterschiedliche Hämatokritveränderungen. So scheint es inzwischen gesichert, daß der Mikrozirkulationsbereich zwar von dem konsekutiven hohen Blutfluß einer Hämodilution in gleicher Weise profitiert wie großlumigere Gefäßabschnitte, andererseits aber der Abfall des Hämatokrits weniger ausgeprägt ist [15, 26].

Goto et al. [13] haben bisher eine der wenigen experimentellen Untersuchungen vorgelegt, in denen die Viskosität des Vollblutes unter konstantem Fluß, entsprechend den Verhältnissen im Gebiet von Venolen, gemessen wurde. Diese Untersuchung belegt, daß die aus historischen Gründen vielfach favorisierten Dextrane unter dem Kriterium Blutviskosität im Vergleich zu Gelatine und

Hydroxyäthylstärke am schlechtesten abschneiden, während die stärkste Viskositätsabsenkung nach Gabe von hochmolekularer Hydroxyäthylstärke resultierte.

Hämodynamik

Unter Hämodilution kommt es zu einem Anstieg des Herzindex und einem Abfall von pulmonalem und peripherem (systemischem) Gefäßwiderstand. Herzfrequenz und Blutdruck (arteriell, zentralvenös, pulmonalarteriell und pulmonalkapillär) bleiben weitgehend unverändert (Abb. 1).

Die hämodynamischen Veränderungen durch Blutverdünnung müssen als ein rein physikalisches Phänomen in einem Gebiet komplizierter kommunizierender Röhren mit einer zentralen Pumpe gedeutet werden. Die Auswurfleistung des Herzens und der daraus resultierende Blutfluß folgen in erster Linie dem Zusammenspiel zweier Kräfte: zum ersten der Arbeitsleistung des Herzens und zum zweiten des dagegen gerichteten Widerstandes. Letzteres wird auch als systemischer vaskulärer Widerstand bezeichnet und entspricht funktionell dem kardiologischen Begriff der Nachlast oder des Afterloads. Veränderungen dieser Größen müssen auch Veränderungen des Blutflusses und damit des Herzzeitvolumens zur Folge haben.

Durch die Viskositätsveränderung des Blutes unter Hämodilution ist der Blutfluß in sämtlichen Gefäßabschnitten erleichtert, wodurch es zu einem Absinken der kardialen Nachlast kommt. Das Herz pumpt nun, ohne dafür primär Mehrarbeit leisten zu müssen, effektiver, da der zu überwindende Widerstand gesunken ist. Es resultiert eine erhöhte Ejektionsfraktion und daraus ein erhöhtes Schlagvolumen [5, 6, 16, 25].

Die hämodynamischen Konsequenzen einer Hämodilution beginnen somit auf der arteriellen Seite – der erhöhte venöse Rückfluß ist Konsequenz und nicht Ursache. Zahlreiche klinische und experimentelle Studien haben gezeigt, daß eine Hämodilution unter normovolämischen Bedingungen (isovolämischer Volumenaustausch) nicht mit einem Anstieg der kardialen Vorlast (Synonym: PCWP) verbunden ist [3, 5, 6, 11, 17, 19, 21, 24, 27, 30]. Dieser Befund ist wesentlich, da das mit einer Hämodilution verbundene erhöhte Schlag- und Herzzeitvolumen vielfach mit einer signifikanten Mehrarbeit des Herzens gleichgesetzt wird. Es ist dies auch eine zentrale Thematik bei der Diskussion um den sog. „kritischen" Hämatokrit.

Die Schlußfolgerung, daß ANH-bedingte Veränderungen der Hämodynamik keine wesentliche Mehrbelastung des Herzens bedeuten, wird nachdrücklich durch die 1976 publizierten Ergebnisse von Kettler et al. [16] untermauert. Die Autoren hatten Hunde unter normovolämischen Bedingungen bis zu einer Austauschmenge von 33 ml/kgKG hämodilutiert und dabei u. a. O_2-Verbrauch und Zirkulation am Herzen selektiv gemessen. Dabei zeigte sich, daß die bekannten Flow-Phänomene auch am Herzen sehr gut nachweisbar sind. Der koronare Gefäßwiderstand sank unter Hämodilution deutlich ab, woraus ein Anstieg der koronaren Durchblutung resultierte. Indes stieg der O_2-Verbrauch des Herzens nur geringfügig an, während die $D_{av}O_2$ als Maß der O_2-

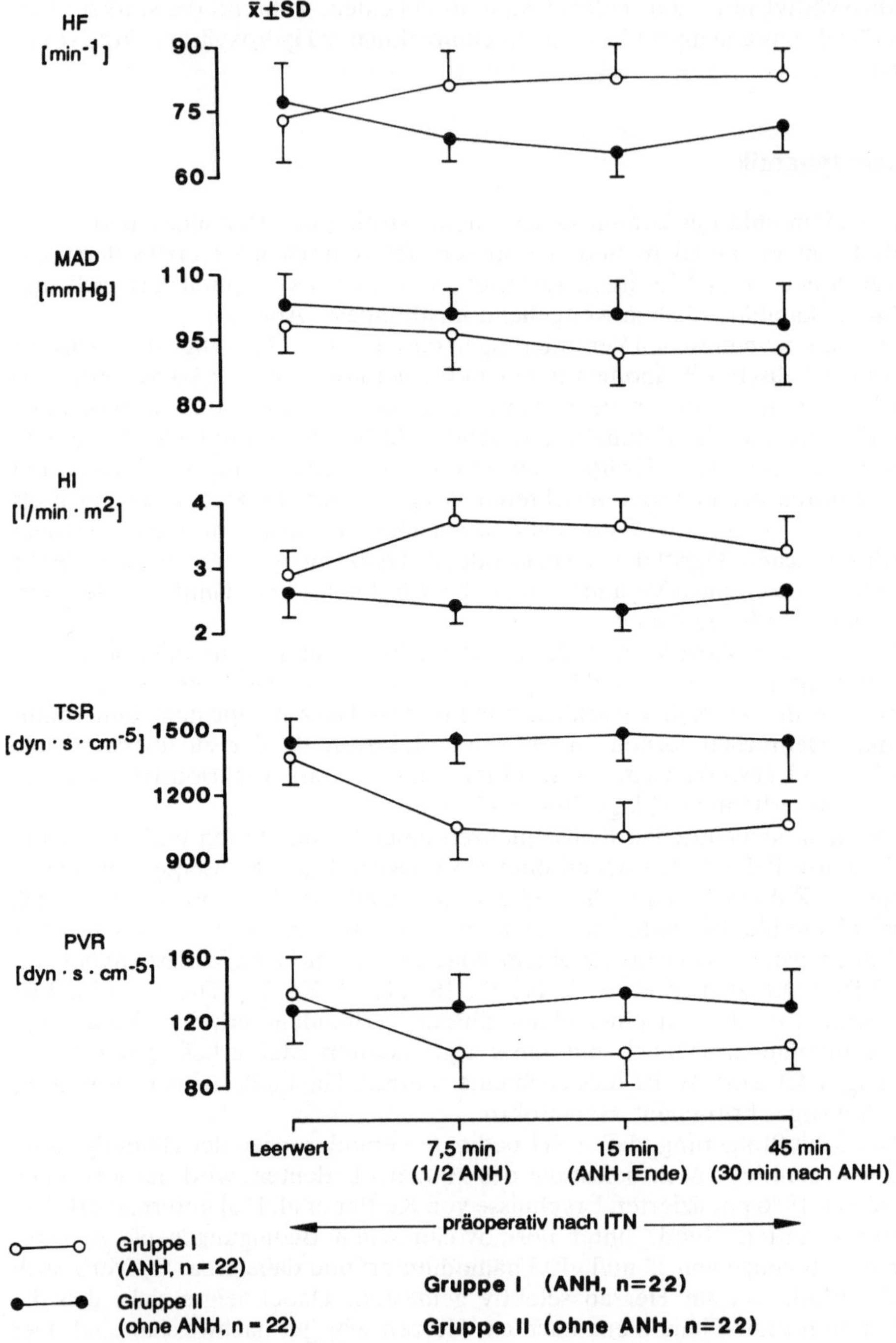

Abb. 1. Hämodynamische Veränderungen unter akuter normovolämischer Hämodilution (15 ml/kgKG; n = 4; *HF* Herzfrequenz, *MAD* mittlerer arterieller Blutdruck, *HI* Herzindex, *TSR* totaler systemischer Widerstand, *PVR* pulmonalvaskulärer Widerstand)

Ausschöpfung absank. Besonders letzteres zeigt, daß der O_2-Bedarf des Herzens nicht kompromittiert war. Inwieweit das Herz selbst im Falle einer eingeschränkten Koronarreserve (z. B. Hauptstammstenose, kritische Aortenstenose) durch den Abfall des Hämatokrits und damit der O_2-Konzentration gefährdet ist, bleibt eine andere Diskussion [17].

Global steigt das O_2-Angebot (Synonym: O_2-Transportkapazität) unter Hämodilution bis zu einem Hämatokrit von etwa 30 % an und beginnt erst unterhalb eines Hämatokrits von 20 % in kritische Bereiche abzusinken [25, 27, 31, 36].

O_2-Transport

An dieser Stelle soll das Thema des kritischen Hämatokrit-/Hämoglobinwerts nicht vorrangig diskutiert werden. Im Zusammenhang mit Praktikabilität und Anwendung der Hämodilution müssen dem Kliniker jedoch einige wenige physiologische Betrachtungen an die Hand gegeben werden.

Neben dem O_2-Angebot, determiniert durch Herzzeitvolumen und arterielle O_2-Konzentration, ist der O_2-Verbrauch, also die Utilisation, eine entscheidende Größe. Vor allem im intensivmedizinischen Bereich ist von einer Reihe von Autoren immer wieder gefordert worden, neben einem ausreichenden O_2-Angebot auch ein höchstmögliches Maß an O_2-Verbrauch als therapeutisches Konzept zu verfolgen [11, 28].

Eine Reihe von Studien an kritisch kranken Kindern und Erwachsenen zeigen, daß oberhalb eines Hämoglobinwertes von 8,5 g% offensichtlich keine globale Steigerung der O_2-Aufnahme möglich ist. Dies wird in Studien von Mink u. Pollack [28] an pädiatrischen Patienten mit septischem Schock gezeigt. Eindrucksvoll sind auch die Daten von Dietrich et al. [12], welche den Effekt einer Bluttransfusion bei milder Anämie an Patienten mit kardiogenem bzw. septischem Schock zeigen: das Anheben des Hämoglobinwertes von durchschnittlich 8,5 g% auf durchschnittlich 10,3 g% war bei keinem der Patienten, unabhängig vom Krankheitsbild, von einer Verbesserung der O_2-Utilisation gefolgt. Die Untersuchungen waren an hämodynamisch stabilisierten Patienten vorgenommen worden. Unter dem Kriterium O_2-Verbrauch wird die Bluttransfusion daher in älteren ebenso wie in aktuellen Berichten kritisch beurteilt [1, 4, 8, 9, 11, 14, 17, 33, 34, 35].

Anwendung der akuten normovolämischen Hämodilution (ANH)

Klövekorn u. Messmer [18] hatten bereits 1976 darauf hingewiesen, daß der tatsächliche Effekt einer Hämodilution über dem theoretisch errechneten liegen kann. Dennoch ist die akute normovolämische Hämodilution als Verfahren zur Einsparung von Fremdbluttransfusionen sicherlich vielfach überschätzt worden. Von Bormann et al. [5] hatten bei Patienten mit blutverlustreichen allgemeinchirurgischen Eingriffen bis zu 4 Fremdbluttransfusionen durch die Anwendung der ANH einsparen können. Diese Zahlen haben sich nicht bestätigt. Der tatsächliche Effekt der akuten normovolämischen Hämodilution als blutsparendes Verfahren dürfte die Kompensation von 2 homologen Blutkonserven nicht überschreiten [2, 6, 8, 24].

Andererseits schult der Umgang mit der normovolämischen Hämodilution als akut präoperativ durchgeführte Maßnahme die Therapeuten im Umgang mit einer normovolämischen Anämie. So gesehen ist der Effekt der Hämodilution als therapeutische Philosophie wahrscheinlich insgesamt höher anzusetzen.

Kontroversen im Zusammenhang mit der ANH betreffen v. a. Kontraindikationen sowie den Volumenersatz. Zu letzterem ist vorab kurz Stellung bezogen worden.

Als Kontraindikationen gegen eine ANH gelten:

- Notfälle mit instabilen Kreislaufverhältnissen und nicht abschätzbarem Blutvolumen, selbst wenn der Hämoglobinwert (noch) normal ist;
- Anämie, wobei absolute Zahlen problematisch sind, da das Körpergewicht, aber auch der Allgemeinzustand und das Alter des Patienten eine Rolle spielen: es kann durchaus sinnvoll sein, einem 20jährigen gesunden Patienten, der wegen einer Oberschenkelfraktur akut versorgt wird und dessen Hämoglobinwert auf 10 g% abgesunken ist, präoperativ 500–1 000 ml Eigenblut zu entnehmen, um bei einem Hämoglobinwert zwischen 6–7 g% mit der Retransfusion zu beginnen;
- klinisch relevante Gerinnungsstörungen im Sinne einer Verbrauchskoagulopathie;
- koronare Herzkrankheit (KHK).

Vor allem die koronare Herzkrankheit als Kontraindikation einer Hämodilution hat die Gemüter erhitzt. Inzwischen gibt es eine Reihe substantieller Aussagen, welche als klinische Kriterien Anwendung finden. Derzeit wird die instabile bzw. Ruhe-Angina-pectoris ebenso als Kontraindikation gegen eine ANH angesehen wie ein frisch zurückliegender Herzinfarkt oder signifikante Ischämiezeichen im Ruhe-EKG.

Das Alter des Patienten stellt u. E. ausdrücklich keine Kontraindikation dar. Diese Auffassung wird u. a. durch Vara-Thorbeck et al. [32] geteilt.

Vor allem Lundsgaard-Hansen et al. [22, 23] warnen vor den möglichen Folgen der Hämodilution. Nach ihrer Ansicht ist bei einer Reihe von Patienten eine durchaus mögliche O_2-Schuld nicht sicher vorhersehbar. Ihre Empfehlung, den Hämoglobinwert v. a. bei älteren Patienten mit eingeschränkter kardialer Reserve deutlich über 10 g% zu belassen, findet jedoch weder experimentell noch klinisch Unterstützung. Yoshikawa et al. [35] hatten am chronisch instrumentierten Hund mit experimenteller LAD-Stenose eindrucksvoll nachweisen können, daß selbst unter diesen Bedingungen die koronare O_2-Versorgung durch eine Hämodilution nicht kompromittiert ist. Eine kardiologisch-klinische Untersuchung von Laxenaire et al. [19] zeigt, daß eine moderate Hämodilution (bis zu einem Hämoglobinwert von 10 g%) bei Patienten mit nachgewiesener koronarer Herzkrankheit keinerlei Funktionseinbußen zur Folge hatte. Sowohl Carson et al. [9] als auch Czer u. Shoemaker [11] hatten in retrospektiven Analysen der Daten von kritisch kranken Patienten gezeigt, daß die höchste Überlebensrate bei solchen Patienten resultierte, deren Hämoglobinwert während des Krankheitsverlaufes zwischen 8,5 g% und 10 g% gelegen hatte und die nicht hochtransfundiert worden waren.

Die durch Lundsgaard-Hansen et al. [23] ermittelten Einschränkungen für unterschiedliche Patienten sind anhand der physiologischen Vorgaben nicht ohne weiteres nachvollziehbar. Die Autoren hatten ein PC-gestütztes Modell vorgestellt, wonach in Abhängigkeit von den Risikofaktoren der Patienten der kritische Hämatokrit vorausberechnet werden sollte. Dieser grundsätzlich interessante Ansatz findet jedoch seine Beschränkung in den programmierten Kriterien (Sollwerte). Die Autoren haben in ihren Berechnungen einen kritischen (nicht zu unterschreitenden) venösen Partialdruck von 35 mmHg vorausgesetzt. Es würde dies bedeuten, daß ab einem Partialdruck von 35 mmHg in den Geweben kein weiterer O_2-Transport aus dem Blut in die zu versorgenden Zellen möglich wäre, obwohl bei normaler O_2-Bindung das Blut erst zu ca. 35 % entsättigt wäre. Diese Determinierung wird jedoch durch keinerlei Daten gedeckt. So muß vielmehr davon ausgegangen werden, daß im Gewebe bis zu einem O_2-Partialdruck von 20 mmHg (Gehirn), am Herzen sogar bis 7 mmHg, noch Sauerstoff auf dem Boden eines Diffusionsgefälles ausgetauscht werden kann [33, 35, 36].

Grundsätzlich soll die vorsichtige Haltung von Lundsgaard-Hansen jedoch keineswegs abgewertet werden. Widersprochen werden muß aber der Vorstellung, daß Patienten mit mehr als der Hälfte des noch vorhandenen Sauerstoffs an O_2-Mangel sterben. Wichtig ist festzuhalten, daß alle Betrachtungen zur Akzeptanz einer Anämie die Normovolämie als unabdingbare Voraussetzung ins Kalkül ziehen. Hier ist in der Tat ein Risikopotential vorhanden. Patienten, welche Wach- und Intensivstationen verlassen haben, befinden sich nicht mehr unter der gleichen engmaschigen Kontrolle wie bis zu diesem Zeitpunkt. Da v. a. ältere Menschen eine verlangsamte Rekonvaleszenz haben und die Nahrungs- und Flüssigkeitsaufnahme während dieser Zeit häufig nicht optimal ist, ist die Gefahr einer Hypovolämie mit daraus resultierenden Störungen der Zirkulation durchaus gegeben. Die Konsequenz aus dieser Erkenntnis sollte jedoch sein, über bessere Überwachungsmöglichkeiten und die Anwendung optimaler kolloidaler Lösungen nachzudenken. Die Bluttransfusion sehen wir als die schlechteste Lösung dieses Problems an, zumal eine Hypovolämie auch damit nicht verhindert wird.

Die Hämodilution ist vielfach auch als konkurrierendes oder additives Verfahren zu einer medikamentös induzierten Hypotension angesehen worden. Barbier-Böhm et al. [2] haben 1980 zeigen können, daß durch die Anwendung einer Hypotension während der intraoperativen Phase der Blutverlust und damit die Transfusionshäufigkeit bei Eingriffen am Hüftgelenk reduziert werden konnte. Die Patienten haben den Transfusionsbedarf jedoch nach erfolgter Operation und Normalisierung der Blutdruckverhältnisse „aufgeholt". Im Gegensatz dazu war eine Hämodilution mit Einsparungen bis zu 2 Blutkonserven außerordentlich effektiv. Bei dem Krankengut, welches primär mittels ANH behandelt wird (Unfallchirurgie, Herzchirurgie, Orthopädie, Gefäßchirurgie), halten wir die Anwendung einer induzierten Hypotension in jedem Fall für bedenklich. Plewes u. Farhi [30] haben in einer experimentellen

Studie gezeigt, daß das Absenken des Hämatokrits bei gleichzeitig medikamentös induzierter Hypotension zu erheblichen Defekten der O_2-Versorgung des Herzens und des zentralen Nervensystems führt. Eine additiv zur ANH angewendete Hypotension zur Einsparung von Fremdblut ist aus unserer Sicht nicht zu empfehlen.

Die Hämodilution hat ihren Platz primär als Teil eines Gesamtkonzeptes im Rahmen blutsparender Verfahren. Da ein Blutverlust nicht immer sicher vorher abzuschätzen ist, sollte auch dann, wenn präoperativ Eigenblut/-plasma entnommen wurde, eine Hämodilution durchgeführt werden, wenn der präoperative Hämoglobinwert ausreichend hoch ist (in der Regel > 12,5 g%). Man hat auf diese Weise in jedem Fall hochwertiges autologes Warmblut in der „Hinterhand". Innerhalb eines kombinierten autologen Transfusionskonzeptes kann dieses Blut dann als hochwertiges Produkt nach dem durch Eigenblutspende gewonnenen autologen Erythrozytenkonzentrat gegeben werden.

Kooperation – Organisation – Kosten

Die Hämodilution als Methode ebenso wie als Philosophie kann nur in enger Kooperation mit den operierenden Fachkollegen verwirklicht werden. Wie ausführlich dargestellt, hat die Blutverdünnung erhebliche hämodynamische und rheologische Konsequenzen. Als Folge davon ist mit einer vermehrten Blutungsneigung, v. a. aus kleinen venösen Gefäßen, zu rechnen. Dies muß mit dem Operateur abgestimmt werden, da v. a. bei großflächigen Wunden eine bessere punktuelle Blutstillung erforderlich ist. In keinem Fall sollte die Hämodilution über den Kopf des Operateurs hinweg oder gegen seinen Willen durchgeführt werden, da er sich während der Operation mit den Konsequenzen auseinanderzusetzen hat.

Der organisatorische Aufwand einer Hämodilution ist unerheblich. Die gleichzeitige Entnahme von Blut und die Infusion kolloidaler Lösung (am kontralateralen Arm) ist mit organisatorischem und manuellem Geschick problemlos in die anästhesiologische Routine zu integrieren. Je nach Situation kann das Verfahren vor, während oder nach Narkoseeinleitung und selbstverständlich auch noch während des Operationsbeginns durchgeführt werden. Die mit einem CPDA-1-Stabilisator vorgefertigten Beutel (Fa. Biotrans, Dreieich), in die das gewonnene Blut abgefüllt wurde, werden mit Datum, Uhrzeit und Namen des Patienten beschriftet, durchnumeriert und in unmittelbarer Patientennähe, am besten an dem mit dem Operationstisch verbundenen Transfusionsständer, aufbewahrt. Die Retransfusion erfolgt sinnvollerweise in umgekehrter Reihenfolge, d.h. die letztentnommene Konserve mit dem niedrigsten Hämatokrit (höchste Verdünnung) wird zuerst zurücktransfundiert usw.

Die Kosten der Hämodilution sind unter Vernachlässigung des Personalaufwandes mit etwa DM 30,– pro gewonnener Warmblutkonserve anzusetzen: DM 12,– für das Entnahmebesteck inkl. Blutbeutel; DM 18,– für das Volumenersatzmittel (Hydroxyäthylstärke).

Schlußfolgerung

Die Hämodilution ist als ein Bestandteil des Gesamtkonzeptes autologe Bluttransfusionen ebenso wie als grundsätzliche Philosophie im Sinne einer normovolämischen Anämie im Bereich blutsparender Verfahren fest integriert.

Die Durchführung der Hämodilution und ihre Handhabung muß mit den kooperierenden Fachgebieten abgestimmt sein.

In keinem Fall sollte die Hämodilution als apodiktische Weltanschauung vertreten werden. Hauptproblem in der Handhabung der normovolämischen Hämodilution ebenso wie der normovolämischen Anämie bleibt der niedrigste zu akzeptierende Hämatokrit, wobei damit nicht der unter physiologischen Bedingungen niedrigst mögliche Wert gemeint sein kann. Gemeint ist ein Wert, welcher noch eine Sicherheitsreserve für den Patienten bereithält.

Die Probleme der normovolämischen Anämie werden v. a. während der postoperativen Phase relevant: eine verzögerte Erythropoese hat zur Folge, daß der Hämoglobinspiegel noch über Tage absinkt, ohne daß Blutverluste zu beobachten sind [7].

Andererseits heißt die großzügige Indikation zur Bluttransfusion, um eine möglichst breite „Sicherheitszone" für den Patienten zu gewährleisten, die eigene (juristische) Sicherheit über die (klinische) Sicherheit des Patienten zu stellen. Die Diskussion um die kritischen Grenzen muß erkennen, daß hier das eine Risiko (Nebenwirkungen homologer Bluttransfusion) gegen das andere Risiko (Anämie) sorgsam abzuwägen ist.

Literatur

1. Allen JP, Allen FB (1982) The minimum acceptable level of haemoglobin. Anaesthesiol Clin 20: 1–22
2. Barbier-Böhm G, Desmonts JM, Couderc E, Moulin D, Prokocimer D, Olivier H (1980) Comparative effects of induced hypotension and normovolaemic haemodilution on blood loss in total hip arthroplasty. Br J Anaesth 52: 1039–1045
3. Boldt J, Bormann B von, Kling D, Scheld HH, Hempelmann G (1988) Influence of acute normovolemic hemodilution on extra-vascular lung water in cardiac surgery. Crit Care Med 16: 336–339
4. Bormann B von (1988) Akzeptanz einer normovolämischen Anämie zur Einsparung von Fremdbluttransfusionen. Perfusion 2: 83–90
5. Bormann B von, Weidler B, Boldt J, Jooss D, Aigner K, Peil J, Hempelmann G (1986) Die akute normovolämische Hämodilution bei großen operativen Eingriffen. Chirurg 57: 457–464
6. Bormann B von, Boldt J, Kling D, Weidler B, Scheld HH, Hempelmann G (1987) Kombinierte Autotransfusion in der Herzchirurgie. Anwendung der akuten normovolämischen Hämodilution bei koronarer Herzkrankheit. Dtsch Med Wochenschr 112: 1887–1892
7. Bormann B von, Weidler B, Schwanen N, Ratthey K, Hempelmann G (1990) Perioperative Anämie und Erythropoese. Chirurg 61: 124–128
8. Bormann B von, Zenke M, Müller-Wiefel H (1990) Kombinierte Autotransfusion in der Gefäßchirurgie. Angio 12: 109–116
9. Carson JL, Spence RK, Poses RM, Bonavita G (1988) Severity of anaemia and operative mortality and morbidity. Lancet II: 727–729

10. Cooley DA, Bloodwell RD, Beall AC, Hallman GL (1966) Cardiac valve replacement without blood transfusion. Am J Surg 112: 743–751

11. Czer LSC, Shoemaker WC (1978) Optimal hematocrit value in critically ill postoperative patients. Surg Gynecol Obstet 147: 363–368

12. Dietrich KA, Conrad StA, Herbert CA, Levy GL, Romero MD (1990) Cardiovascular and metabolic response to red blood cell transfusion in critically ill volume-resuscitated nonsurgical patients. Crit Care Med 18: 940–944

13. Goto Y, Sakakura S, Hatta M, Sukiura Y, Kato T (1985) Hemorheological effects of colloidal plasma substitutes infusion. A comparative study. Acta Anaesthesiol Scand 29: 217–225

14. Graves CL, Allen RM (1970) Anesthesia in the presence of severe anemia. Rocky Mt Med J 67: 35–40

15. Jung F, Koscielny J, Mrowietz C, Wolf S, Kiesewetter H, Wenzel E (1990) Einfluß der Hämodilution auf den systemischen und den Kapillarhämatokrit. Infusionstherapie 17: 268–275

16. Kettler D, Hellberg H, Klaess D, Kontokollias JS, Loos W, de Vievie R (1976) Hämodynamik, Sauerstoffbedarf und Sauerstoffversorgung des Herzens unter isovolämischer Hämodilution. Anaesthesist 25: 131–136

17. Klövekorn WP (1990) Der kritische Hämatokrit aus Sicht des Kardiochirurgen. Anaesthesist [Suppl I] 39: 49

18. Klövekorn WP, Messmer K (1976) Warum entspricht der errechnete „in vitro“-Effekt der präoperativen Hämodilution nicht den klinischen Tatsachen? Anaesthesist 25: 193–197

19. Laxenaire MC, Aug F, Voisin C, Chevreaud C, Bauer P, Bertrand A (1986) Retentissement de l'hémodilution sur la fonction ventriculaire du coronarien. Ann Fr Anesth Réanim 5: 218–222

20. Lilleasen P, Stokke O (1978) Moderate and extreme hemodilution in open-heart surgery: Fluid balance and acid-base studies. Ann Thorac Surg 25: 127–133

21. Lindblom L, Mirhashemi S, Arfors KE, Intaglietta M (1986) Blood flow and hematocrit distribution in response to acute normovolemic hemodilution. Int J Microcirc Clin Exp 5: 278–285

22. Lundsgaard-Hansen P (1979) Hemodilution – new clothes for an anemic emperor. Vox Sang 36: 321–336

23. Lundsgaard-Hansen P, Blauhut B, Doran JE (1990) PC-gestützte Ermittlung der „akzeptablen Hämoglobinkonzentration“. Beitr Infusionsther Klin Ernähr 26: 220–225

24. Martin E, Hansen E, Peter K (1987) Acute limited normovolemic hemodilution: a method for avoiding homologous transfusion. World J Surg 11: 53

25. Messmer K (1975) Hemodilution. Surg Clin North Am 55: 659–678

26. Messmer K (1989) Acute preoperative hemodilution: physiological basis and clinical application. In: Tuma RF, White JV, Messmer K (eds) The role of hemodilution in optimal patient care. Zuckschwerdt, München, pp 54–73

27. Messmer K, Kreimeier U, Intaglietta M (1986) Present state of intentional hemodilution. Eur Surg Res 18254–63

28. Mink RB, Pollack MM (1990) Effect of blood transfusion on oxygen consumption in pediatric septic shock. Crit Care Med 18: 1087–1091

29. Neptune WB, Bougas JA, Panico FG (1960) Open-heart surgery without the need for donor-blood priming in the pump oxygenator. N Engl J Med 236: 111–115

30. Plewes JL, Farhi MD (1985) Cardiovascular responses to hemodilution and controlled hypotension in the dog. Anesthesiology 62: 149–154

31. Shah MD, Richard MN, Newell JC, Karmody AM, Scovill EA, Powers SR (1980) Increased cardiac output and oxygen transport after intraoperative isovolemic hemodilution. Arch Surg 115: 597–600

32. Vara-Thorbeck R, Guerrero-Fernandez Marcore JA (1985) Hemodynamic response of elderly patients undergoing major surgery under moderate normovolemic hemodilution. Eur Surg Res 17: 372–376

33. Weisel RD, Dennis RC, Manny J, Mannick JA, Valeri CR, Hechtman HB (1978) Adverse effects of transfusion therapy during abdominal aortic aneurysmectomy. Surgery 83: 682–690

34. Yano H, Takaori M (1990) Effect of hemodilution on capillary and arteriolovenous shunt flow in organs after cardiac arrest in dogs. Crit Care Med 18: 1146–1151
35. Yoshikawa H, Powell WJ, Bland JHL, Lowenstein E (1973) Effect of acute anemia on experimental myocardial ischemia. Am J Cardiol 32: 670–678
36. Zander R (1988) Sauerstoff-Konzentration und Säure-Basen-Status des arteriellen Blutes als limitierende Faktoren einer Hämodilution. Klin Wochenschr 66: 3–7

Maschinelle Autotransfusion (MAT)

D. Paravicini

Zunehmende Kenntnisse über die Risiken der homologen Bluttransfusion (insbesondere die Übertragung von Infektionskrankheiten wie Hepatitis oder Aids) haben in den vergangenen Jahren ein zunehmendes Interesse an der autologen Bluttransfusion ausgelöst. Neben der präoperativen Eigenblutspende, der autologen Plasmapherese und der normovolämischen Hämodilution stellt die intra- und ggf. postoperative Rückgewinnung von patienteneigenem Blut einen wesentlichen Baustein autologer Transfusionsmethoden dar. Grundsätzlich müssen für die intraoperative Anwendung einfache Systeme, bei denen antikoaguliertes Vollblut gesammelt und retransfundiert wird, unterschieden werden von der maschinellen Autotransfusion (MAT), bei der nach Aufarbeitung des autologen Blutes nur die gewaschenen autologen Erythrozyten retransfundiert werden. Geräte wie das Bentley-Autotransfusionsgerät [2], die Sorenson-Einheit [3] und das Solcotrans [1] ermöglichen das Auffangen antikoagulierten Patientenblutes, das nach Filtration dem Patienten als autologes Vollblut retransfundiert wird.

Erstmals wurde 1968 das mit einem Bentley-ATS gewonnene patienteneigene Blut in einer Waschzentrifuge aufgearbeitet [6], indem nach erfolgter Zellseparation die autologen gewaschenen Erythrozyten retransfundiert wurden. Seit 1976 stehen kommerziell geeignete Geräte zur MAT zur Verfügung. Zur Qualität der mittels MAT aufgearbeiteten Erythrozyten (Morphologie, Überlebenszeit, 2,3-DPG-Gehalt und O_2-Transporteigenschaften) und des Mediums, in dem die Erythrozyten zur Retransfusion vorliegen (Elimination von Heparin, intrazelluläre Enyzme, Kalium und freies Hämoglobin) liegen umfangreiche Untersuchungen vor [5].

Indikationen und Kontraindikationen

Die Indikationen und Kontraindikationen für die jeweiligen intra- und ggf. postoperativ anzuwendenden Autotransfusionsverfahren sind in Tabelle 1 aufgeführt. Alle einfachen Autotransfusionsverfahren, bei denen antikoaguliertes Vollblut retransfundiert wird, sollten heute zugunsten der maschinellen Autotransfusion mit zellseparierenden Verfahren verlassen werden. Denkbar ist die Anwendung eines einfachen Autotransfusionssystems wie des Solcotrans, wenn während kurzer Zeit (kurzzeitiger Blut-Gewebe-Kontakt) relativ viel Blut (Vermeidung einer Luftaspiration) aufgesaugt werden kann, wie dies manchmal bei gefäßchirurgischen Eingriffen gegeben ist. Auch für Notfalleingriffe (z. B.

Tabelle 1. Indikationen und Kontraindikationen für apparative autologe Spende und Transfusion

Mit einfachen Verfahren	Mit MAT
Indikationen:	
Möglichst keine	Bei allen notfallmäßigen
Eventuell Gefäßchirurgie	und elektiven Eingriffen
Eventuell Notfalleingriffe	mit Blutverlusten > 1 000 ml
Kontraindikationen:	
Orthopädische Eingriffe (ausgedehnter Kontakt mit Luft/Gewebe/Spüllösung)	
Operationen in infiziertem Wundgebiet, Tumorchirurgie	

Milzruptur oder andere starke intraabdominale Blutungen) könnte sich die Anwendung des Solcotrans anbieten, insbesondere, wenn lange Anfahrtswege von der nächsterreichbaren Blutbank in Kauf zu nehmen sind. Besonders muß bei diesen seltenen Indikationen aber darauf hingewiesen werden, daß stetes Training der operativen Kollegen für den sachgerechten Umgang mit dem Solcotrans unerläßlich ist.

Die maschinelle Autotransfusion sollte immer dann erwogen werden, wenn mit einem Blutverlust von mehr als 1 000 ml intra- und postoperativ zu rechnen ist. Durch einfache und preisgünstige Sammelsysteme (z. B. Braun Vacufix) sollte die Möglichkeit gegeben werden, in großem Umfang antikoaguliertes, steril aufgefangenes Blut zunächst anzusammeln, wobei später die Option des Aufarbeitens mit Zellseparation und Waschen der autologen Erythrozyten offengehalten wird.

Septische Eingriffe und tumorchirurgische Operationen stellen derzeit immer noch Kontraindikationen für sämtliche intraoperativen Autotransfusionsverfahren dar. Ob in Zukunft durch Bestrahlung, Filtration oder ähnliche Maßnahmen eine Elimination von Tumorzellen möglich wird, läßt sich derzeit noch nicht überblicken.

Durchführung der MAT

In Einzelfällen kann eine Abkürzung des Aufarbeitungsvorgangs insbesondere dann erforderlich werden, wenn in kurzer Zeit sehr viel Blut aus dem Operationsgebiet abgesaugt wird. Da dann auch kurze Kontaktzeiten zwischen Blut und Gewebe bestehen und erfahrungsgemäß ohne Luftaspiration gesaugt werden kann, kann in diesen Fällen der Waschvorgang ohne Bedenken abgekürzt oder völlig unterlassen werden. Nachweislich werden bereits große Mengen an freiem Hämoglobin durch den Zellseparationsvorgang allein eliminiert.

Für die maschinelle Autotransfusion mit dem Dideco-Autotrans oder dem Haemonetics Cell Saver ist in der Regel kein zusätzliches Personal erforderlich. Das im Operationssaal tätige Team aus Anästhesisten und Anästhesieschwester/-pfleger ist in aller Regel in der Lage, die heute verfügbaren, weitgehend automatisch arbeitenden Geräte zu bedienen. Der personelle Aufwand ist nicht größer als bei der homologen Transfusion, bei der die Beschaffung der Konserven aus dem Labor, die Überprüfung der Richtigkeit der homologen Konserven sowie der Bedside-Test auch Personal binden. Daß bei einer wirklichen Massivtransfusion – auch bei einer Massivautotransfusion – zusätzliches Personal in Form eines weiteren Anästhesisten oder einer weiteren Anästhesieschwester/eines -pflegers erforderlich wird, ist selbstverständlich.

Autologe gewaschene Erythrozytenkonzentrate (AGEK) sollten in keinem Fall zwischengelagert werden. Bei richtiger Anwendung der MAT wird der Patient die autologen Erythrozyten unmittelbar benötigen, so daß sie auch unverzüglich nach Bereitstellung durch das Autotransfusionsgerät dem Patienten retransfundiert werden sollen.

Eine Begrenzung der MAT ist nicht vorgegeben, im Gegenteil kann ganz in Abhängigkeit vom intraoperativen Blutverlust eine unterschiedlich große Menge autologer Erythrozytenkonzentrate aufbereitet werden. Wenn es gelingt, Blutverluste in Tücher und Tupfer möglichst gering zu halten, werden mit steigendem intraoperativem Blutverlust auch zunehmend autologe gewaschene Erythrozytenkonzentrate zur Verfügung stehen.

Probleme bei der Anwendung der MAT sind selten. Sie sollten durch gelegentliche, in regelmäßigen Abständen wiederkehrende Qualitätskontrollen gelöst werden. Wir überprüfen nach jeder Inspektion des Gerätes die Gesamtmenge eines aufgearbeiteten Erythrozytenkonzentrats, den jeweiligen Hämatokrit sowie stichprobenartig angelegte Keimkulturen. Auch das freie Hämoglobin kann in jedem Labor einfach gemessen werden, die Bestimmung des Heparingehaltes setzt dagegen spezielle Kenntnisse im Umgang mit bestimmten Laboranalysen voraus, die nicht in jedem Labor bewerkstelligt werden können.

Gefahren für den Patienten bestehen im Zusammenhang mit der MAT praktisch nicht. Nach nunmehr 10jähriger Erfahrung mit dem Verfahren kann ich über nur einen Zwischenfall berichten, in dem während einer starken intraoperativen Blutung der Sauger zum Autotransfusionsgerät ausfiel. In der Zwischenzeit, bis zur Bereitstellung eines sterilen Ersatzsaugers, war ein intraoperativer Blutverlust in den Operationssauger von nahezu 1 l zu verzeichnen, der bedauerlicherweise nicht mit aufgearbeitet werden konnte. In ähnlicher Weise könnte auch eine Gefährdung für den Patienten durch einen plötzlichen Ausfall der Elektronik im Autotransfusionsgerät resultieren, insbesondere dann, wenn für den Patienten in Kenntnis der Anwendung der MAT entsprechend weniger homologe Blutkonserven zur Verfügung gestellt werden.

Organisation

Für die Anwendung der MAT im Operationssaal kann nur der Anästhesist verantwortlich gemacht werden. Er kümmert sich während der Operation um die Vitalfunktionen des Patienten; somit ist es auch in sein Ermessen gestellt, zu entscheiden, wann autologe oder homologe Bluttransfusionen erforderlich werden. Wünschenswert wäre in naher Zukunft auch der Einsatz von Transfusionsmedizinern während der maschinellen Autotransfusion, damit diese die Verfahren besser kennenlernen und ihren Einsatz in Zukunft noch besser beurteilen können.

Kooperation

Auch die MAT kann nur dann sinnvoll und effektiv eingesetzt werden, wenn eine gute Kooperation insbesondere zwischen Operateur und Anästhesisten besteht. Für den Operateur ist es in der Regel zunächst gewöhnungsbedürftig, sich auf einen Sog mit verminderter Leistung (ca. – 100 mm Hg) einzustellen. Insbesondere bei stärkeren Blutverlusten kommt es doch immer wieder vor, daß der Sog kurzzeitig über diesen Grenzwert erhöht werden muß. Unabhängig hiervon muß der Operateur lernen, die Verluste in Tücher und Tupfer möglichst gering zu halten. Nur durch ein effektives Aufsaugen des intraoperativ anfallenden Blutes kann MAT effektiv werden.

Dokumentation

Die neueren, elektronisch gesteuerten Autotransfusionsgeräte messen sowohl die im Auffangreservoir angesammelte, aufzuarbeitende Blutmenge als auch das Volumen retransfundierter gewaschener autologer Erythrozyten. Somit ist eine exakte Bilanzierung im Anästhesieprotokoll möglich.

Kosten/Nutzen

Für ein komplettes Einmalsystem zur maschinellen Autotransfusion müssen Kosten in Höhe von knapp DM 300,-- veranschlagt werden. Demgegenüber berechnet der für uns zuständige DRK-Blutspendedienst in Münster für ein Rh-positives Erythrozytenkonzentrat DM 86,--, für ein Rh-negatives Erythrozytenkonzentrat DM 117,--. Dies bedeutet, daß bei der Herstellung von 3 oder mehr autologen gewaschenen Erythrozytenkonzentraten im Rahmen der MAT sich für dieses Verfahren sogar finanzielle Vorteile ergeben.

Zukünftige Aspekte

Durch die elektronische Steuerung der einzelnen Arbeitsabläufe während der maschinellen Autotransfusion hat dieses Verfahren in den vergangenen Jahren ganz wesentlich an Sicherheit für den Patienten gewonnen. Trotzdem erscheinen bei der Konstruktion der Geräte noch einige Verbesserungen möglich:

1. Immer noch muß der Zufluß der Heparin-Kochsalz-Lösung, die zum Zweck der Antikoagulation des aufgesammelten Blutes verabreicht wird, manuell gesteuert werden. Hier ergeben sich gewisse Unsicherheiten, da ein festes Mischungsverhältnis zwischen Antikoagulanslösung und aufgesammeltem Blut nicht fest eingehalten werden kann. Vor allem aber ist zu befürchten, daß trotz klimatechnischer Anlagen in Operationssälen mit entsprechender Reinhaltung der Luft der während der gesamten Operation durch den Sog bedingte Luftdurchzug durch das Auffangreservoir eine Kontamination des aufgesammelten Blutes mit Keimen begünstigen könnte. Denkbar wäre eine diskontinuierliche Ansteuerung des Soges durch einen Fußschalter oder eine Schaltung im Bereich des Saugerstutzens, womit zugleich über eine zweite Rollenpumpe die Zufuhr der Heparin-Kochsalz-Lösung aktiviert werden könnte.

2. Eine weitere Optimierung des Waschvorgangs der autologen Erythrozyten erscheint durchaus denkbar. Bei den Geräten der Fa. Dideco-Shiley kann ein verbesserter Waschvorgang abgefordert werden, bei dem 3mal während des Waschzyklus durch Anhalten der Rollenpumpe und Verminderung der Zentrifugengeschwindigkeit die Erythrozyten in der Zentrifugenglocke durchmischt und anschließend in erneuter Konfiguration weiter gewaschen werden. Ob und inwieweit dieses Verfahren eine erhöhte Effektivität des Waschvorgangs mit sich bringt, ist noch nicht abgeklärt.

   Auch kann die derzeit verwendete Waschlösung (physiologische Kochsalz- lösung) sicher nicht als optimal angesehen werden. Den autologen Erythro- zyten fehlt während der Phase des Aufarbeitens jegliches Nährmedium; die Folge ist eine zunehmende Azidose im gewaschenen autologen Erythro- zytenkonzentrat. Solange besser geeignete Waschlösungen nicht zur Verfü- gung stehen, muß deswegen die sofortige Retransfusion eines AGEK gefordert werden.

Stellenwert im Gesamtkonzept

Trotz noch bestehender Verbesserungsmöglichkeiten für die etablierten Verfah- ren der MAT kann dieses Verfahren schon heute als ein sicherer Beitrag zur autologen Transfusion angesehen werden. Unter Berücksichtigung der Kon- traindikationen (Operationen in septischem Operationsgebiet/Tumorchirurgie) kann durch die MAT autologes gewaschenes Erythrozytenkonzentrat (AGEK) mit höchster biologischer Wertigkeit hergestellt werden. Besonders bei hohen und sehr hohen intraoperativen Blutverlusten ist MAT das einzige Verfahren, das eine komplette oder weitgehende Unabhängigkeit von homologem Blut sichert. Um im Einzelfall wirklich eine homologe Bluttransfusion ausschließen zu können, darf MAT nur als ein Baustein im Gesamtkonzept der autologen Bluttransfusion gesehen werden.

Wir halten deswegen in jedem Fall bei prospektiv größerem Blutverlust die Kombination der MAT mit präoperativer Eigenblutspende, präoperativer

Plasmapherese und, wenn möglich, normovolämischer Hämodilution für sinnvoll.

Literatur

1. Horsch S, Schmidt R, Imhoff M, Pichlmaier H (1983) Ein neues Verfahren zur intraoperativen Autotransfusion. Infusionstherapie 10: 71–73
2. Klebanoff G, Watkins D (1968) A disposable autotransfusion unit. Am J Surg 116:
475–476
3. Noon GP, Solis RT, Natelson EA (1976) A simple method of intraoperative autotransfusion.
Surg Gynecol Obstet 143: 65–70
4. Orr M (1978) Autotransfusion: the use of washed red cells as an adjunct to component
therapy. Surgery 84: 728–730
5. Paravicini D (1986) Intraoperative Autotransfusion. Untersuchungen zur Effektivität und
Qualität der Aufarbeitung gewaschener autologer Erythrozyten. In: Bergmann H, Brückner JB, Gemperle M et al. (Hrsg) Anaesthesiologie und Intensivmedizin, Bd 183 Springer,
Berlin Heidelberg New York Tokyo, S 25–60
6. Wilson JD, Taswell HF (1968) Autotransfusion: historical review and preliminary report on a
new method. Mayo Clin Proc 43: 26–35

Medikamentöse Beeinflussung von Blutverlusten

B. Blauhut, P. Lundsgaard-Hansen, S. Necek

Einleitung

Den Schwerpunkt einer medikamentösen Beeinflussung von Blutverlusten und
damit des Fremdblutbedarfes bilden die Eingriffe unter Verwendung extrakorporaler Zirkulation (EKZ), weil sie häufig sind und mit einem hohen Blutbedarf
einhergehen. Neuere, im folgenden darzulegende Befunde lassen auch Leber-
transplantationen und die Implantationen aortoiliakaler Gefäßprothesen aktuell werden. Zu diskutieren sind Aspirin, das heute als Langzeitaggregations-
hemmer der Thrombozyten bei Koronarkranken häufig verschrieben wird und
das die Blutungsneigung erhöht, sowie als mögliche hämostyptische Pharmaka
Desmopressin oder DDAVP und v. a. Aprotinin. Beim Aprotinin sind Dosierung, Blutverluste und -ersatz, Wirkungsmechanismen, Nebenwirkungen und
Indikationen zu behandeln.

Aspirin

Die bei Koronarpatienten u. U. bis am Vortag der Operation angewandten
Dosen von Aspirin liegen bei 75–325 mg pro Tag. Die präoperative Blutungszeit
wird damit um 30–50 % verlängert [16, 33], die Drainageverluste in den ersten
12 h postoperativ um etwa 60 % und der postoperative Bedarf an Erythrozyten-
und FFP-Einheiten im Vergleich zu Kontrollpatienten um das 2- bis 3fache
erhöht. Signifikant häufiger werden auch Thrombozytenkonzentrate sowie
medikamentöse oder operative Maßnahmen zur postoperativen Blutstillung
erforderlich [16, 37]. Wie zu zeigen sein wird, scheint Aprotinin ein wirksamer
Antagonist solcher Nebenwirkungen der Acetylsalicylsäure zu sein.

Prostaglandine

Erste Mitteilungen über die Verwendung von Prostaglandin E_1 bei EKZ ließen
einen Schutz der Thrombozytenfunktion erhoffen [1, 2]. Spätere Untersuchungen mit Prostacyclin (PGI_2) ergaben aber keine Bestätigung, bzw. es traten
unerwünschte, v. a. hypotensive Effekte zu Tage [15, 18]. Die Anwendung von
Prostaglandinen bei der EKZ hat sich deshalb nicht durchgesetzt.

Desmopressin (DDAVP)

Ähnliche Hoffnungen wie für die Prostaglandine weckte die Arbeit von Salzmann et al. [34] zum Desmopressin oder DDAVP, eine Viertelstunde nach dem Protamin – also spät intraoperativ – verabreicht. Bekanntlich steigert DDAVP grundsätzlich die Aktivität des v. Willebrand-Faktors im Plasma. Auch hier waren die Ergebnisse in Nachfolgestudien [5, 23, 25] negativ. Die genauere Betrachtung der Originaldaten liefert wahrscheinliche Erklärungen für diese Diskrepanz. Zunächst enthielt die Studie von Salzman et al. [34] keine „Standardkoronarpatienten", während solche Kranke in den Nachfolgearbeiten [5, 23, 25] mit 70–100 % vertreten waren. Sodann war bei Salzman et al. aus unbekannten Gründen schon der intraoperative Blutverlust in der DDAVP-Gruppe nur halb so groß wie bei den Kontrollpatienten, was sich dem spät verabreichten Medikament schwerlich gutschreiben läßt. In allen 3 Nachfolgestudien waren dagegen die Verluste intraoperativ wie insgesamt in beiden Gruppen gleich groß, und die detaillierte Analyse ergab eine signifikante Beziehung der individuellen Verluste *vor* zu jenen *nach* der Gabe von DDAVP [23]. Insgesamt hat daher DDAVP als Hämostyptikum bei extrakorporaler Zirkulation ebenfalls nicht zu überzeugen vermocht.

Aprotinin

Dosierung

Für die extrakorporale Zirkulation beim Erwachsenen wandten bisher fast alle Arbeitsgruppen einschließlich der eigenen das Standardschema von Royston [30] an: Initialdosis 2 Mio. KIU („kallikrein inhibitor units"), oder 50000 KIU/kgKG bei Kindern, gefolgt von 0,5 Mio. KIU/h bis Operationsende, plus 2 Mio. KIU als Zugabe zum Priming des Oxygenators. Vorgeschlagene Varianten umfassen die zusätzliche Gabe von 0,5 Mio. KIU/l Transfusionsblut intraoperativ bzw. 50000 KIU als Allergietest 15 min vor der Hauptdosis verabreicht. Dieselbe Dosis – sinngemäß ohne Priming des Oxygenators – wird für die bisher speziellen Situationen einer Aprotiningabe nach abgeschlossener EKZ sowie bei Lebertransplantation bzw. Gefäßeingriffen empfohlen [6, 26, 28, 29, 38]. Die Beschränkung auf ein Priming des Oxygenators mit 2 Mio. KIU haben kürzlich van Oeveren et al. vorgeschlagen [31]; die anscheinend befriedigende Wirkung bedarf aber wohl noch der Überprüfung.

Blutverluste und Ersatz

Die Reduktion der Blutverluste (Drainagen) während der ersten 24 h postoperativ bei unseren eigenen Patienten [10] – mit 13 in jeder Gruppe – geht aus der Abb. 1 klar hervor.

Unsere Befunde stimmen dabei mit allen Schrifttumsangaben überein [4, 7, 13, 19, 22, 24, 30, 31, 33]. Die Beobachtungszeiträume der Autoren variierten

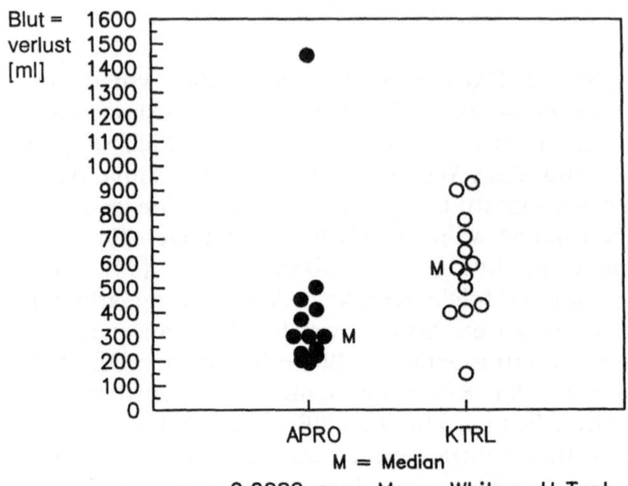

Abb. 1. Blutverluste in ml 0–24 h nach EKZ; Kontroll(*KTRL*)- und Aprotiningruppe (*APRO*) mit je 13 Patienten. Die Verteilungen der Einzelwerte in beiden Gruppen unterscheiden sich hochsignifikant. (Nach [10])

zwischen 8 h und einer Woche; dementsprechend betrugen die Minima bzw. Maxima der publizierten Mittelwerte für die Kontrollen 326–2070 ml, für die Aprotiningruppen dagegen 165 bzw. 761 ml. Die Verteilungen dieser Mittelwerte (vgl. Beispiel für Einzelwerte in Abb. 1) differierten mit p < 0,01 gesichert. Als Median der Mittelwerte ergab sich – in recht guter Übereinstimmung mit Abb. 1 – für die Kontrollen 703 ml, für Aprotinin 309 ml oder 45 % des Kontrollwertes.

Noch auffallender ist der Aprotinineffekt bei Betrachtung der Hämoglobin-verluste in g binnen 24 h bis 1 Woche [7, 22, 30, 31]. Die publizierten Minima bzw. Maxima der Mittelwerte betragen 33 bzw. 78 g für die Kontrollen, verglichen mit 4 bzw. 17 g für Aprotinin. Die Verteilungen unterscheiden sich mit p < 0,05. Die Mediane sind 37,5 bzw. 10 g Hb, was mit Aprotinin einer Reduktion auf 27 % des Kontrollwertes entspricht.

Die Schrifttumsangaben zum postoperativen Fremdblutbedarf in ml bzw. in Erythrozyteneinheiten sind in Tabelle 1 zusammengefaßt.

Auch hier unterscheiden sich die von den jeweiligen Autoren berücksichtig-ten, postoperativen Zeiträume stark, nämlich von 24 h bis „total", was die großen Abstände zwischen den gezeigten Minima und Maxima zweifellos mit bewirkt hat. Nach den Medianwerten zu schließen, vermag aber Aprotinin den postoperativen Fremdblutbedarf in ml auf etwa ¹/₃, in Einheiten sogar auf rund ¹/₁₀ zu senken. Bedeutsam sind auch die Anteile jener Patienten in den Kontroll- bzw. Aprotiningruppen, die nach EKZ überhaupt Fremdblut – hier definiert als Erythrozyten und FFP – benötigten. Auch diesbezüglich variierten die Beob-achtungszeiträume zwischen 24 h und „total" [4, 7, 10, 13, 14, 19, 22, 31, 33]. Summiert man die Originaldaten zu einem Quotienten „Fremdblutempfän-ger/Gesamtzahl Patienten", so erhält man für die Kontrollen 405/501 = 81 %, für

Tabelle 1. Postoperativer Fremdblutbedarf nach EKZ. Angaben in ml nach [4, 13, 19, 30, 32, 36]; in Einheiten nach [7, 10, 31, 33]. Die Verteilungen der jeweiligen Mittelwerte von Kontroll- bzw. Aprotiningruppe unterscheiden sich im Kolmogorov-Smirnov-Test signifikant (Beispiel unterschiedlicher Verteilungen in Abb. 1)

	Kontrolle [ml]	*Aprotinin* [ml]	*Kontrolle* (Einheiten)	*Aprotinin* (Einheiten)
Minima	409	183	9	0
Maxima	2 523	1 255	75	20
Mediane	1 365	425	41,5	5
	100 %	*31 %*	100 %	*12 %!*
Verteilung der Mittelwerte	$p < 0,05$		$p < 0,05$	

Aprotinin dagegen 161/373 = 43 %. Diese Anteile unterscheiden sich im χ^2-Test mit $p \ll 0,0005$.

Von großem Interesse sind ferner die kürzlich von Royston et al. [33] mitgeteilten, in der Tabelle 2 zusammengefaßten Erfahrungen, nach denen Aprotinin auch die eingangs erwähnte blutungsfördernde Wirkung von Aspirin, eingenommen bis zum Vortag der Operation, zu antagonisieren vermag.

Signifikant reduziert wurden nicht nur die Drainageverluste und die übliche postoperative Verlängerung der Blutungszeit, sondern auch der Fremdblutbedarf und die Anteile jener Patienten, die Fremdblut bzw. eine Reintervention wegen postoperativer Hämostasestörung benötigten. Eine Überprüfung dieser für die Praxis äußerst wichtigen Befunde an einem größeren Krankengut wäre sehr erwünscht.

Bemerkenswert sind schließlich neueste Beobachtungen von Angelini et al. [6]. Bei 6 EKZ-Patienten, die vorerst kein Aprotinin erhalten hatten und die postoperativ bedrohlich bluteten, verabreichten die Autoren im Mittel 10 h (Variationsbereich 6–14 h) nach dem Eingriff Aprotinin in einer Dosierung von

Tabelle 2. Aspirin, Aprotinin und Hämostase bei EKZ (nach [33]). Alle 19 Patienten nahmen bis zum Operationstermin tgl. 75–325 mg Aspirin ein. Intraoperativ 10 Patienten ohne, 9 mit je 6 Mio. KIU Aprotinin (* = $p < 0,05$; ** = $p < 0,01$; *** = $p < 0,001$)

Parameter		Kontrollen	Aprotinin
Drainage bis 24 h [ml]		2 070	290 ***
Blutungszeit postoperativ [min]		+ 7 *** [*]	+ 4,8 **
Fremdblut postoperativ	ERY	42	1
(Einheiten)	THR	24	0
	FFP	9	0
Anzahl transfundierter Patienten		10/10	1/9 ***
„second look" am Operationstag wegen Blutung		5/10	0/9 *

Tabelle 3. Fremdblutbedarf in Einheiten bei Lebertransplantation. Mittelwerte der jeweiligen Gruppen (*K* Kontrollgruppe; *A* Aprotiningruppe). (Nach [28, 29])

		ERY (Einheiten)	FFP (Einheiten)	THR (Einheiten)	Zeit [min][a]
Gesamt-operation [28]	K	24	24	24	118 ⎤ alle
	A	7	9	9	67 ⎦ p<0,002
Endphase der Operation [29]	K	7,9	9,6	–	141 ⎤ alle
	A	3,5	4,4	–	101 ⎦ p<0,05

[a] Zeit = Beginn Perfusion des Transplantats bis zur Hautnaht.

2 Mio. KIU, gefolgt von 0,5 Mio. KIU/h bis zu 6 h. Die Blutverluste gingen rasch zurück, der mittlere Transfusionsbedarf pro h fiel abrupt von 626 auf 106 ml. Dies war allerdings keine kontrollierte Studie, und Fraedrich et al. haben unlängst solche Erfahrungen nicht bestätigen können [20]. Zusammenfassend kann aber ein klinisch relevanter, blutsparender Effekt von Aprotinin im Rahmen der offenen Herzchirurgie heute als gesichert gelten.

Auch bei der *Lebertransplantation* schränkt Aprotinin jüngsten Berichten zufolge [28, 29] Blutungstendenz und Fremdblutbedarf erheblich ein. Die Angaben hierzu zeigt die Tabelle 3.

Der Zeitbedarf für die Endphase dieser Großeingriffe wurde, wie gezeigt, signifikant gekürzt, und die Chirurgen empfanden das Operationsgebiet am Tisch geradezu als ausgetrocknet („bone dry"). Gleichsinnige Feststellungen haben kürzlich Thompson et al. [38] bei der Implantation aortoilikaler Gefäßprothesen mitgeteilt.

Wirkungsmechanismen

Den wichtigsten Ansatzpunkt der hämostyptischen Aprotininwirkung bei extrakorporaler Zirkulation vermuten die meisten Autoren bei den Thrombozyten. Bei unseren eigenen Patienten unterschieden sich die Plättchen*zahlen* ohne bzw. mit Aprotinin vor und nach der EKZ, nach 1 h auf der Intensivstation sowie am nächsten Morgen nicht signifikant. Punktuelle Ausnahmen bestätigen diese Regel nach allen Angaben des Schrifttums [10].

Ebenso eindeutig sind aber die Hinweise auf eine Schutzwirkung von Aprotinin auf die Thrombozyten*funktion*. Wie andere Autoren fanden auch wir, daß die Thromboxanspiegel im Plasma als Indikator einer Plättchenschädigung mit Aprotininzufuhr gesichert tiefer liegen als ohne [10].

Auf der Oberfläche der Thrombozyten befinden sich funktionell aktive Glykoproteine, von denen das Glykoprotein Ib für die Adhäsion der Plättchen an Nichtendotheloberflächen bedeutsam ist, die Glykoproteine IIb/IIIa dagegen für ihre Bindung an Fibrinogen. Nach Dechavanne et al. [12] werden diese Glykoproteine von einem extrakorporalen Kreislauf beeinträchtigt, während Adelman et al. [3] ihre konzentrationsabhängige Veränderung durch Plasmin

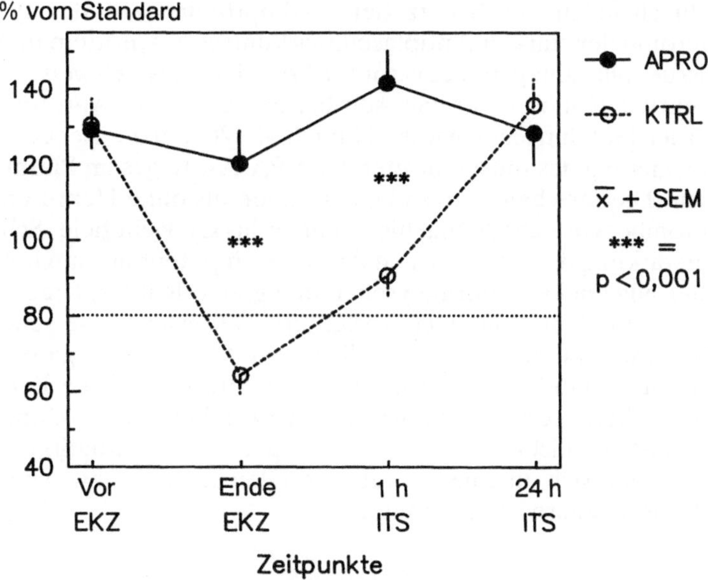

Abb. 2. Aktivitäten des natürlichen Plasmininhibitors α_2-Antiplasmin im Plasma während und nach extrakorporaler Zirkulation (*EKZ*), ohne und mit Aprotinin. Normaldurchschnitt = 100 %; n = 13 in jeder Gruppe (*APRO* Aprotiningruppe, *KTRL* Kontrollgruppe, *ITS* Intensivstation). (Nach [10])

festgestellt haben. Wie van Oeveren et al. [31] kürzlich gezeigt haben, schützt nun Aprotinin jene Glykoproteine während der EKZ. Der Effekt ist z. T. schon nach 5minütiger Perfusion nachweisbar, am Ende der Perfusion aber noch eindeutiger. Die Annahme liegt nahe, daß diese Schutzwirkung mit der hohen Antiplasminaktivität von Aprotinin in Zusammenhang steht.

Die Konzentration des natürlichen Inhibitors α_2-Antiplasmin im Plasma ist relativ niedrig verglichen mit jener von Antithrombin III oder dem α_1-Proteaseinhibitor – früher als α_1-Antitrypsin bezeichnet (Literatur bei [10]). Wie in der Abbildung 2 gezeigt, kam es bei unseren EKZ-Patienten ohne Aprotinin zu einem starken Abfall der natürlichen Antiplasminaktivität im Plasma, während sie unter Aprotininzufuhr erhalten blieb.

Dies läßt auf eine Verstärkung des plasmatischen Antiplasminpotentials durch Aprotinin schließen. Damit übereinstimmend fanden wir – wie alle anderen Autoren, die entsprechende Bestimmungen durchführten – eine gesichert niedrigere Konzentration von Fibrinspaltprodukten im Patientenplasma in Anwesenheit von Aprotinin verglichen mit den Kontrollen. Der sonst regelmäßig festzustellende Anstieg dieser Spaltprodukte wurde durch Aprotinin unterdrückt [10]. Das Verhalten von Antiplasmin und den Fibrinspaltprodukten weist auf eine antifibrinolytische Wirkung von Aprotinin während extrakorporaler Zirkulation hin.

Die Mechanismen der offensichtlich komplexen hämostyptischen Wirkung von Aprotinin lassen sich aufgrund der andernorts zitierten Literatur [9, 10] in etwa wie folgt zusammenfassen: für den extrakorporalen Kreislauf steht wahrscheinlich der Schutz der Glykoproteine auf der Plättchenoberfläche aufgrund der starken Antiplasminwirkung von Aprotinin im Vordergrund. Der „tissue plasminogen activator" t-PA, der beispielsweise Koronarthromben selektiv aufzulösen vermag, soll bei der EKZ von Aprotinin nicht beeinflußt werden [30], hingegen wiesen Hunt et al. [26] bei der Lebertransplantation eine Blockierung des sonst eintretenden t-PA-Anstieges im Plasma durch Aprotinin nach. Dies erscheint um so bedeutsamer, als ohne Herz-Lungen-Maschine die Thrombozytenschädigung hier weniger ins Gewicht fiele. Schließlich dürfte die Verstärkung des systemischen Antiplasminpotentials durch Aprotinin im Sinne einer allgemeinen Fibrinolysehemmung eine Rolle spielen, was beispielsweise bei der Implantation einer Aortenbifurkationsprothese gemäß den Daten von Thompson et al. [38] wesentlich sein könnte. Im ganzen ergibt sich der Eindruck, daß je nach Grundsituation unterschiedliche Teilaspekte der Aprotininwirkung besonders in Rechnung zu stellen wären. Daraus ergibt sich auch die bislang nicht beantwortete Frage, ob es Situationen gäbe, in denen Aprotinin sich ungünstig auf das Gleichgewicht zwischen Gerinnung und Fibrinolyse auswirken könnte.

Nebenwirkungen

Aufgrund älterer Angaben ([17] s. auch bei [10]) hegen bis heute etliche Autoren Bedenken hinsichtlich einer möglichen Nierenschädigung durch Aprotinin, das infolge seines niedrigen Molekulargewichtes von 6 500 Dalton glomerulär rasch filtriert und vorübergehend in den Tubuluszellen gespeichert wird. Bei unseren Patienten, deren präoperatives Serumkreatinin ausnahmslos im Normbereich lag, prüften wir die Nierenfunktion während dreier Clearanceperioden: während der EKZ, der Übergangsphase Operationssaal-Intensivstation und der anschließenden Zeitspanne der Intensivüberwachung bis zum Morgen danach. Die Kreatininclearance war in der Kontroll- und der Aprotiningruppe sozusagen identisch; sie lag in der ersten und letzten der genannten Zeitspannen im tiefen Normbereich, während der Zwischenphase wenig darüber [10]. Royston et al. untersuchten kürzlich das Serumkreatinin bei dialysepflichtigen Kranken, die ohne bzw. mit der Standarddosis Aprotinin einer offenen Herzoperation unterzogen wurden [33]. Die postoperativen Kreatininspiegel waren bis zum 10. Tag eher niedriger bei jenen Patienten, die Aprotinin erhalten hatten. Insgesamt ergeben sich derzeit im Rahmen einer EKZ keine Anhaltspunkte für eine klinisch relevante Beeinträchtigung der glomerulären Funktion durch dieses Medikament.

Das Verhalten der osmolaren Clearance als Vertreter tubulärer Funktionen bei unseren eigenen Patienten zeigt die Abbildung 3.

Während der Übergangsphase Operationssaal-Intensivstation nahm die renale Elimination osmotisch aktiver Substanzen – insbesondere des Natriums – in der Gruppe mit Aprotinin im Vergleich zu den Kontrollen gesichert zu. Die Zufuhren von Wasser und Natrium waren in den ersten 24 h signifikant höher in der Aprotiningruppe, desgleichen aber die renale Elimination, so daß die 24-h-Bilanzen nicht gesichert differierten. Die Elektrolytwerte sowie Harn-

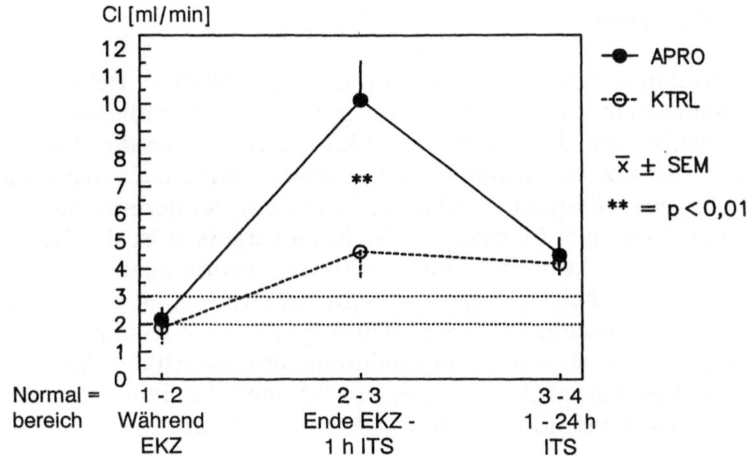

Abb. 3. Osmolare Clearance (*Cl*) in ml/min (Normalbereich 2–3) während und nach extrakorporaler Zirkulation (*EKZ*), ohne und mit Aprotinin. Die Diurese während der 3 bezeichneten Sammelperioden sowie deren Dauer in min wurden individuell protokolliert (Abkürzungen s. Abb. 2). (Nach [10])

stoff-N und Kreatinin im Serum unserer Patienten waren auch postoperativ durchwegs normal [10].

Während eine Komplementaktivierung, v. a. des „alternativen" Weges, während *extrakorporaler Zirkulation* einwandfrei feststeht, sind die Befunde zur gesonderten Aktivierung durch *Aprotinin* im Schrifttum uneinheitlich (Literatur bei [10]). Bei den eigenen Patienten war eine solche Aktivierung anhand der Anstiege des Anaphylatoxins C3a sowie des C3-Spaltproduktes C3d nachweisbar [10]. Klinische Auswirkungen dieses Aprotinineffektes sahen wir nicht, jedoch ist eine prinzipielle Beziehung zu den mehrfach beobachteten *anaphylaktoiden Reaktionen* auf Aprotinin nicht von der Hand zu weisen.

Bekanntlich wurden über die Jahre hinweg mehrere Indikationen für Aprotinin diskutiert; zu eigentlichen Durchbrüchen kam es aber v. a. mangels kontrollierter Studien nicht. Nach den Schrifttumsangaben zu Patienten *ohne* extrakorporale Zirkulation (wohl meist auch ohne Allgemeinnarkose) wären je nach erstmaliger bzw. mehrmaliger Gabe dieses in der Tat artfremden Proteins Reaktionsraten bis zu 1 % bzw. 10 % zu gewärtigen [21, 27, 35]. Böhrer et al. teilten unlängst eine Reaktion vom Schweregrad III bei einem 3¹⁄₂jährigen Kind anläßlich einer offenen Herzoperation mit [11]. Der Zwischenfall konnte behoben und der Eingriff durchgeführt werden; der Verlauf war komplikationslos. Fraedrich et al. beobachteten unter 40 EKZ-Patienten mit Aprotiningabe ohne Angaben zu möglicher Kausalität und Verlauf eine „allergische" Reaktion [20]. Soweit uns bekannt, ist dies zumindest im Rahmen der offenen Herzchirurgie die einzige Nebenwirkung von Aprotinin, welche derzeit beim Abwägen von Nutzen gegen Schaden Beachtung erheischt.

Indikationen

Aprotinin reduziert bei extrakorporaler Zirkulation, Lebertransplantation und – wahrscheinlich – Implantation großer Gefäßprothesen den postoperativen Blutverlust und damit den Fremdblutbedarf um etwa die Hälfte. Dies beruht auf einem Schutz der Thrombozytenfunktion – mit einem Aspirinantagonismus als wichtigem Teilaspekt – und einer Hemmung der gerinnselassoziierten wie auch der systemischen Fibrinolyse. Nicht zu vergessen ist das Risiko einer anaphylaktoiden Reaktion, v. a. nach früherer Aprotiningabe.

Damit ergeben sich die Fragen für die Diskussion: wie sind die Indikationen für Aprotinin aufgrund dessen hämostyptischer Wirkung zu definieren – Einsatz als Routine oder nur bei besonderem Blutungsrisiko? Wie ist der Platz dieser bemerkenswerten Antiprotease im Rahmen des heute aktuellen Maßnahmenpaketes zur Fremdbluteinsparung zu bewerten?

Literatur

1. Addonizio VP jr, Strauss JF III, Macarak EJ, Colman RW, Edmunds LH jr. (1978) Preservation of platelet number and function with prostaglandin E_1 during total cardiopulmonary bypass in rhesus monkeys. Surgery 83: 619–625
2. Addonizio VP jr, Macarak EJ, Nicolaou KC, Edmunds LH jr, Colman RW (1979) Effects of prostacyclin and albumin on platelet loss during in vitro simulation of extracorporeal circulation. Blood 53: 1033–1042
3. Adelman B, Michelson AD, Loscalzo J, Greenberg J, Handin RI (1985) Plasmin effect on platelet glycoprotein Ib – von Willebrand factor interactions. Blood 65: 32–40
4. Alajmo F, Calamai G, Perna AM, Melissano G, Pretelli P, Palmarini MF, Carbonetto F, Noferi D, Boddi V, Palminiello A, Vaccari M (1989) High-dose aprotinin: hemostatic effects in open heart operations. Ann Thorac Surg 48: 536–539
5. Andersson TLG, Solem JO, Tengborn L, Vinge E (1990) Effects of desmopressin acetate on platelet aggregation, von Willebrand factor, and blood loss after cardiac surgery with extracorporeal circulation. Circulation 81: 872–878
6. Angelini GD, Cooper GJ, Lamarra M, Bryan AJ (1990) Unorthodox use of aprotinin to control life-threatening bleeding after cardiopulmonary bypass. Lancet 335: 799–800
7. Bidstrup BP, Royston D, Sapsford RN, Taylor KM (1989) Reduction in blood loss and blood use after cardiopulmonary bypass with high dose aprotinin (Trasylol). J Thorac Cardiovasc Surg 97: 364–372
8. Birnbaum DE, Hoffmeister HE (eds) (1990) Blood saving in open heart surgery. Schattauer, Stuttgart New York
9. Blauhut B, Lundsgaard-Hansen P (im Druck) Reply to the editor. J Thorac Cardiovasc Surg
10. Blauhut B, Gross C, Necek S, Doran JE, Späth P, Lundsgaard-Hansen P (im Druck) Effects of high-dose aprotinin on blood loss, platelet function, fibrinolysis, complement, and renal function after cardiopulmonary bypass. J Thorac Cardiovasc Surg
11. Böhrer H, Bach A, Fleischer F, Lang J (1990) Adverse haemodynamic effects of high-dose aprotinin in a paediatric cardiac surgical patient. Anaesthesia 45: 853–854
12. Dechavanne M, Ffrench M, Pages J, Ffrench P, Boukerche H, Bryon PA, McGregor JL (1987) Significant reduction in the binding of a monoclonal antibody (LYP 18) directed against the IIb/IIIa glycoprotein complex to platelets of patients having undergone extracorporeal circulation. Thromb Haemost 57: 106–109
13. Dietrich W, Barankay A, Niekau E, Sebening F, Richter JA (1990) High-dose aprotinin in cardiac surgery. Old drug – new aspects of homologous blood requirement. In: Birnbaum

DE, Hoffmeister HE (eds) Blood saving in open heart surgery. Schattauer, Stuttgart New York, pp 76–82

14. Dietrich W, Spannagl M, Jochum M, Wendt P, Schramm W, Barankay A, Sebening F, Richter JA (1990) Influence of high-dose aprotinin treatment on blood loss and coagulation patterns in patients undergoing myocardial revascularization. Anesthesiology 73: 1119–1126

15. DiSesa VJ, Huval W, Lelcuk S, Jonas R, Maddi R, Lee-Son S, Shemin RJ, Collins JJ jr, Hechtman HB, Cohn LH (1984) Disadvantages of prostacyclin infusion during cardiopulmonary bypass: a double-blind study of 50 patients having coronary revascularization. Ann Thorac Surg 38: 514–519

16. Ferraris VA, Ferraris SP, Lough FC, Berry WR (1988) Preoperative aspirin ingestion increases operative blood loss after coronary artery bypass grafting. Ann Thorac Surg 45: 71–74

17. Fischer JH, Knupfer P (1983) Hochdosierte Aprotinin-(Trasylol)-Therapie – unschädlich für die Niere? Langenbecks Arch Chir 360: 241–249

18. Fish KJ, Sarnquist FH, van Steenis C, Mitchell RS, Hilberman M, Jamieson SW, Linet OI, Miller DC (1986) A prospective, randomized study of the effects of prostacyclin on platelets and blood loss during coronary bypass operations. J Thorac Cardiovasc Surg 91: 436–442

19. Fraedrich G, Weber C, Bernard C, Hettwer A, Schlosser V (1989) Reduction of blood transfusion requirement in open heart surgery by administration of high doses of aprotinin – preliminary results. Thorac Cardiovasc Surgeon 37: 89–91

20. Fraedrich G, Engler H, Weber C, Schlosser V (1990) Effect and potential mechanism of high dose aprotinin regimen in open heart surgery. A prospective randomized double-blind trial. In: Birnbaum DE, Hoffmeister HE (eds) Blood saving in open heart surgery. Schattauer, Stuttgart New York, pp 83–94

21. Freeman JG, Turner GA, Venables CW, Latner AL (1983) Serial use of aprotinin and incidence of allergic reactions. Curr Med Res Opin 8: 559–561

22. Grzimek A, Hafner G, Iversen S, Hau A, Ehrenthal W, Oelert H (1990) Reduction of perioperative bank blood transfusion and blood loss with aprotinin in coronary bypass surgery. In: Birnbaum DE, Hoffmeister HE (eds) Blood saving in open heart surgery. Schattauer, Stuttgart New York, pp 95–101

23. Hackmann T, Gascoyne RD, Naiman SC, Growe GH, Burchill LD, Jamieson WRE, Sheps SB, Schechter MT, Townsend GE (1989) A trial of desmopressin (1-desamino-8-D-arginine vasopressin) to reduce blood loss in uncomplicated cardiac surgery. N Engl J Med 321: 1437–1443

24. Havel M, Vukovich Th, Teufelsbauer H, Knöbl P, Zwölfer W, Müller MM (1990) Saving of donor blood and reduction of postoperative bleeding after aorto-coronary bypass surgery by the use of aprotinin (Trasylol®). In: Birnbaum DE, Hoffmeister HE (eds) Blood saving in open heart surgery. Schattauer, Stuttgart New York, pp 102–106

25. Hedderich GS, Petsikas DJ, Cooper BA, Leznoff M, Guerraty AJ, Poirier NL, Symes JF, Morin JE (1990) Desmopressin acetate in uncomplicated coronary artery bypass surgery: a prospective randomized clinical trial. Can J Surg 33: 33–36

26. Hunt BJ, Cottam S, Segal H, Ginsburg R, Potter D (1990) Inhibition by aprotinin of t-PA-mediated fibrinolysis during orthotopic liver transplantation. Lancet 336: 381

27. La Ferla GA, Murray WR (1984) Anaphylactic reaction to aprotinin despite negative ocular sensitivity tests. Br Med J 289: 1176–1177

28. Mallett SV, Cox D, Burroughs AK, Rolles K (1990) Aprotinin and reduction of blood loss and transfusion requirements in orthotopic liver transplantation. Lancet 336: 886–887

29. Neuhaus P, Bechstein WO, Lefèbre B, Blumhardt G, Slama K (1989) Effect of aprotinin on intraoperative bleeding and fibrinolysis in liver transplantation. Lancet II: 924–925

30. Oeveren W van, Jansen NJG, Bidstrup BP, Royston D, Westaby S, Neuhof H, Wildevuur CRH (1987) Effects of aprotinin on hemostatic mechanisms during cardiopulmonary bypass. Ann Thorac Surg 44: 640–645

31. Oeveren W van, Harder MP, Roozendaal KJ, Eijsman L, Wildevuur CRH (1990) Aprotinin protects platelets against the initial effect of cardiopulmonary bypass. J Thorac Cardiovasc Surg 99: 788–797

32. Royston D, Bidstrup BP, Taylor KM, Sapsford RN (1987) Effect of aprotinin on need for blood transfusion after repeat open heart surgery. Lancet II: 1289–1291
33. Royston D, Bidstrup BP, Taylor KM, Smith P, Sapsford RN (1990) Reduction of bleeding after open heart surgery with aprotinin (Trasylol®): beneficial effects in patients taking aspirin and in those with renal failure. In: Birnbaum DE, Hoffmeister HE (eds) Blood saving in open heart surgery. Schattauer, Stuttgart New York, pp 66–75
34. Salzman EW, Weinstein MJ, Weintraub RM et al. (1986) Treatment with desmopressin acetate to reduce blood loss after cardiac surgery. A double-blind randomized trial. N Engl J Med 314: 1402–1406
35. Schuler TM, Frosch PJ, Arza D, Wahl R (1987) Allergie vom Soforttyp. Anaphylaktische Reaktion auf Aprotinin. MMW 129: 816–817
36. Struck E (1990) Blood saving strategies in cardiac surgery. In: Birnbaum DE, Hoffmeister HE (eds) Blood saving in open heart surgery. Schattauer, Stuttgart New York, pp 16–28
37. Taggart DP, Siddiqui A, Wheatley DJ (1990) Low-dose preoperative aspirin therapy, postoperative blood loss, and transfusion requirements. Ann Thorac Surg 50: 425–428
38. Thompson JF, Roath OS, Francis JL, Webster JHH, Chant ADB (1990) Aprotinin in peripheral vascular surgery. Lancet 335: 911

Anhang
Empfehlungen für den Einsatz fremdblutsparender Methoden

Einführung

Problem

Die homologe Bluttransfusion ist ein notwendiges Verfahren der modernen Medizin. Es sind ihr jedoch nicht unerhebliche Risiken eigen.

Die potentielle Übertragung einer Hepatitis, besonders aber des HIV-Virus durch homologe Blutkomponenten, hat zu einer umfassenden Diskussion über diese Risiken und die Anwendung von Alternativmethoden geführt. Hinsichtlich Grenzbereichen, Sorgfaltsanforderungen sowie organisatorischer Richtlinien bestehen unterschiedliche Meinungen. Medizinische Unsicherheiten, die zwangsläufig forensische Probleme verursachen, sind zu bewältigen. Zwar wurden durch die „Richtlinien zur Blutgruppenbestimmung und zur Bluttransfusion"[1,2] sowie durch interdisziplinäre Vereinbarungen[3] der Fachgebiete Sorgfaltsstandards festgelegt. Diese erfassen jedoch nur Teile der Gesamtproblematik, bedürfen also der Ergänzung und müssen aufgrund weiterer Entwicklungen und Erkenntnisse permanent fortgeschrieben werden.

Das Ziel der weiteren Entwicklung geht dahin, die Fremdblutgabe auf ein notwendiges Minimum zu beschränken.

Dieses „notwendige Minimum" ergibt sich für den individuellen Patienten aus einer *Nutzen-Risiko-Abwägung*, in die einzubeziehen sind

---

[1] Richtlinien zur Blutgruppenbestimmung und Bluttransfusion. Aufgestellt vom wissenschaftlichen Beirat der Bundesärztekammer und vom Bundesgesundheitsamt. Deutscher Ärzteverlag, Köln 1987.

[2] Ergänzende Empfehlungen zu den Richtlinien zur Blutgruppenbestimmung und Bluttransfusion der Bundesärztekammer über Eigenblutspende und Eigenbluttransfusion. Gemeinsame Erklärung der Deutschen Gesellschaft für Transfusionsmedizin und Immunhämatologie, der Deutschen Gesellschaft für Anästhesiologie und Intensivmedizin, der Deutschen Gesellschaft für Chirurgie, des Berufsverbandes Deutscher Anästhesisten und des Berufsverbandes der Deutschen Chirurgen. Publiziert in den Fachorgangen, z. B.: Anästh. Intensivmed. 28 (1988): 91-92.

[3] Vereinbarung zwischen dem Berufsverband Deutscher Anästhesisten und dem Berufsverband der Deutschen Chirurgen über die Zusammenarbeit bei der Bluttransfusion. Chirurg 28 (1989): 107-108.

- die Notwendigkeit und Dringlichkeit der Operation,
- die Risiken der homologen Transfusion,
- die Möglichkeiten und Grenzen fremdblutersetzender Methoden sowie ihre spezifischen Risiken,
- die besonderen Bedingungen des operativen Eingriffs,
- der Gesundheitszustand des Patienten,
- die spezifischen lokalen Verhältnisse.

Strategie zur Einsparung von Fremdblut

Mit 3 Maßnahmen, die sich gegenseitig ergänzen, kann Fremdblut eingespart werden:

1. Minimierung der perioperativen Blutverluste, insbesondere durch blutsparendes Operieren.
2. Strenge Indikationsstellung zur Bluttransfusion anhand der kritischen Grenzwerte, insbesondere durch Nutzung der Komponententherapie in der Blutersatztherapie[4]:

   Die für den Ersatz von Fremdblut (Frischblut, Vollblut) verfügbaren Komponenten lassen sich in 2 Hauptgruppen unterteilen, die sich hinsichtlich potentieller Virusübertragung unterscheiden:

   A. Komponenten – nicht virussicher

   - Erythrozythenkonzentrate (EK),
   - „fresh frozen plasma" (FFP),
   - Thrombozytenkonzentrat (TK).

   B. Komponenten – virussicher

   - Plasmasubstitutionslösungen,
   - Elektroytlösungen,
   - künstliche Kolloide,
   - Albuminlösungen,
   - Serumkonserven,
   - Gerinnungspräparate.

   Die Nutzung von Einzelkomponenten im Rahmen der Komponententherapie erlaubt es, die unterschiedlichen Grenzbereiche der Funktionen der Blutbestandteile zu nutzen und durch eine bedarfsgerechte Substitution mit virussicheren Plasmaersatzlösungen Fremdblutbestandteile bis zum Erreichen der Grenzwerte einzusparen (z. B. Berner Komponenten-Schema,

---

4 Lundsgaard-Hansen, P, Tschirren, B (1980) Die Verwendung von Plasmasersatzmitteln und Albumin im Rahmen der Komponententherapie. In: Ahnefeld, FW, Bergmann, H, Burri, C, Dick, W, Halmágyi, M, Hossli, G, Rügheimer, E (Hrsg) Therapie mit Blutkomponenten. Klinische Anästhesiologie und Intensivtherapie, Bd. 21 Springer, Berlin Heidelberg New York S. 120-135

welches hinsichtlich Wahl der Komponenten und den individuellen Bedürfnissen des Patienten entsprechend modifiziert werden kann (s. Fußnote 4).
3. Anwendung autologer Verfahren
Das Grundprinzip der Komponententherapie – Ersatz von Vollblut durch Kolloide, EK, FFP – ist auch beim Einsatz autologer Verfahren in Betracht zu ziehen.

Ziel der Konsensuskonferenz

Bei der Vielzahl alternativer Strategien, Konzepte und Verfahren ist es das Ziel der Konsensuskonferenz, die derzeit gültigen Prinzipien fremdblutsparender Maßnahmen darzustellen, Empfehlungen zur Verwendung fremdblutsparender Methoden beim individuellen Patienten unter Berücksichtigung der Risiko-Nutzen-Relation zu geben, und einen Rahmen abzustecken, der es den beteiligten Fachgebieten gestattet, in Abhängigkeit von den örtlichen Voraussetzungen eine interdisziplinäre Regelung der Blutersatztherapie festzuschreiben.

Erörtert werden auch die derzeit noch nicht konsensfähigen Fragen, um die Spannweite der Meinungen darzustellen und damit Entscheidungshilfen anzubieten.

Rechtliche Position

Der Arzt hat zur Wahrung der berufsspezifischen Sorgfalt die ärztlichen Kunstregeln sowie die im Bereich des Bluttransfusionswesens allgemein anerkannten Standards zu beachten.

In der Wahl der Behandlungsmethode ist der Arzt prinzipiell frei. Stehen mehrere gleich wirksame Methoden zur Wahl, so hat er sich jedoch i. allg. für die Methode mit den geringeren Risiken zu entscheiden.

Indikationsstellung zur Bluttransfusion

Die homologe Bluttransfusion ist ein unverzichtbarer Bestandteil der operativen Medizin. Wegen ihrer immanenten Risiken muß sie jedoch auf das medizinisch Notwendige begrenzt werden.
Zu fordern ist

- die Berücksichtigung vorhersehbarer Blutverluste bei der Indikationsstellung zur Operation,
- blutsparendes Operieren,
- die strenge Indikationsstellung zur homologen Bluttransfusion unter kritischer Wertung aller relevanten Parameter,
- die Anwendung fremdblutersetzender Methoden, wenn sie unter Berücksichtigung der individuellen Umstände einzeln oder in Kombination ebenso

wirksam sind wie die homologe Bluttransfusion, aber geringere Risiken aufweisen, und die Möglichkeit der Anwendung autologer Verfahren (Kontraindikationen, Notfälle) gegeben ist.

Sorgfaltsanforderungen

Die Sorgfaltsanforderungen an die Hersteller von Blutkonserven und die Bluttransfusion sind in den „Richtlinien" (s. Fußnoten 1 und 2, S. 189) festgelegt.

Der Anwendungsbereich fremdblutersetzender Methoden ist z. T. eng begrenzt. Auch diese Methoden haben ihre spezifischen Risiken, die teils mit der gebotenen ärztlichen Sorgfalt beherrschbar, z. T. aber auch schicksalhaft sind. Für die autologe Bluttransfusion und insbesondere für die Herstellung von Eigenblutkonserven und Blutkomponenten gelten prinzipiell die gleichen Qualitätsanforderungen wie für die homologe Transfusion.

Organisationsprinzipien

Die Bluttransfusion und ihre Vorbereitung erfordern das Zusammenwirken von Operateur, Anästhesist und Transfusionsmediziner.

Um die typischen Risiken der Arbeitsteilung (Verständigungsfehler, Verwechslungen) auszuschließen, bedarf es lokaler Absprachen über die strikte Aufgabenverteilung (s. Fußnote 3, S. 189).

Aufklärung

Über die Bluttransfusion und ihre Risiken, aber auch über die autologe Transfusion und die Risiken der Eigenblutspende ist der Patient aufzuklären. Dies gilt prinzipiell auch für die intraoperative Bluttransfusion, wenn ihre Notwendigkeit oder Wahrscheinlichkeit vorhersehbar ist. Je notwendiger und dringlicher die Operation ist, desto geringere Anforderungen sind jedoch an die Aufklärung zu stellen.

Risiken der Bluttransfusion

Gemeinsame Risiken der homologen wie auch der autologen Bluttransfusion

- Die Verwechslung von Blutproben, Blutkonserven; mehr als 60% der tödlichen Transfusionsreaktionen sind durch organisatorische Fehler (Vertauschung, Verwechslung) bedingt,
- die bakterielle Kontamination der Blutkonserven und Blutkomponenten, die auf Herstellungsmängeln beruht,

– die unsachgemäße Handhabung der Blutkomponenten (Lagerung, Transport etc.).

Homologe Transfusion

Aus der homologen Bluttransfusion resultieren spezifische Risiken:

Übertragung von Infektionen

Unter den Infektionen verursacht das parenteral übertragene Non-A-non-B-Virus (HCV) 50 – 90% der Posttransfusionshepatitiden. Das Risiko einer Übertragung ist derzeit nur aus mitteleuropäischen Studien, die vor 1985 durchgeführt wurden, abzuschätzen, danach liegt es bei 1 pro 50 bis 1 pro 500 Bluteinheiten. Die seit 1990 durchgeführte obligatorische Testung jeder Blutspende auf Anti-HCV dürfte das Posttransfusionshepatitisrisiko erheblich reduzieren. Eine Hepatitis B wird trotz sensitiver und spezifischer Testung jeder Spende seit 1972 noch mit einem Risiko von 1 : 500 bis 1 : 5000 Einheiten übertragen. Aktuelle Studien, die die derzeitige Situation definieren, sind erforderlich.

Die transfusionsbedingte Zytomegalievirus- und die Epstein-Barr-Virusinfektion ist bei den meisten Patienten klinisch belanglos.

Das Risiko einer HIV-1-Infektion ist aufgrund der Spenderselektion und der Routinetestung aller Blutspenden auf ein Risiko von 1 : 100 000 bis 1 : 3 Mio. Transfusionen zu schätzen. HIV-2-Infektionen sind aufgrund der äußerst geringen Prävalenz in der Bevölkerung und der HIV-2-Testung kaum zu befürchten.

Alloimmunisierung

Alloimmunisierung gegen Blutzellantigen auf Erythrozyten, Leukozyten und Thrombozyten, die im Empfänger nicht vorhanden sind, kann zur Bildung klinisch bedeutsamer Alloantikörper führen.

Tödliche Transfusionsreaktionen, meist aufgrund von AB0-Inkompatibilitäten, sind durch eine sorgfältige Kreuzprobentechnik sehr selten. Letale hämolytische Transfusionsreaktionen werden auf 0,5 – 1 pro 100 000 Transfusionen geschätzt. Die Mehrzahl dieser Zwischenfälle sind zudem durch Verwechslung von Blutproben oder Blutkonserven bedingt und damit den gemeinsamen Risiken von auto- und homologer Bluttransfusion zuzuordnen (s. oben).

Febrile, nicht hämolytische Transfusionsreaktionen kommen bei etwa 1 – 2% aller transfundierten Patienten vor. Sie sind bedingt durch Alloantikörper gegen Leukozyten und können durch die Transfusion von leukozytenarmen Blutpräparaten vermieden werden.

Immunmodulation

Eine Immunsuppression durch Blutbestandteile des transfundierten Blutes, wahrscheinlich Leukozyten und/oder Plasmabestandteile, ist möglich. Die klinische Bedeutung dieses Phänomens auf die Infektanfälligkeit und das Tumorwachstum bedarf der Klärung.

Autologe Transfusion

Autologe Verfahren können die spezifischen Risiken der homologen Transfusion vermeiden. Voraussetzung der Anwendung ist die Beachtung der gültigen Sorgfaltsanforderungen (s. Fußnoten 1 und 2, S. 189). Die Grenzen der Anwendungsbereiche und die spezifischen Risiken der einzelnen autologen Verfahren werden im Rahmen der Darstellung dieser Verfahren berücksichtigt.

Strategien zur Vermeidung von Bluttransfusionen

Minimierung des Blutverlustes

Blutsparendes Operieren

Der Operateur bestimmt durch Indikationsstellung und chirurgische Technik entscheidend den perioperativen Blutbedarf. Er hat den Patienten über die Notwendigkeit einer Bluttransfusion und die Möglichkeiten autologer Blutgewinnung aufzuklären. Operateur und Anästhesist sollten gemeinsam prüfen, ob und inwieweit fremdblutsparende Maßnahmen zur Anwendung kommen können, doch liegt die Initiative, fremdblutsparende Maßnahmen zu veranlassen, primär beim Operateur.

Die Verminderung des perioperativen Blutverlustes sollte verstärkt als Qualitätskriterium der chirurgischen Technik betrachtet werden. Klinikintern bewähren sich vom operativen und anästhesiologischen Bereich ermittelte Standards, in denen der durchschnittliche Blutbedarf für bestimmte Eingriffe aufgeführt ist. Darauf basierend sollten die operativen Fachabteilungen überprüfen, welche fremdblutsparenden Verfahren zur Verfügung stehen und bei welchen Eingriffen sie ggf. in Kombination eingesetzt werden können. Enge Absprachen zwischen Operateur und Anästhesist sind notwendig (s. Fußnote 3, S. 189),

Adjuvierende Maßnahmen

Kontrollierte Hypotension

Das Verfahren der kontrollierten Hypotension kann zur Reduktion der Einblutung in das Operationsfeld und damit zur Erleichterung operativer Eingriffe eingesetzt werden. Viele Autoren sehen dies als Maßnahme zur

Verminderung des operativ bedingten Blutverlustes an, während von Bormann hinsichtlich des gesamten perioperativen Zeitraums einen fremdblutsparenden Effekt nicht erkennen kann.

Medikamentöse Beeinflussung der Blutverluste

Eine Indikation für die Verwendung von Aprotinin (Trasylol®) wird derzeit nur für die Herzchirurgie gestellt. An Gefahren sind anaphylaktoide Reaktionen, insbesondere nach wiederholter Behandlung, möglicherweise auch erhöhtes Thrombose- und Thromboembolierisiko anzuführen. Der Effekt von Aprotonin im Rahmen anderer Operationen ist umstritten.

Komponententherapie

Ausschöpfung von Blutgrenzwerten

Bei akuten Blutverlusten sind die O_2-Transportkapazität, die onkotische und die Gerinnungsfunktion betroffen. Laborchemische Kenngrößen dieser Funktionen sind Hkt, Gesamteiweiß (GEW) und KOD sowie plasmatische und korpuskuläre Gerinnungsparameter.

Als Grenzwerte werden Meßwertbereiche dieser Funktionssysteme definiert, in denen die Kompensationsmechanismen aufgebraucht sind und die Funktion nicht mehr sicher aufrechterhalten werden kann. Die derzeit verfügbare Literatur spiegelt die große biologische Streuung dieser Bereiche wider.

Als Regel gilt demnach, daß bis zum Erreichen des Grenzbereichs die Substitution mit virussicheren Plasmaersatzlösungen möglich ist, um Fremdblut einzusparen.

O_2-Transport

Der physiologische Hämoglobinwert beträgt mehr als 11,5 g/l bei Frauen und mehr als 12,5 g/l bei Männern entsprechend einem Hämatokrit von mehr als 35%. Bei normaler arterieller Sättigung, d. h. mehr als 95%, wird damit ein O_2-Gehalt von mehr als 16 ml/dl und ein O_2-Angebot von mehr als 800 ml/min erreicht.

Die kritische Grenze, von der ab das O_2-Angebot nicht mehr dem O_2-Bedarf entspricht, ist von zahlreichen Faktoren abhängig, z. B. dem O_2-Verbrauch, der Körpertemperatur, dem Säuren-Basen-Status und anderen Kompensationsmechanismen. Wird der Hämatokrit erniedrigt, müssen zur Aufrechterhaltung eines adäquaten O_2-Angebotes das Herzzeitvolumen und/oder die Extraktionsrate erhöht werden. Diese Kompensationsmechanismen stehen nicht mehr oder nur eingeschränkt zur Verfügung bei respiratorischen, kardiovaskulären oder metabolischen Störungen und Erkrankungen oder unter dem Einfluß verschiedener Medikamente.

Unter klinischen Bedingungen ist es mit den heute routinemäßig anwendbaren diagnostischen Methoden nicht möglich, den kritischen Hämatokrit zu bestimmen, von dem ab das O_2-Angebot nicht mehr dem Bedarf entspricht. Einige klinische Symptome wie Tachykardie, ST-Streckensenkung, Arrhythmie usw. können darauf hinweisen, daß ein kritischer Bereich erreicht ist. diese Symptome sind jedoch nicht spezifisch. Unter diesen Voraussetzungen können folgende orientierende Aussagen für die Indikationsstellung zur Transfusion oder Hämodilution herangezogen werden:

1. Ein Hämatokritwert von mehr als 30% bei allen Patienten ohne erhöhten O_2-Bedarf, bei denen die Kompensationsmechanismen *im wesentlichen* funktionsfähig sind und durch Operation und postoperative Phase nicht erkennbar eingeschränkt werden.
   Abweichend hiervon weist von Bormann darauf hin, daß in der Literatur auch Patienten mit stabiler KHK von unterschiedlichen Autoren problemlos bis zu einem Hkt von 30% diluiert wurden.
2. Ein Hämatokritwert zwischen 25 und 30% bei allen Patienten ohne erhöhten O_2-Bedarf, bei denen die Kompensationsmechanismen *in vollem Umfang* funktionsfähig sind und durch Operation und postoperative Phase nicht beeinträchtigt werden.
3. Hämatokritwerte unter 25% sollten nur *in besonderen Fällen* und nur unter erhöhtem Überwachungsaufwand akzeptiert werden. Dies gilt v. a. für die prä- und postoperative Phase.

Grundsätzlich sollten alle Patienten, deren Hämatokrit sich im Grenzbereich befindet, anhand ihrer Vitalfunktionen mittels EKG, Blutdruckmessung, Pulsoxymetrie und in Zukunft vermehrt mittels kontinuierlicher ST-Strecken-analyse überwacht werden. Normovolämie ist zu erhalten.

Onkotische Funktion

Im Rahmen der akuten Hämodilution sollte ein Plasmaalbuminspiegel von 25 g/l bzw. ein Gesamteiweißspiegel von 50 g/l (Osswald u. Mehrkens : 40 g/l; von Bormann : 30 g/l) nicht unterschritten werden, wenn nicht ein KOD > 20 mmHg zu gewährleisten ist. Ein KOD von 15 mmHg wird als unterste Grenze angesehen, unterhalb derer mit einer Störung u. a. der pulmonalen Funktion gerechnet werden muß. Bei KOD-Werten zwischen 15 und 20 mmHg kann eine Störung der onkotischen Funktion vorliegen. Klinische Hinweise (periphere Ödeme, Störung der Nierenfunktion, Beeinträchtigung der Lungen-funktion) sind zur Beurteilung notwendig.

Gerinnungsfunktion

Die Hämostase als komplexe Funktion wird durch eine Vielzahl von Kenngrö-ßen beschrieben. Die Entscheidung, ob die Gerinnungsfunktionen suffizient oder therapiebedürftig sind, wird sich daher neben der Interpretation der Laborparameter an der klinischen Situation (Blutungsneigung) oder am Bedarf (chirurgischer Eingriff an blutungsgefährdeten Organen, z. B. Neurochirurgie, Herz- und Gefäßchirurgie usw.) orientieren. Grenzbereiche hämostaseologischer Parameter im Rahmen der Hämodilution sind daher nur als Richtgröße anzusehen.

Plasmatische Gerinnung

Als Grenzbereich der plasmatischen Gerinnungsfunktion gilt die Dilution der Gerinnungsfaktoren bis zu 30% der Norm. Für Quick und PTT gelten unter diesen Bedingungen Grenzen von 30% bzw. 60 s.

Thrombozyten

Als Grenzbereich der Thrombozytenkonzentration, unter dem mit einer Störung der korpuskulären Gerinnungsfunktion gerechnet werden kann, wird unter der Voraussetzung funktionstüchtiger Thrombozyten ein Wert von 50 000/mm^3 angesehen. Blutungsneigung bei höheren Konzentrationen und intakter plasmatischer Gerinnung müssen zum Ausschluß von Thrombozytenfunktionsstörungen (z. B. bei Einsatz von Acetylsalicylsäure) oder, falls nicht verfügbar, zur Thrombozytensubstitution führen.

Hämatokrit

Eine Senkung des Hämatokrits kann den Blutverlust, durch Senkung der Gesamtblutviskosität und einer daraus resultierenden verbesserten Perfusion des Operationsgebietes, erhöhen.

Durch Senkung der Erythrozytenkonzentration kann die mechanische Qualität des Primärthrombus herabgesetzt werden.

Inhibitorsystem

Neben Antithrombin III (AT III) existiert eine Reihe weiterer Inhibitoren, die in ihrer Gesamtheit für die Gerinnungsinhibition und damit den geregelten Ablauf der Blutgerinnung notwendig sind.

Für AT III wird im Rahmen der Verbrauchskoagulopathie und Massentransfusion ein Grenzwert zwischen 65 und 75% angegeben. Unter Dilutionsbedingungen im Rahmen größerer Blutverluste bei elektiven Eingriffen, die alle Blutbestandteile gleichsinnig beeinflussen, kann ein wesentlich niedrigeres Niveau der Inhibitoren zulässig sein, da das Verhältnis von prokoagulatorischer zu inhibitorischer Funktion erhalten bleibt.

Massentransfusion

Als Extremvariante der Blutersatztherapie können unter den Bedingungen der Massentransfusion neben Dilutionseinflüssen komplexe Mechanismen der Verbrauchskoagulopathie oder der gesteigerten Fibrinolyse einwirken, deren Therapie neben der Kausaltherapie im Einzelfall erweitertes, hämostaseologisches Monitoring und den großzügigen Einsatz von Frischplasma erforderlich machen.

Virussichere Plasmasubsitution

Kristalloide

Kristalloide Lösungen sind unter Beachtung der kurzen intravasalen Verweildauer und der geringen Volumenwirkung nur bedingt zum Volumenersatz geeignet.

Kolloidale Lösungen

Grundsätzlich bieten alle kolloidalen Volumenersatzmittel im Vergleich zu Kristalloiden in der intra- und postoperativen Phase den Vorteil, das intravasale Volumen zuverlässiger zu stabilisieren (Normovolämie), um damit die Kompensationsmechanismen bei Hämodilution (Absenkung des Hämatokrits) zur Wahrung der O_2-Transportkapazität aufrechtzuerhalten.

Künstliche Kolloide

Spezielle Indikation im Rahmen autologer Verfahren:

Bei der Entnahme autologer Komponenten werden eher kurz- bis mittellangwirksame kollidale Volumenersatzmittel eingesetzt, intra- und postoperativ dagegen mittel- bis langwirksame kolloidale Volumenersatzmittel empfohlen.

Grenzdosis künstlicher Kolloide

Es müssen die Grenzbereiche der Blutzusammensetzung berücksichtigt werden.

Für Gelantinepräparate existieren keine spezifischen Grenzdosen, für Dextran wird aufgrund spezifischer Gerinnungsbeeinträchtigung eine Tagesmaximaldosis von 1,5 g/kg KG angegeben.

Für Hydroxyäthylstärke (HÄS) gilt derzeit ebenfalls eine Tagesmaximaldosis von 1,5 g/kg KG, doch sprechen neuere Untersuchungen dafür, daß zumindest für bestimmte HÄS-Lösungen (200/0,5 6%) diese Grenze überschritten werden kann.

Überwachungsgrößen bei Kolloidapplikation

Als Überwachungsgrößen für die Hämodilution werden neben dem Hämatokrit die onkotische sowie die Gerinnungsfunktion empfohlen.

Körpereigene kolloidale Volumenersatzmittel

Humanalbumin, Serumkonserve

Indikationen zur Albumingabe ergeben sich dann, wenn die Gesamteiweiß- oder Albumingrenzen des Plasmas erreicht, die onkotische Funktion substitutionsbedürftig, die Grenzdosen künstlicher Kolloide jedoch überschritten werden. Diese Situation wird klinisch am ehesten beim älteren Patienten mit eingeschränkter Albuminreserve und/oder reduzierter Albuminsynthese anzutreffen sein. Beachtet werden muß, daß sowohl durch Albumingabe als auch durch die Gabe künstlicher Kolloide die Albuminsynthese gehemmt wird. Falls bei diesen Patienten keine akute Beeinträchtigung der onkotischen Funktion vorliegt, ist eine Steigerung der körpereigenen Albuminsynthese durch Applikation von Aminosäurenlösungen möglich.

Im Vergleich zur Humanalbuminlösung gelten für die Serumkonserven die gleichen Voraussetzungen. Ob sich aus dem erweiterten Plasmaeiweißspektrum Vorteile ergeben, müssen zukünftige Untersuchungen klären.

Gerinnungspräparate

Indikationsstellung für Einzelfaktoren und Serumkonserve (Abgrenzung zur FFP-Gabe): Aufgrund seiner ausgewogenen Zusammensetzung an prokoagulatorischen und inhibitorischen Faktoren stellt Frischplasma weiterhin das vorrangige Präparat zur Substitution der Verdünnungskoagulopathie sowie komplexer Gerinnungsstörungen dar, dessen Indikation sich an den Grenzwerten der plasmatischen Gerinnungsfunktion orientiert. Die Gabe von Einzelfaktoren im Rahmen des Blutersatzes kann bei spezifischen Störungen der Blutgerinnung sinnvoll sein, doch erfordert ihr Einsatz zur funktionsgerechten Steuerung ein umfangreiches und aufwendiges Monitoring.

Befunde, ob sich die Gabe von Serumkonserven vorteilhaft auf die Aufrechterhaltung der Gerinnungsfunktion auswirkt und damit zum Einsparen von homologem Frischplasma beitragen kann, stehen bislang noch aus. Einflüsse könnten sich aus dem Gehalt an inhibitorischem Potential ergeben.

Autologe Verfahren

Präoperative Eigenblutspende

Indikation

Die präoperative Eigenblutspende gilt bei planbaren elektiven Eingriffen als anerkanntes Verfahren, den perioperativen Blutbedarf ganz oder teilweise durch autologe Blutkomponenten zu decken.

Eine allgemeingültige Festlegung der Indikationen kann derzeit nicht erfolgen, da die Frage der Indikation zur Eigenblutspende nicht unabhängig von den übrigen autologen Verfahren betrachtet werden kann. Im Vergleich mit der akuten Hämodilution und der maschinellen Autotransfusion setzt die Eigenblutspende ein noch höheres Maß an organisatorischem Aufwand, terminlicher Vorausplanung mit Bindung an den geplanten Operationstermin sowie enge Kooperation zwischen den beteiligten Fachdisziplinen (Operateure, Anästhesie, Transfusionsmedizin) voraus. Ob die Indikation zur Eigenblutspende gegeben ist, hängt im Einzelfall auch davon ab, inwieweit die Möglichkeiten und Bedingungen vorhanden sind, den voraussichtlichen Blutbedarf ganz oder teilweise durch Hämodilution und/oder maschinelle Autotransfusion zu decken.

Deshalb wird der Eigenblutspende in Abhängigkeit von den jeweiligen örtlichen Gegebenheiten (Art und Größe der Klinik, Patientengut, Zuweisungspraxis, logistische Voraussetzungen etc.) auch ein diesen Voraussetzungen entsprechend unterschiedlicher Stellenwert im Gesamtkonzept fremdblutsparender Maßnahmen beigemessen.

Die Indikation zur Eigenblutspende orientiert sich weiterhin an individuellen Grenzwerten der Blutzusammensetzung (z. B. Hämatokrit, Gerinnungsfunktion) sowie an der besonderen klinischen Situation des Patienten.

Kontraindikation

Die Frage der Spendertauglichkeit und des Spenderisikos setzt eine individuelle ärztliche Beurteilung des Patienten voraus und muß im Einzelfall im Zusammenhang mit den örtlich gegebenen Spendebedingungen und Überwachungsmöglichkeiten betrachtet werden.

Die Kriterien der Spendertauglichkeit werden nicht einheitlich beurteilt. Nach vorherrschender Meinung gelten als Kontraindikationen eine
- schwere kardiozirkulatorische Störung (z. B. instabile Angina pectoris, bekannte kritische Hauptstammstenose, höhergradige Herzinsuffizienz, kritische Aortenstenose),
- schwere respiratorische Insuffizienz,
- Hämatokriterniedrigung unter 34%,
- Gerinnungsstörungen,
- akute Infektion und Zustände, die mit Bakteriämie einhergehen.

Als relative Kontraindikationen werden z. B.
- stabile koronare Herzkrankheit,
- kompensierte Herzinsuffizienz,
- mittelschwere respiratorische Störungen,
- Schwangerschaft,
- hohes Alter
diskutiert.

Bisher gibt es keine Definition von Grenzwerten eingeschränkter Organfunktionen in bezug auf die Spendertauglichkeit. Eine allgemeingültige Kontraindikationsliste kann derzeit nicht erstellt werden.

Organisation

Die Möglichkeit zur frühzeitigen Operationsterminplanung und zur prästationären Diagnostik als Voraussetzung für eine Eigenblutspende ist vielerorts noch nicht gegeben. Ein gesicherter Informationsfluß zwischen den Beteiligten (Patient, Operateur, Anästhesist, Blutbank, einweisender Arzt) ist unabdingbar, um
- dem zu erwartenden Eigenblutbedarf gerecht zu werden,
- die hämatologischen Regenerationsphasen zu nutzen,
- den Verfall hergestellter autologer Komponenten zu verhindern,

– Verwechslungen der Konserven zu vermeiden und
– Änderungen im Gesundheitszustand des Patienten zu berücksichtigen.

Dazu bedarf es der Erstellung eines die örtlichen Gegebenheiten berücksichtigenden, für alle Beteiligten verbindlichen Organisationsschemas. Im übrigen gelten die üblichen Organisationsprinzipien (s. Fußnote 3, S. 189).

Die Haftung des Arztes für den Zu- und Heimweg bei der Eigenblutspende unterscheidet sich nicht von der Haftung für Praxis- oder Klinikbesuche des Patienten aus anderen diagnostischen oder therapeutischen Anlässen. Wie nach jedem Eingriff, der mit Belastungen der Vitalfunktion verbunden ist, muß der Patient so lange von der für die Blutentnahme verantwortlichen Einrichtung überwacht werden, bis mögliche Gefahren abgeklungen sind. Auf etwaige Beeinträchtigungen seiner Straßenverkehrstüchtigkeit sollte der Patient schon bei seiner Einbestellung hingewiesen werden, damit er Vorsorge für den Rücktransport treffen kann.

Eine Kryokonservierung von Erythrozyten wird wegen des großen Aufwandes derzeit nur wenigen Ausnahmen vorbehalten bleiben.

Qualitätssicherung

Es gilt die strenge Einhaltung üblicher Sorgfaltsanforderungen (s. Fußnoten 1 und 2, S. 189).

Auf strikte Sicherung steriler Bedingungen im Umgang mit Blutkomponenten sei gerade bei der Gewinnung von Eigenblut verwiesen.

Wo immer möglich, sollte eine Auftrennung des Eigenblutes in Erythrozyten- und Plasmaanteil erfolgen. Durch die Anwendung von Zusatzstabilisatoren kann die Lagerzeit der Erythrozytenkonzentrate erheblich verlängert werden. Intensive Überwachung und Möglichkeiten zur adäquaten Therapie von Zwischenfällen bei der Blutabnahme müssen gewährleistet sein.

Offene Fragen, nicht konsensfähig

Die Frage des empfohlenen Spenderegimes (Entnahmeintervall und -frequenz) im Hinblick auf eine optimale Erythrozytenregeneration kann nicht einheitlich beantwortet werden. Empfohlen werden einerseits wöchentliche bis 10tägige Spendeintervalle; andererseits gibt es auch Hinweise, daß anfänglich häufigere Spenden in 3- bis 4tägigen Abständen und anschließender längerer Regenerationsphase eine bessere Stimulation der Erythropoese bewirken. In der Regel können 2 bis maximal 4 Konserven entnommen werden.

Die sog. Bocksprungtechnik zur Steigerung des Spendevolumens gilt als umstritten.

Problematisch erscheint die Frage der optimalen, begleitenden Eisensubstitution: eine Substitution mit oralen Eisenpräparaten ist zwar wünschenswert, die Effizienz jedoch begrenzt und Verträglichkeit und Compliance sind häufig erheblich eingeschränkt (derzeitige Empfehlungen gehen von einer Tagesdosis von 300 mg Eisensulfat aus).

Der Umfang der Testung von Eigenblutkonserven unter dem Aspekt Infektmarker und damit verbunden auch die Frage der Verwendungsmöglichkeit von nicht benötigten Eigenblutkonserven als Fremdblut werden derzeit nicht einheitlich beantwortet.

Unterschiedlich beurteilt werden Nutzen und Risiko der Eigenblutspende bei Malignomträgern.

Die Anwendung von rekombinantem Erythropoetin zur Stimulierung der Erythrozytenproduktion befindet sich z. Z. in einem experimentellen Stadium und ist kostspielig. Ein Einsatz für spezifische Indikationen könnte sinnvoll sein, eine allgemeine Anwendung kann nicht empfohlen werden.

Die Frage der Übernahme von Wegekosten bei der Eigenblutspende ist offen und muß in die Verhandlungen mit den Kostenträgern einbezogen werden.

Normovolämische Hämodilution

Indikation

Die normovolämische Hämodilution ist ein anerkanntes Verfahren zur Einsparung von Fremdblut. Die Indikation muß individuell, gemessen an den besonderen Bedingungen eines Krankenhauses, gestellt werden. Sie ist dann Methode der Wahl, wenn ein Blutverlust durch alleinige Gabe von kolloidalen Volumenersatzmitteln nicht kompensiert werden kann. Bei richtiger Indikationsstellung kann die Hämodilution auch in Kombination mit der maschinellen Autotransfusion zu einer wirksamen Reduktion des Fremdblutverbrauchs führen.

Kontraindikation

Auch bei der normovolömischen Hämodilution gelten grundsätzlich die Prinzipien der Spendertauglichkeit in Analogie zur Eigenblutspende, die sich an den individuellen Grenzwerten des Blutes orientiert. Ein definierter Hkt-Wert, bis zu dem diese Methode gefahrlos einzusetzen ist, kann nicht benannt werden. Bei Ausgangs-Hkt-Werten von unter 30% ist unabhängig von einem erhöhten Risiko die Qualität des durch weitere Dilution gewonnenen Blutes reduziert.

Organisation

Unter Beachtung üblicher Organisationsprinzipien wird die isovolämische Hämodilution abhängig von der Art des Eingriffs sowohl vor als auch nach Narkoseeinleitung oder Operationsbeginn durchgeführt. Der nötige Zeit- und Personalbedarf muß berücksichtigt werden. Während oder kurz nach Anlegen einer rückenmarksnahen Leitungsanästhesie und den damit ggf. verbundenen zirkulatorischen Problemen ist die Hämodilution möglich, erfordert jedoch zusätzliche Volumensubstitution und Überwachung.

Die Retransfusion geschieht in umgekehrter Reihenfolge zur Entnahme.

Qualitätssicherung

Es gelten die üblichen Sorgfaltsanforderungen (s. Fußnote 1 und 2, S. 189). Die Kennzeichnung der Konserven ist zu standardisieren, um Verwechslungen auszuschließen (Eigenblut, Name, Vorname, Geburtsdatum sowie Entnahmezeitpunkt). Vor Retransfusion muß die Blutgruppe sowohl aus dem Patienten- als auch dem Konservenblut mittels Bedside-Testkarte bestimmt werden. Eine Ausnahme hiervon kann gemacht werden, wenn die Retransfusion noch im OP von demselben Arzt durchgeführt wird, der das Blut zuvor im Einleitungsraum oder im OP entnommen hat.

Ein Mikrofilter (< 40 μm) sollte wegen einer möglichen Thrombozytenschädigung nicht verwendet werden.

Maschinelle Autotransfusion (MAT)

Indikation

Die Indikation für die MAT stellt sich bei Eingriffen mit einem zu erwartenden Blutverlust von mehr als 1000 ml. Unter Berücksichtigung besonderer örtlicher Bedingungen wird die Maßnahme insbesondere im Rahmen der Herz- und Gefäßchirurgie sowie der Traumatologie und Orthopädie, aber auch in der Leberchirurgie und bei Transplantationen durchgeführt.

Kontraindikation

Nach derzeitigem Kenntnisstand stellen septische Eingriffe und Tumorchirurgie Kontraindikationen dar.

Organisation

Nach üblichen Organisationsprinzipien (s. Fußnote 3, S. 189).

Qualitätssicherung

Die Ausbeute an gewaschenen autologen Erythrozyten ist abhängig von der Sorgfalt des Absaugens und von der Saugtechnik (Sog!). Die Retransfusion soll innerhalb von 6 h erfolgen (Bakterienkontamination); gleiches gilt auch für die Benutzungszeit des Auffangbehälters und das Schlauchsystem. Die Retransfusion erfolgt unmittelbar nach Aufbereitung.

Es ist gesichert, daß eine relevante Menge an Erythrozyten den mechanischen Belastungen (Absaugung, Zentrifugieren etc.) nicht gewachsen ist. Der größte Teil des freien Hämoglobins wird durch Zellseparation und den Waschvorgang eliminiert. Im Zweifelsfall ist die Bestimmung des freien Hämoglobins anzuraten.

Bisher liegen keinerlei Untersuchungen vor, inwieweit die maschinelle Aufarbeitung bzw. die Retransfusion ab einer gewissen Größenordnung kausal zu pathologischen Gerinnungsveränderungen beitragen können.

Der Waschvorgang ist prinzipiell fester Bestandteil bei der Aufbereitung von abgesaugten Erythrozyten. In Ausnahmefällen kann bei akutem, hohem Blutverlust unter geringer Traumatisierung der Blutbestandteile und dem Ausschluß von Fremdbeimengungen darauf verzichtet werden. Diese Bedingungen sind am ehesten bei Eingriffen in der Herz- und Gefäßchirurgie zu erwarten.

Nach dem Waschvorgang erfolgt die Blutaufbereitung i. allg. durch Zentrifugieren und dem Verwerfen von Spülflüssigkeit und Plasma.

Alternativ hierzu besteht die Möglichkeit zur Ultrafiltration mit dem Vorteil, Erythrozyten und Plasma zurückzugewinnen und nur die Spülflüssigkeit abzuscheiden. Bisher liegen Erfahrungsberichte über die Anwendung dieser Methode nur bei gleichzeitiger Verwendung der extrakorporalen Zirkulation (Operation am Herzen und an herznahen Gefäßen) vor.

Auch die postoperative Aufbereitung und Retransfusion von Drainageblut erfolgt im Einvernehmen zwischen Operateur und Anästhesist. Ein besonderes Augenmerk muß auf die Sicherung der Identität und den Ausschluß einer Kontamination des gewonnenen Blutes gerichtet werden.

Offene Fragen – nicht konsensfähig

Nutzen und Risiken der Retransfusion von Drainageblut werden insgesamt uneinheitlich beurteilt. Dabei stehen Gefahren möglicher bakterieller Kontamination und stattgehabter Gerinnungsaktivierung in Verbindung mit unzureichender Antikoagulation im Vordergrund der Diskussion.

Unterschiedlich wird Sinn und Nutzen des Einsatzes von Mikrofiltern bei der Retransfusion von maschinell aufbereitetem Blut beurteilt.

Präoperative Plasmapherese

Nutzen und Indikation

Der Nutzen einer präoperativen Plasmapherese zur Gewinnung von autologem Plasma steht bei planbaren Elektiveingriffen als Maßnahme zur Einsparung von Fremdblutkomponenten außer Zweifel, wenn im Rahmen der perioperativen Volumentherapie die Substitution von Gerinnungsfaktoren erforderlich wird.

Kontraindikationen

Als anerkannte Kontraindikationen gelten

– Störungen der plasmatischen Gerinnung,
– Störungen der onkotischen Funktion des Plasmas,
– Zustände, die mit Bakteriämie einhergehen,
– andere akute Infektionen,
– Antikoagulanzientherapie.

Qualitätssicherung

Richtlinien bezüglich Sorgfaltsanforderungen (s. auch Fußnoten 1 und 2, S. 189) bei der Eigenplasmapherese sind derzeit unvollständig und müssen ergänzt werden.

Organisation

Die präoperative Plasmapherese bindet zwar nicht wie die Eigenblutspende an den geplanten Operationstermin, sie ist jedoch ebenfalls mit einem erheblichen organisatorischen, personellen und logistischen Aufwand verbunden. Es gelten die üblichen Organisationsprinzipien.

Offene Fragen, nicht konsensfähig

Von einigen Teilnehmern werden Vorteile in der großzügigen Indikationsstellung zur Plasmapherese mit perioperativer Gabe des autologen Plasmas als stabiles Volumenersatzmittel gesehen. Dabei werden z. B. eine mögliche Stimulation der Erythropoese durch den Plasmapheresevorgang, eine bessere Anämietoleranz und Kreislaufstabilität in der postoperativen Phase, ein möglicherweise niedrigerer perioperativer Blutverlust, eine reduzierte Thromboembolierate oder Vorteile durch die Rückgabe von Immunglobulinen diskutiert. Doch steht die wissenschaftliche Sicherung dieser Eindrücke noch aus.

Uneinheitlich beurteilt wird auch das potentielle Patientenrisiko z. B. bezüglich möglicher Kreislaufreaktionen bei oder nach der Plasmapherese, potentieller Thrombogenität bzw. bakterieller Kontamination des durch Plasmapherese gewonnenen Plasmas oder eventueller, mangelhafter Regeneration von Plasmabestandteilen.

Aus verschiedenen Zentren liegen bereits günstige Erfahrungen über die präoperative Plasmapherese als fremdblutsparende Maßnahme im Rahmen eines umfassenden Gesamtkonzepts der autologen Transfusion vor, dies gilt insbesondere für die Orthopädie. Es wird durch wissenschaftliche Untersuchungen zu prüfen sein, ob und unter welchen Bedingungen die Indikation für diese Methode erweitert werden kann.

Kosten

Die Kostenermittlung, v. a. eine Kosten-Nutzen-Analyse ist schwierig. Es ist davon auszugehen, daß im Vergleich zum homologen Transfusionskonzept

- ein erhöhter Personalaufwand,
- erweiterte räumliche Kapazitäten,
- eine aufwendige Logistik und Organisation sowie
- ein zusätzlicher Apparate- und Einmalartikelbedarf erforderlich sind.

Daraus muß eine Kostensteigerung resultieren, die wesentlich von den örtlichen Gegebenheiten und der Auslastung des vorhandenen Personals abhängig ist. Zu prüfen ist jedoch, ob unter der Berücksichtigung reduzierter Transfusionsrisiken (Infektionsübertragung) und dadurch verringerter Folgekosten – gesamtwirtschaftlich betrachtet – eine Kostenreduktion erreicht werden kann.

Unabhängig davon müssen nicht nur Ärzte, sondern auch Krankenhaus- und Kostenträger die dargestellten rechtlichen Auflagen respektieren, d. h. die Anwendung fremdblutsparender Methoden durch Investitionen, Bereitstellung des erforderlichen Personals, der Räume etc. ermöglichen, falls sie, bei gleicher Wirksamkeit, deutlich risikoärmer sind.

Sachverzeichnis